四季养生

主 编

夏 岩 谢英彪

副主编

王礼宁 郑苏阳 司誉豪

编著者

张雪芳 丁雪竹 邹学兰

张 敏 陈 莉 苏 敏

沈 锐 陈绍明 王 丽

卢 岗 周明飞 黄志坚

彭伟明 刘欢团 史兰君

金盾出版社

内容提要

本书详细介绍了春季、夏季、秋季、冬季的特点，以及人们在医、食、住、行、卧等方面的基本知识、养生方法、注意事项、养生新理念和四季常见病预防方法。全书通俗易懂，内容丰富，可操作性强，特别适合广大群众阅读参考。

图书在版编目(CIP)数据

四季养生/夏岩，谢英彪主编．—北京：金盾出版社，2017.6
(2018.4 重印)
ISBN 978-7-5186-1170-6

Ⅰ．①四… Ⅱ．①夏…②谢… Ⅲ．①养生(中医)—基本知识 Ⅳ．①R212

中国版本图书馆 CIP 数据核字(2017)第 012443 号

金盾出版社出版、总发行

北京市太平路 5 号(地铁万寿路站往南)
邮政编码：100036 电话：68214039 83219215
传真：68276683 网址：www.jdcbs.cn
双峰印刷装订有限公司印刷、装订
各地新华书店经销
开本：850×1168 1/32 印张：10 字数：257 千字
2018 年 4 月第 1 版第 2 次印刷
印数：5 001～8 000 册 定价：30.00 元

前　言

　　人们都希望健康，更渴望长寿。17世纪，人类的平均寿命只有20岁，而目前已经达到70岁以上，且有不少发达国家都先后进入了老龄化社会。尽管影响健康长寿的因素很多，如先天遗传、自然环境、社会经济、科学技术的发展、医疗水平、营养状况、个人职业等，但能否讲究养生之道，却是一个非常重要的因素。正是基于这样的想法，我们组织有关人员编撰了《四季养生》科普读物。

　　《黄帝内经·素问·四气调神大论》中提出了四季养生的基本原则："夫四时阴阳者，万物之根本也，所以圣人春夏养阳，秋冬养阴，以从其根，故与万物沉浮于生长之门。逆其根，则伐其本，坏其真矣。"顺应四时的养生首先要明白春生、夏长、秋收、冬藏的规律。

　　春回大地，冰雪消融，阳气升发，万物苏醒，蛰虫活动，天地自然生机勃勃，呈现出欣欣向荣的景象。此时人体之阳气也应顺应自然向上向外流发。春季饮食，根据"春气通肝"的生理特点，则宜"省酸增甘，以养脾气"。春季肝旺之时，若多吃酸味会使肝的功能偏亢，故春季饮食调养，宜少吃酸味，适当增加辛甘之品；从春季气候由冷转暖，阳气发泄来说，饮食宜清淡温平，应多食时鲜蔬菜。此外,还要注意少食肥肉等高脂肪和辛辣食物。

夏天的三个月,天阳下济,地热上蒸,天地之气上下交合,各种植物大都开花结果,是万物繁荣秀丽的季节;此时是人体新陈代谢旺盛的时期,人体阳气外发,伏阴在内,需要注意养阳防病。夏季气候与心有密切关系,夏气通心,心为火脏,且气候炎热,故宜食清凉解暑之品。但夏日又有阳旺于外,而虚于内的生理特点,故清凉解暑之品,亦要适可而止。夏季可适量进食生姜,因其性辛温发散,辛散可助夏季阳气旺盛于体表,性温可暖脾胃,以制内盛之阴。又因夏暑汗出较多,气阴易耗,故宜常食益气阴的食物。夏季中的长夏,湿气较重,长夏之气通于脾,故宜食清淡食物,可以化湿,以利脾气之运化。

时至秋令,自然界阳气渐收,阴气渐长,碧空如洗,地气清肃,金风送爽,万物成熟,果实累累,正是收获的季节。人体的生理活动要适应自然环境变化,从"夏长"到"秋收",是自然阴阳的变化,体内阴阳双方也应随之由"长"到"收"改变,注意保养内守之阴气。秋季气候与肺有密切关系,此时的饮食营养,根据外在气候和秋气通肺的特点,宜注意生津养肺,润燥护肤;同时因秋令气候转凉,故饮食也宜注意温暖。

冬季是阴气盛极,万物收藏之季。冬季是一年中最冷的季节,万物生机闭藏,阳气潜伏,阴气盛极,草木凋零,昆虫蛰伏,大地冰封,雪压风寒,自然界中一切生物渐处于冬眠状态,养精蓄锐,以适应来年春天的生机。此时,人们应该避寒就温,敛阳护阴,以使阴阳相对平衡。冬季气候与肾有密切关系,此时的饮食调养，应根据外在气候严寒、易伤人体阳气的特点，宜选温性肉品，以助人体阳气。另一方面，又要注意到人体内在变化。汉代张衡说过："冬至阳气归内，腹中热，物入胃，易消化。"故服温热之品亦不能太过，否则有耗伤阴精之弊。张志聪说："秋冬阴盛于外而虚于内，故当养其内虚之阴。"因此，只有同时注意这两方面，才不会因过服温热之品而造成营养失衡。

人体健康是相对的，人们要想获得健康，就必须减少疾病的发生和祛除已有的疾病。诱发疾病的原因很多，对待疾病也应该像对待敌人一样，从战略上藐视它，要相信疾病既可以预防，也可以治疗，要有战胜疾病的信心和勇气；从战术上重视它，要千方百计地调动主观和客观上的一切积极因素，进行预防和治疗。先拒疾病于身体之外，被侵害时再聚歼疾病于身体之内。只要注重研究古今中外的养生经验，加强自我保护，提高自我保养的能力，就可以免生疾病。讲究平衡养生，尽可能做到情绪稳定、营养平衡、动静结合、劳逸适度。

人们的生活规律必须顺应四季的变化。春暖、夏暑、秋燥、冬寒，已是四季气候常态，如气候反常，或内有虚损则又可能是引发疾病的邪气。本书详细介绍了春季、夏季、秋季、冬季的特点，以及人们在医、食、住、行、卧等方面的基本知识、养生方法、注意事项、养生新理念和四季常见病的预防方法。全书内容通俗易懂，内容丰富，特别适合于广大群众阅读。

夏　岩　谢英彪

目 录

一、春季养生

1. 春季如何养生

春三月,从立春至立夏前一天,包括立春、雨水、惊蛰、春分、清明、谷雨六个节气。春季为四季之首,万象更新之始。天地俱生,阳气日盛,自然界一派生机,万物欣欣向荣。然而,春季多风,乍暖还寒,昼夜温差大。春季养生要顺应自然,衣、食、住、行与天地之气相应,身心和谐。《黄帝内经·素问·四气调神大论》中指出:"春三月,此谓发陈。天地俱生,万物以荣,夜卧早起,广步于庭,被发缓形,以使志生,生而勿杀,予而勿夺,赏而勿罚,此春气之应,养生之道也。逆之则伤肝,夏为寒变,奉长者少。"意即春季是万物复苏,推陈出新的季节,天地之间生气发动,自然界草木萌芽生长,欣欣向荣。为了身体健康,适应春天的气候,人们应当稍晚一点儿睡眠,早些起床,然后可在庭院中散步,注意披开束发,舒展形体,以使神志随着春天生发之气而活动舒畅,充满生机。古人对于"神志"的观点是:让其生长,而不要杀害;让其生发,而不要剥夺;让其赏心悦目,而不要摧残。只有这样才能适应春天的气候,这就是春季养生的道理。如果违背了这个道理,就会损伤肝气,到了夏季容易患寒病。这是因为春季养生的基础不好,提供给夏季长养的物质基础就差,人适应夏季气候的能力也就弱了。所以,春季养生在精神、起居、饮食、运动、祛病诸方面,都必须顺应春天阳气升发,万物始生的特点,注意保护阳气,着眼于一个"生"字。

宋朝张栻《立春偶成》诗曰："律回岁晚冰霜少，春到人间草木知。便觉眼前生意满，东风吹水绿参差。"从立春到立夏之间为春季，气候由冷转暖，是一年中最美好的季节，也是一年中重要的季节，无怪有"一年之计在于春"这句名言。立春之后，自然界生机勃勃，万物生长，春意盎然，万象更新。春季冰消雪融，春风送暖。但我国南北气候略有差别。北方，寒气始退，万物复苏，蛰虫活动，阳气升发。南方，风和日丽，时有阴雨，一派生机勃勃的景象。受自然界变化的影响，人体之阳气也向上向外疏发。春季的养生要掌握春令之气升发舒畅之特点，节制和宣达春阳之气，并从起居、饮食、精神、运动等方面加以调摄，以保障人体正常的新陈代谢，预防疾病，确保健康。

在春季，人体闭藏一个冬天的阳气，应自然界的勃勃生机而强，也要宣发。另一方面，经过冬天的机体，已适应了严寒，在转变适应春季气候的过程中容易发病。人体要顺应自然，与自然的升发规律相一致。因此，古人在认识到机体内环境与外环境统一的基础上，对四时养生的方法，提出了"春夏养阳，秋冬养阴"的概念。春夏时节要保养阳气，以顺应四时阴阳这个万物变化的根本，能与万物一样，保持着生长发育的正常规律。

2. 春季如何养神

在春季养生中，养神占首要地位，因为心主宰形体，养神没有做好，养形也是困难的。中医临床上有"得神者昌，失神者亡"之说。得神即是目光有神，言语洪亮，神志清楚，表示正气未伤，脏腑功能未衰。若至老年，出现目光暗淡、精神萎靡、表情呆滞、语言不利、面色无华、嗜睡、健忘或痴呆等症，即神衰矣。《寿亲养老新书》曾对精、气、神三者关系进行了概括："主身者神，养气者精，益精者气，资气者食。"所以说，神的充沛需要有精和气这样的物质基础,精、气的充盈或匮乏可直接影响到神的作用。清代程文圃在《医述·养生》中说:"人身之精气如油,神如火,火太旺则油易干;神太用则精气易竭。"故精充、气足、神全即是健康的表现。如出现精亏、气虚、神耗就是衰老的征象。

春季精神养生,应符合春天大自然万物生发的特点,即通过调节情志,使体内的阳气得以疏发,保持与外界环境的协调与和谐。春应于肝,从中医藏象理论看,肝藏血,主疏泄,在志为怒。肝藏血不足,则疏泄失职,阳气升泄太过,表现为稍受刺激则易怒。肝最喜调达舒畅,恶抑郁恼怒。宋代著名医学家张元素在《医学启源》中说:"肝与胆为表里,足厥阴(少阳)也。其经旺于春,乃万物之始生也。"肝胆经气都在春天旺达通畅。古代养生家认为,在温暖的春天里精神养生要适应于万物蓬勃的生机,如《黄帝内经·素问》中指出:"生而勿杀,予而勿夺,赏而勿罚。"在精神修养上做到心胸开阔,情绪乐观,向社会施予善良爱心。同时,还应像明代养生家胡文焕在《类修要诀》提到的那样:"戒怒暴以养其性,少思虑以养其神,省言语以养其气,绝私念以养其心。"

3. 春季如何静心

春季气候多变容易引起人的情绪波动,进而影响身心健康,因此在心理上不要受气候变化的影响,要以我为主,不受外界牵制,豁达开朗,愉悦身心,明确自己能够认识自然变化的规律,也有能力运用规律来为自己服务,也能适应气候的变化。清代养生学家曹庭栋在总结前人静养思想的基础上,赋予"静神"以新的内容。他说:"心不可无所用,非必如槁木,如死灰,方为养生之道;静时固戒动,动而不妄动,亦静也。""静神"实指精神专一,摒除杂念及神用太过。正常用心,能"思索生知",对强神健脑大有益处;但心动太过,精血俱耗,神气失养而不内守,则可引起脏腑和机体病变。

清静养神是以养神为目的,以清静为其法。只有清静,神气方可内守。清静养神的运用归纳起来,不外有三:一是以清静为本,无忧无虑,静神而不用,即所谓"恬淡虚无"之态,真气即可绵绵而生;二是少思少虑,用神而有度,不过分劳耗心神,使神不过用,即《类经》中所指出的:"少思虑以养其神";三是常乐观,和喜怒,无邪念妄想,用神而不躁动,专一而不杂,可安神定气,即《黄帝内经》所谓:"以恬愉为务。"

清静养神,以静制躁,也是促使身体健壮、延缓衰老的重要条件。清代养生家曹庭栋认为:"养静为摄生首务。"为什么静能强身抗衰呢?《淮南子》中指出:"静而日充者以壮,躁而日耗者以老。"就是说,心神安者,其精气日渐充实,形体随之健壮,而心神躁动者,精气日益耗损,形体必然过早衰老。这就是"静者寿,躁者夭"之理。

4. 春季如何避免肝火旺盛

春季是由冬寒向夏热过渡时期,气候变化多端,时有风寒温湿交替侵袭人体。这一季节以肝气为令,冬天蓄积体内的阳气随着春暖转为向上外发,若藏阳气过多会化成热邪外攻,如果遇到阳气骤升,内外两阳碰撞,易引动内热而生肝火,继而诱发多种疾病,此时需调养肝气。

春季是蔬菜淡季,容易使人体缺乏维生素,导致体内积热,病发春季常见的鼻孔、牙齿、呼吸道、皮肤等出血症,以及头痛、晕眩、目赤眼疾等各种疾病。所以,这一时令要少吃酸味、多吃甘淡性温微辛食物,以养肝健脾和胃,抗御外邪对人体的侵袭。应增加黄绿色蔬菜与时令水果的摄取,补充维生素和无机盐的不足。谷豆类的黑米、大豆及其制品;禽鱼类的鸽子、鹌鹑、鲫鱼、泥鳅;

蔬菜类的芥菜、菠菜、油菜、胡萝卜、春笋;果品类的栗子、大枣、枸杞子、菠萝、甘蔗、橄榄等。将这些食品加以科学搭配食用,就能从中摄取丰富的营养,尤其是蔬果中的多种维生素可充分满足肝脏的需求。但值得注意的是,应禁忌大辛大热及海腥类的食物,不吃过腻过酸及煎炸食品,如辣椒、羊肉、海虾、肥肉、乌梅等,以免"火"上浇油。

肝阳过盛体弱者,在春季容易引发"肝火",患热感冒、热咳嗽、热哮喘,要防患于未然,就要尽量避开突热暴暖热风侵袭。若已感染成疾,热感冒初起,应戒烟禁酒薄厚味,以杜绝生痰之源。

春季易上火,尤其要注意"肝火"的上扬,每遇到春雨连绵或晨雾浓重,或碰到挫折,常会感到心情郁闷而恼怒、生火。所以,这时除了饮食调理,还要调养精神,修身养性,陶冶情操,精神乐观豁达,排除抑郁,制怒养肝。

5. 春季如何养肝健脾以调神

春季人体新陈代谢与肝脏关系极大,只有保持肝脏旺盛的生理功能才能适应自然界生机勃发的变化。反之,肝脏功能失常,适应不了春季的气候变化,就会在以后出现一系列病症,特别是精神病及肝病患者易在春夏之季发病。中医学认为,春季肝气旺盛而升发,人的精神焕发。如果肝气升发太过,就会出现面红目赤、烦躁不安、四肢抽动等症;如果肝气郁而不能升发,就会出现胁痛、呕逆、腹痛、便泄、积聚等症。这对心脏病、高血压、脑血管硬化等患者极为不利。

调养肝脏,首先应调神。因为肝气升发太过与肝气郁结都与人的情绪有着极其密切的关系。人因精神焕发,过劳不加节制,就必然使肝气升发过甚;人因阴雨连绵,心情不快,就使肝气郁而不升发,由此而导致心脏病、高血压患者病情加重,或引发此类旧病。因此,调养肝脏之法就是静心养性,求得性平气和,使肝气之升发符合规律,有益而无害。据统计,精神病发病率以 3～4 月份最高,这是季节对机体影响的一种反应。中医学认为,"春宜养肝、春应在肝"。故春季的养生要注意对肝脏的保养,不要过分劳累,以免加重肝脏的负担;素有肝病及高血压病的患者,也应在春季到来之时,按医嘱服用养肝、降压类药物。

春季肝旺脾弱,消化功能受到影响,如果精神抑郁,就会出现胸胁胀满,腹胀腹痛,大便泄泻等。因此,需要静心养气健脾。春季精神养生时,肝脾将起到两种作用:一是心静气和,以使肝气不横逆,使脾胃安宁;二是静心养气对脾脏也是较好的调养,因为静心养气既不扰乱心血,又不耗散心气,心气充而和,就能滋养脾脏。静心养气,于脾无害,否则会耗损心之气血,心之气血亏虚则无以养脾,导致脾气升降功能障碍。

6. 春季如何用香袋提神醒脑

进入春季,随着气温的升高,皮肤毛孔舒展,血液供应增多,供应大脑的氧气相应减少。在这种情况下,会使人出现无精打采的现象,具体表现为中枢神经系统抑制的春困现象。要利用嗅觉刺激的方法克服春困,不妨自制一只香袋,佩挂胸前,缕缕幽雅的芳香相伴,可使人神清气爽,大大提高工作效率。

香袋起源于中医的"衣冠疗法",即将特殊的中药装入帽子或衣服内,用于防病治病。后来逐步发展为药制枕头、肚兜、护腕、护膝等,用于治疗各种疾病。此外,还有预防感冒和流感的专用药物口罩。由于香袋具有特殊的疗效,备受人们的喜爱,一直在民间流行。

以下边的 3 个方子可供选择,自己不妨动手,根据需要制作各种香袋:冰片、樟脑各 3 克,高良姜 15 克,桂皮 30 克;川芎、白芷各 10 克,苍术 20 克,冰片 3 克;山奈、雄黄各 5 克,樟脑 3 克,丁香 10 克。以上任选一方,将处方的药物粉碎成细末,每取药末 3～5 克,用布缝制成小袋,佩挂颈上或缝于所穿的衣服上,15 日换 1 次即可。

7. 春季如何起居有常

人的生理活动有周期性的变化规律,如日周期性规律、月周期性规律、年周期性规律等。这些周期性规律,是生命在长期形成的过程中与自然界的周期性变化规律相适应的结果。人类在太阳系中形成,生命离不开太阳。地球绕太阳公转运动一周为一年,地球自转运动一周为一日。地球公转运动和自转运动都造成地球某点与太阳相对位置关系的周期性变化。与这种周期性变化相适应,人的生理活动也形成了年周期性与日周期性变化规律。这些规律受到干扰和破坏,出现紊乱,就会影响健康,酿成疾病。生活起居要有规律,就是为了保证正常的生理活动规律不受干扰和破坏,建立良好的、与外界相适应的生理活动周期。古人早就认识到了这一点,强调生活要起居有常,认为"起居有常"是人能健康长寿、"尽终其天年"的基本条件之一。起居并不只是指起床睡觉,它还包括一天之内的其他活动。吃饭、工作、学习、娱乐、锻炼也都应该有常度。生活十分规律的人,这一切都是有条不紊的,甚至大小便也都有一定的时间。

春回大地,人体皮肤腠理逐渐舒展,循环系统功能加强,人们宜晚睡早起,坚持午睡。早起到操场或庭院外锻炼,借以生发阳气。衣着方面要牢记"春捂秋冻,春不忙减衣"的古训,冬装宜逐渐减脱,着衣宜下厚上薄,既养阳又收阴,随着气候变化酌情更换,以护阳生发。春天,人体的阳气开始趋向于表,皮肤腠理逐渐舒展,脏腑、气血功能也逐渐增强,肌表气血供应增多反而肢体自觉困倦,故有"春眠不觉晓,处处闻啼鸟"之说,往往容易日高三丈,睡意未消。养生家认为,睡懒觉不利于阳气生发,故春季应该稍晚点睡,但要早点起,到户外多散步,接受微风的吹拂,吸取新鲜空气,从而使心情愉快,意志畅达。

每日按时起床,定时定量进食,按时工作,按时休息,按时进行锻炼和娱乐,按时如厕,按时睡眠等。日常生活中的每一个细小环节都值得注意。清晨起床之后,最好做一些室外活动,如做体操、打拳、舞剑、快走、小跑步等,这些活动能使人头脑清醒,精神振奋,使一个人的一天有个良好的开端,以饱满的精神投入一天的工作与学习。三餐按时吃饭,饭后休息一会儿,中饭后最好午睡片刻。晚间可安排一点儿时间进行休闲娱乐活动。

8. 春季常用的排毒方法有哪些

一天喝足2000毫升水,就能从充满光泽的皮肤看出体质的改变。但水不等于甜饮料,喝饮料会使身体摄取大量的糖分和热量,对身体没有好处。春季风多雨少,气候干燥,天气变化反复无常,不能保持人体新陈代谢的平衡和稳定,导致生理功能失调而致使人体"总管家"——大脑(尤其是体温中枢)指挥失灵而引起"上火"症候。具体表现为咽喉干燥疼痛、眼睛红赤干涩、鼻腔热烘火辣、嘴唇干裂、食欲缺乏、大便干燥、小便发黄等。中医学认为,通过各种方法把身体中的毒素排出体外,人才会重新恢复健康活力。

(1)多喝水:排泄是人体排毒的重要方法之一。每天喝够2000毫升水,可以冲洗体内的毒素,减轻肾脏的负担,是排毒最简便的方法。

(2)定期去除角质:肌肤表面的老化角质会阻碍毛细孔代谢毒素,定期去除角质,可帮助肌肤的代谢功能维持正常运作。

（3）蒸桑拿：每周进行一次蒸气浴或桑拿也能帮助加快新陈代谢，排毒养颜。蒸桑拿时要注意饮水。浴前喝一杯水可帮助加速排毒，浴后喝一杯水补充水分，同时排出剩下的毒素。

（4）改变饮食习惯：以天然食品取代精加工食物，新鲜水果是强力净化食物，菠萝、木瓜、奇异果、梨都是不错的选择。如果平时多吃富含纤维的食物，如糙米、蔬菜、水果等，都能增加肠道蠕动，减少便秘的发生。多吃蔬菜、水果，忌吃辛辣食物，多饮水或喝清热饮料，促进体内"致热物质"从尿、汗中排泄，达到清火排毒的目的。

9. 春季如何防便秘

春季易便秘与干燥有关，尽管干燥只引起人体一些局部不适，但人体是一个有机整体，往往可以诱发或加剧与此有关的其他病症。大便秘结对人体害处不小。粪便是糟粕，停留在肠中不及时排出体外，粪便中的毒素就会被肠吸收进入血液中，对身体健康有害，因此最好每天排便。养成每天定时排便的习惯，是防止便秘的好办法。有便秘的人要多吃些粗纤维食物，千万不要将便秘视为小事而抱无所谓的态度。要减轻便秘症状，应多饮水，多吃蔬菜、水果及富含纤维素的食品，也可加用蜂蜜，以利于肠蠕动，防止粪便干结；养成定时排便的习惯，也可以减少便秘的发生率。腹部自我按摩可改善胃肠运动功能，促进新陈代谢，按摩时可取站立位，腹部放松，用两手掌面贴于小腹两侧做顺时针方向旋回按摩，每次 10 分钟左右，早晚各 1 次。严重的便秘可用开塞露滑润通便，但不宜滥用泻药。

10. 春季如何预防气象病

春季是由冬寒向夏热的过渡时节，正处于阴退阳长、寒去热来的转折期。此时阳气渐生,而阴寒未尽。由于冷空气的活动,气候多变,温差幅度很大。如果过早脱去棉衣则人体极易受寒,寒则伤肺,易出现呼吸系统的疾病,如流感、急性支气管炎、肺炎等。春季还是流脑、麻疹等传染病的多发季节,这些疾病的发生与病毒、细菌感染有关,但染病后发病与否很大程度上取决于个人的体质及起居养生。

春季气候转暖,多雨潮湿,便于病菌、微生物的繁殖和传播,常常侵入人体为患,使人生病。病菌侵入人体的途径有三:一是从人的肌肤侵入;二是从口而入;三是从呼吸道而入。而病菌的侵入,大多数与不讲卫生有关,因此人们要注意环境和室内卫生,早晨起床后打开窗子,让外面新鲜空气进来,以排出室内污浊的空气。天晴应及时晒被子,人也要出去进行日光浴,勤换衣服,勤洗衣被鞋袜。还要注意饮食卫生,肮脏、腐烂食物不吃。吃饭时还要洗手,用开水烫洗碗筷。及时清除污物,消灭苍蝇、老鼠、蟑螂,减少病菌传播的媒介。可用盐开水漱口、冲洗咽喉,杀灭进入口腔内的病菌。

因气象的变化而得病或因此使病情恶化的疾病,被称为"气象病"。春季易发的气象病有感冒、气管炎、支气管哮喘、小儿肺炎、麻疹、精神病等。其中支气管哮喘发病率在天气骤变时是正常气候的8~10倍;小儿肺炎发病率也是春季最高,占全年发病率的78%。结核病往往在春夏季加重,还有一些过敏性皮肤病也多发于春季冷暖气团交替频繁,气温忽高忽低,乍暖乍寒,使人的呼吸道抗病能力降低,许多病菌和病毒得以活跃起来,危害人体健康。防治气象病,应通过人的活动和行为来调节对气候的适应性和对抗性。同时,尽力采取社会福利措施,在条件许可的情况下应注意改善住宅环境,用增温或制冷设备制造人工小气候。老年人和儿童由于适应能力较差及免疫力低下,在天气骤变时必须特别注意养生健身。

气候的变化不但可以影响人们的生理功能,而且对人们的精神状态也有较大影响。环境温度对人的情绪影响最大,使人心情舒畅、感觉舒适的温度是 20℃～22℃;学习和工作效率高的温度是 18℃～20℃。温度超过 34℃时,不仅使人大汗淋漓,酷热难忍,而且心情焦躁不安,极易做出过激行动。若环境温度过低,人们又会萎靡不振、缩手缩脚。当室内温度降到 10℃以下时,人有沉闷、情绪低落之感;当室内温度低于 4℃时,将严重影响思维效率和工作质量,这时候很容易出差错,甚或出事故。风对情绪的影响也较为明显。干热风使人反应迟钝,常常表现为犹豫不决,解决问题的能力降低。波兰一位学者观察到,每遇大风天气,某地的居民和旅游者除发生头痛、心慌、胸闷、四肢无力,以及旧病复发外,心理活动也出现明显障碍,许多人坐卧不安、心烦意乱、家庭纠纷、邻居摩擦不断发生。潮湿和阴雨天让人觉得心情抑郁、情绪低落。浓雾弥漫的阴天影响人的思考和敏捷,计算效率会明显低于晴天。气压同样也影响人的情绪,低压天气出现时,人会烦躁不安、心神不定,特别是神经官能病患者,情绪波动极大、失眠症加剧;抑郁症的患者病情恶化,甚至出现冲动行为。低气压还是心血管疾病死亡率增高的诱发因素。气候影响情绪,情绪又必然殃及健康。当人的精神紧张时,交感神经处于兴奋状态,此时人体可分泌大量肾上腺素,会引起血压升高,或血糖升高,加速动脉硬化。因此,人体较长时间处于精神紧张时,就会诱发脑血管病。如果本来就患有高血压、动脉硬化,再加上情绪紧张,便很容易发生脑出血、脑血栓等危及生命的疾病。医学研究还表明,甲状腺功能亢进及月经失调与情绪的好坏有直接的关系。人在气候不断变化的环境中生活,情绪波动是不可避免的。关键在于每一个生活在其中的人要具备控制情绪之能力。这就要求人们不断有意识地加强适应性锻炼,增强精神和体力上的适应或应变能力。要从了解天气变化入手,合理安排好每日的工作和休息,保持稳定情绪,确保身体健康。

11. 为何要重视倒春寒

春风送暖,万物复苏,此时的景色和空气都会使人感到新鲜和舒畅。然而,在冬季控制我国大陆的高压,此时逐渐被低压所替代,高压区的夏季风慢慢由海洋向陆地推进,冬季风也不甘示弱,冷暖气团互相拉锯,气旋活动特别频繁,天气也就多变。有时早晨还是旭日东升,中午或许阳光暴晒,气温骤升,但傍晚则可能冷空气突然南下,使人又像回到了冬天似的,感到寒冷。对春季这样的气候,人们称之为"倒春寒"。科学家研究表明,气候突然变冷或在"倒春寒"期间,老年人高血压、脑动脉硬化、中风、心绞痛,以及心肌梗死发病率可明显增高。另外,消化性溃疡、慢性腰腿痛等慢性病,也会因气候的变化而导致旧病复发和病情加重。故"倒春寒"对老年人的身体健康威胁较大,切不可掉以轻心。

老年人预防"倒春寒"的具体措施:当气温发生骤降时,要注意添衣保暖,特别是要注意手、脸(口与鼻部)的保暖,因为这些部位特别敏感;加强体育锻炼,提高身体素质;清晨起床后,散步、慢跑、做操、打拳、假日里结伴踏青春游等,以增强身体素质和抗病能力;注意休息和保持情绪稳定,在精神上和体力上都不要过度疲劳和紧张;养花、种草、养鱼,不仅能绿化、美化、净化居室,还可调节室内空气,使之流通新鲜,这对防病保健大有裨益;节制烟酒、吃低盐饮食。"倒春寒"期间,多食些大蒜、洋葱、芹菜等食物,患病者加强药物治疗。

12. 春季如何搞好环境卫生

春季气候转暖,雨水多而潮湿,草长虫动,病菌繁殖加速,传染病多发。在保持室外环境卫生方面,要及时清除杂草腐物,疏通阴沟、下水道,使雨水污水畅流不滞;消灭苍蝇、老鼠和蟑螂。

家庭污染是在低剂量、低浓度、不知不觉中舒舒服服、轻轻松松中遭受危害的。家庭环境污染对健康的影响取决于两方面的因素:一是空气中污染物的性质和数量,一是暴露于污染物中的人群的抵抗力。调查表明,室内环境污染远较室外为严重。污染物对机体的损害是多种多样的,可致免疫力低下,产生炎症,可致敏,甚至导致中毒或致癌等。其中受害最深的是免疫功能紊乱或低下的患者、孕妇、儿童和老年人。家庭主妇因在厨房时间长,经常做饭,暴露在污染环境中的机会最多,更易导致慢性咽喉炎、咳嗽等疾病。日常使用的大量的化合物是造成男性性功能衰退的直接因素,各种塑料器皿、化学稀释剂、洗洁剂、杀虫剂中含有的数十种有毒物质,对男性性功能会产生破坏作用。刺激性有毒气体,不但会损害男性性功能,还能导致男性体内雌激素增多。

春季气温回升,人体代谢增强,室内污染加剧,故室内通风愈加重要。要经常敞开门窗通风,接纳空气中的负氧离子。房间的空气质量要比室外差,室内有人体呼出的二氧化碳及其他废气,厨房的油烟及燃气,加上新家具、新装潢散发出的各种有机气体,如果加上有人吸烟,室内的空气污染则更复杂更严重。冬去春来,气候渐暖,打开门窗,要让春的气息进入房间。开窗除了通风换气增加空气负氧离子外,还可直接接受阳光照射,杀灭各种细菌。

保持室内清洁卫生尤其重要,这不仅能减少疾病的发生,而且也可以使人住得舒适,对身体健康有好处。保持室内清洁和空气清新,最好不要在室内吸烟,春季气温增高,人体吸收力增强,烟害更大。因此,厨房的通风很重要,通风可降低这些有害气体的浓度,减少对人体的危害。厨房若长期通风不畅,就容易引发支气管哮喘、肺气肿,甚至肺癌,以及心血管和神经系统方面的疾病。早晨起床后,卧室要开窗,让空气交换1小时以上。客厅书房的开窗时间可长些。要调节好室内温度,特别是阴雨寒冷天气,老年人、儿童住的房子尤应注意,以防感受风寒而感冒。调节好室内湿度,春季阴雨连绵,晴天少,雨多湿重,多风多寒,风、寒、湿三邪侵犯人体,易患风湿性关节炎,也易复发风湿性关节炎。

春节前可进行一次大扫除,这一有益于养生的习俗距今已有数千年的历史。那时,人们将木星称为岁星,岁星每走完一周即为一岁,在岁首的数日里要进行各种喜庆活动。据古籍《周礼》记载,每逢过年都要"令州里除不蠲"。"除不蠲"就是大扫除的意思。宋代吴自牧的《梦粱录》中记载:"十二月……不论大小家,俱洒扫门闾,去尘秽,净庭户……"清代《帝京岁时纪胜》中记载:除夕这天要"扫除炉灶,以净泥涂饰,谓曰'挂袍'"。春节前扫尘可以除尘祛病,有益健康。据统计,一昼夜至少有 1 430 吨的宇宙尘埃降落到地球上。在工业城市中,每立方厘米的空气里含有微粒灰尘近千个。就连人们的房间里,每立方厘米的空气中也含有 500 多个尘粒。冬春季节室外气温低,室内因取暖产生的灰尘多,加上人们的衣帽、鞋子也携带了不少的灰尘。这些无孔不入的灰尘中寄存着病菌、病毒和寄生虫卵,它们可以多种方式侵入人的机体。灰尘进入人的肺部会引起肺炎、支气管炎等疾病。春节之后天气渐渐变暖,苍蝇、蚊子、蟑螂等害虫也开始大量繁殖。因此,春节前扫尘有利于消灭这些害虫,可以预防春季传染病。

13. 春季如何搞好环境绿化

有庭院的房子,可栽种一些绿色的植物,不论是高大的乔木,矮小的灌木,还是花卉、草坪,都会对环境卫生起到保护作用,而且能美化庭院,使人心旷神怡。一个环境绿化好的庭院,不仅是美的享受,也是陶冶情志,增添乐趣的养生之所。环境绿化及整洁有益人体健康,色彩协调,整洁清新的庭院,不仅给人以美好的享受,而且能使大脑皮质的兴奋和抑制过程保持平衡,这对患有慢性疾病的中老年人来说是一种辅助治疗。美化庭院,首先可在庭院内外培植花草和树木,装点山水亭榭,如在住所四周堆假山,植草坪,建花圃,栽绿篱,筑鱼池等。居民区的家庭里,为了美化环境,可在阳台或室内摆放盆花盆草,寄情于翠绿春枝之间,有利于心情舒畅。绿化庭院除了给人以美的享受外,更重要的是植物本身还通过光合作用吸收二氧化碳,放出氧气。有的植物还能吸收低浓度的二氧化硫、氟化氢、铅等多种有毒气体和毒物。植物能过滤粉尘,是天然的吸尘器。植物还有杀死细菌,保护水源,净化水质,减少噪声,减少污染,调节气温,调节湿度和改良气候的作用。

花草树木不仅能够给人以特别清新宁静的心境,唤起生命的内在活力,而且具有多种保健功能。人离不开空气,实质在于人的呼吸需要氧气,而"造氧之神"正是人们周围的花草树木。通过绿色植物的光合作用,可以把动物和微生物排出的二氧化碳转化为氧气。一个成年人每天排出的二氧化碳,大约需要 10 平方米的树林或 25 平方米的草坪才能把它消耗掉。随着人口的增长,基建的迅速扩充,以及工业污染的加剧,人均占地面积将越来越少,绿地变得供不应求,这意味着空气中的二氧化碳将呈增长趋势。二氧化碳对辐射热的吸收量大,所以二氧化碳的增加,必将使地表温度上升,形成所谓"温室效应"。倘若目前二氧化碳浓度再增加一倍,则地球表面的平均气温将上升 3.6℃,这会对人类健康,乃至生命造成威胁。

绿色植物除了美化居室外,更重要的是还具有净化空气功能,以降低空气中有害化学物质的浓度,并将它们转化为自己的养料。在 24 小时照明的条件下,芦荟可以消灭 1 立方米空气中所含的 90% 的醛,常青藤则可消灭掉 90% 的苯,垂吊兰能去除 96% 的一氧化碳、86% 的甲醛。绿色植物的净化功能除了通过光合作用进行外,其盆栽土壤中的微生物也具有吸收有害化学物质的功能。与绿色植物同时产生于土壤里的微生物,在经历了代代遗传繁殖后,其吸收化学分子的能力还会与日俱增。此外,绿色植物还具有吸尘减噪、调节室内温度与湿度等功能。

14. 春季如何装点好居室

春季的室内布置要清新、温和、舒适,既要适应气候的变化,又要符合心理上的需求。客厅的布置,同室外阴雨天气形成反差,又同风和日丽的天气相和谐。卧室的布置要使人感到温和、温馨、温柔,使人感到静谧、安泰和舒适,使人睡得又熟又香。书房的布置,要求明亮光线好,以便于读书和工作,要使人精神舒畅饱满,不使人感到疲倦和沉郁。同时要使人感到不冷不热,调节好湿度和温度,以适合于看书和工作。室内光处理要保证人们活动所需的光量。光线要尽可能做到均匀分布,避免光线直射眼睛。室内光线的质量,对人的健康有直接的影响,好则有利,坏则有害。如室内光线不足,在人的心理上也会产生紧张或疲劳感,也会导致视力的减弱,对人体有害。应选择造型美观的灯具,可增强室内环境美。

15. 春季如何安排好睡眠

《黄帝内经·四气调神大论》中指出:"春温、夏热、秋凉、冬寒。"这是四季气候特点,人们必须懂得调节气候的变化,才能预防疾病的侵犯。同时要使人体顺应天地而春生、夏长、秋收、冬藏,才能维持生命活动。春季本是阳气升发的季节,如果不知保养,让阳气疏泄太过,则会感到"春困"。因此,春季作息应根据养阳兴衰规律做科学的安排。老年人可在 6:00~6:30 起床,7:00~7:30 锻炼,7:30~8:00 进早餐,8:30~10:00 工作、活动,10:30~11:30 休息,11:30~12:00午餐,12:30~14:00午休,14:30~16:30劳作、活动,16:30~17:00休息,17:30~18:00进晚餐,18:30散步,19:00~21:00娱乐,21:30~22:00开始睡眠。只有劳逸结合,静中有动,而动归于静,才能保养阳气,保持精力充沛。

生活有规律,按时睡觉对身体健康有利。古今养生家都很重视劳逸结合,提倡按时作息,并指出起居无常对身体健康有害。现实生活中,常可见到只知工作、不知休息的人会因劳累过度而积劳成疾,甚至中年早逝。在春季,要想解除"春困"之苦,最好的方法就是按时作息,晚上睡好睡足,第二天的精神旺盛、精力充沛,这样才能把工作做好。

宋代蔡季通《睡诀》说:"睡侧而屈,觉正而伸,早晚以时,先睡心,后睡眼。"明代庄元臣说:"心不求睡者,不得睡;心求睡者,亦不得睡;唯忘睡者,睡斯美矣。"这说明要睡好,就得静心安神。静心的方法是在停止工作或娱乐之后,用冷水洗脸,用热水烫脚,整理好被子,排出大小便,然后盘腿坐定,垂目调息,让呼吸均匀、缓慢、全身放松,摒除杂念,意守丹田,想着睡觉,待睡意浓时脱衣入睡。

16. 春季如何克服春困

春季昼渐长,夜渐短,晚上不能很好睡眠,或睡眠不足,在春暖花开的季节,人们在白天就会感到困乏无力,提不起精神,懒洋洋,软绵绵的,昏昏沉沉,什么不想干,只想睡,可又不能睡,这便是"春困"的表现。虽然"春困"是自然气候因素作用于人体的结果,是不可避免的,但是要克服"春困"的最好方法就是顺从人体的自然变化规律,遵守春季养生原则,适应春季自然与人体的变化,晚睡早起,保证一定的活动时间,使思想意识、灵气生发不息,春困消除,工作学习效率提高。

人体的生理功能是与自然界的季节变化息息相关的,能随着气温高低的转换而相应调节。人为什么一到春天就会感到困倦而不觉晓呢? 这是由于冬春交替之时,人的大脑血流量发生改变造成的。冬天,气温较低,人体为了适应寒冷的环境,保护体内的温度而防止热量散失,皮肤和微血管处于紧张收缩的状态,体温调节中枢在不断发布一系列调节热量的指令,维持机体的生理恒温和中枢神经系统的兴奋性信息增高,人的大脑也比较清醒。所以,在寒冷的刺激下,人是不会感到懒洋洋的。人的大脑仅占人体总重量的 2% 左右,但所需要的血液量却占心脏血流量的20%,耗氧量是全身需要量的 30%。冬天的天气寒冷,人体在中枢神经系统调节下,整个皮肤的毛细血管收缩,血流量相对减少,汗腺和毛孔也随之闭合,以防热量散失过多,使得大脑的血流量充足。春暖花开时,气温适中,机体产生的热量正好与体内外的环境相协调而保持恒温,人体的体温调节中枢不需要像冬天那样紧张地积聚调动热量,也不像夏天那样不断地指令出汗以排泄过剩热量。人的皮肤血管和毛孔渐渐扩张,而人体的血液总量没有改变,供应皮肤的血量增加,皮肤和肌肉、微血管处于弛缓舒张的状态中,血流缓慢,体表血液供应量增加;大脑的血液供应量就相对减少,中枢神经系统的兴奋性刺激信息减弱,抑制性功能相对增强。大脑是指挥人体活动的司令部,脑血流量的减少使得依靠血液输送给大脑的能量相对减少,这就影响了大脑的兴奋。所以,在暖和的春天,人们反而会感到疲倦乏力。此外,春光明媚、气温暖和的良性刺激,以及日长夜短的变化,使人们的睡眠时间相对减少,白天人们就会感到乏力困倦,甚至昏昏欲睡了。

发生春困现象的根本原因是由于人体一时不能适应季节的变化,并不是人体生理上需要更多的睡眠时间。一般情况下,成年人每天睡眠 8 小时就足够了,过多的睡眠反而会降低大脑皮质的兴奋性,使之处于抑制状态,因此过多地增加睡眠时间就会使人昏昏沉沉，无精打采。

克服春困最有效的办法是进行感觉刺激：一是视觉刺激，经常转移视线，看看新鲜事物，或树木花草，或使阴暗的房间明亮起来；二是听觉刺激，听听曲调变化较大的且富有韵味的音乐，也可以伴随音乐的主旋律唱唱歌、跳跳舞；三是嗅觉刺激，可以闻一闻风油精、清凉油、花香，或洒一些花露水，点一支卫生香，以驱除困意而振作精神；四是皮肤感觉刺激，有意识地掐掐手、脚，或用冷水洗手脚，或用冷毛巾擦擦面部，并注意随着气温的升高而逐渐减少衣服，以控制末梢神经的舒张；五是肌肉感觉刺激，可以经常活动身体，以提高心脏的收缩功能，改善身体的血液循环，使大脑得到更多的血液供应，这类活动可以是做做操、跑跑步、伸伸腿、弯弯腰，或到户外去踏青郊游，以呼吸到较多的负氧离子，促进体内的新陈代谢，消除疲劳，并可饱览春天的秀丽景色。

在饮食方面，可多吃一些有酸、甜、苦、辣味的食物，平时可多吃点蔬菜、豆芽、豆制品、肉类等，以弥补人体因新陈代谢旺盛而消耗掉的能量。要合理安排好一日三餐，早餐进食量应为全天所需能量的30%左右，早餐不仅要吃含淀粉的主食，还应多吃一些富含蛋白质的食品(如鸡蛋、牛奶、豆浆等)，以保证全天旺盛的精力和较高的工作效率；午餐既要补充上午活动的消耗，又要准备下午活动的需要，故应增加含蛋白质多的食物，如鱼、肉、蛋、豆制品等；晚上一般活动较少，应少吃一些，最好在就寝前2小时进食，以免影响睡眠。此外，饮食宜清淡，宜多样化，过于油腻的菜肴容易使人产生饱腹感，妨碍其他营养物质的吸收，使人饭后产生疲软现象，工作效率下降。注意饮食多样化，可以从各种食物中获得较为完备的营养素，这有助于克服春困。

只要从思想上克服消极懒惰的情绪，养成定时作息的习惯，人在室内时注意勤开门窗以保持空气流通，并积极采用以上的多种刺激办法，就能有效地消除春困，更好地完成学习和工作任务。

17. 春困时伸懒腰有什么好处

从中医学的角度来讲,春困只是人体一时不能适应季节的变化,发生大脑血流量改变而出现的生理现象。有人认为,既然困那就多睡呗。其实要解决春困,多睡反而不是办法。春困虽然不是病态,但不利于人的身体及精神状态健康协调,需要通过各种方法加以调节。

一般情况下,成年人每天睡眠 8 小时左右就可以了,再增加睡眠反而可能降低大脑皮质的兴奋性,使之处于抑制状态,人会变得更加昏昏欲睡,无精打采,结果是越睡越困。春季不但不能贪睡,反而应该减少睡眠时间。《黄帝内经·四气调神大论》中说:"春三月,此谓发陈。天地俱佳,万物以荣。夜卧早起,广步于庭。"大意是说春季万物萌生,大自然生机勃勃,人也应该晚些睡觉早些起床,多到室外走走,放松放松,可以促使心身从自然界汲取动力,保持一种生气。

若在困时伸伸懒腰,就会马上觉得全身舒展,精神爽快,十分自在。同样,在不疲劳的时候,有意识地伸懒腰,也会觉得舒适。因为伸懒腰时可使人体的胸腔器官对心、肺挤压,利于心脏的充分运动,使更多的氧气供给各个组织器官。同时,由于上肢的活动,能使更多的含氧血液供给大脑,使人顿时感到清醒舒适。

此外,春季应经常开门开窗,使室内空气流通。增加户外活动,适当增加适合自己的体育锻炼项目,增加人与人之间的来往,会有很好的解困效果。

18. 春季多洗脚也能养生吗

很多人不太重视足部保养,这是不对的。足部与人体健康有着极为密切的关系。经常用热水洗脚,能活跃神经末梢,调节自主神经和内分泌系统,改善脚部和全身组织营养,促进局部血液循环。"春天洗脚,升阳固托;夏天洗脚,湿邪乃除;秋天洗脚,肺腑润育;冬天洗脚,丹田暖和"。这是足部保养之真经,应予以重视。宋代诗人陆游年老时曾写洗脚诗:"老人不复事农桑,点数鸡豚亦未忘。洗脚上床真一快,稚孙渐长解烧汤。"

每晚用热水洗脚后一定要擦干,这是保持足部卫生的健身方法。经常洗脚,按摩脚趾、脚掌心,能防治局部及全身许多疾病,还能降压醒脑、促进睡眠,提高人体的免疫力。洗脚时间宜在晚上临睡前,可用温水泡脚,同时用手搓脚趾、脚掌、这样不但洗得干净,更重要的是用手对脚搓揉按摩,可舒经活络,活血化瘀,促进气血运行,因而能祛病强身、抗衰老,对许多疾病有辅助治疗作用。尤其在长途跋涉、剧烈运动、劳动之后,用热水烫脚,能增加血液循环,有助于消除疲劳,还能减少局部乳酸聚集,防止肢体关节酸痛麻木。所以,我国古人认为"饭后百步走,睡前一盆汤"是很好的养生长寿之道,应大力提倡。

19. 早春衣服为什么要渐减

丘处机在《摄生消息论》指出:"春季天气寒暖不一,不可顿去棉衣,老人气弱,骨疏体怯,风冷易伤腠理,时备夹衣,温暖易之,一重减一重,不可暴去。"可见,早春时节,老年人从棉衣换到毛衣或者夹衣不要匆忙,要穿着暖和一些,根据天气的变化,一件一件地减。此外,被褥也不应该马上减薄,以免风寒侵袭,时时做到虚邪贼风,避之有时。民间流传着"二月休把棉衣撤,三月还有梨花雪"的俗语。

"寒从足生,冷从腿来"。因此,老年人要注意腿部和足部的保暖,在减衣服时,宜上薄下厚,即先减上半身的衣服,再减下半身的衣服。正如《摄生消息论》所说"身觉热甚,稍去上衣"。但需要提醒老年朋友的是,在减上衣的同时还要做好背部的保暖,可先将棉袄换为棉背心。

正如《寿亲养老新书》所云:"春末不可令背寒,寒即伤肺,令鼻塞咳嗽"。实验证明:针刺、艾灸、电刺激背部的穴位,不仅能治疗各种外感病的初期,还能调节内脏功能。反过来说,寒冷刺激也会通过这些穴位侵入人体,进而降低机体抗寒御病的能力,影响内脏功能的正常运行,导致呼吸道感染,甚至心脑血管等疾病的发生。可见,老年人背部的保暖非常重要。早春时节一定要做好背部保暖,防止寒气内袭,诱发各种疾病。

20. 早春为什么不要着急穿裙装

年轻的姑娘们总是爱美的,往往在早春就穿起了裙装。而女性的膝关节对冷空气显得非常敏感,容易发生局部麻木、酸痛等,久之会引起风湿性关节炎。体态苗条的女士们多喜欢穿着裙装,这样的打扮更显得窈窕多姿、飘洒俏丽、富有魅力、增添色彩,爱俏的女士不顾冬春冷风的侵袭,依然昂首挺胸穿着裙装,涉足街市。其实,这种违反季节时令的做法,会对人体健康带来不利影响,奉劝爱美的女士们,春寒穿裙装宜慎重。

俗话说"寒从脚下起"。人的双脚距离心脏较远,血液循环较差,供血不足会引起局部组织坏死。人的双脚一旦受寒,会反射性地使鼻黏膜的供血量大大减少,引起上呼吸道黏膜的毛细血管收缩,黏膜得不到营养,抵抗力很快减弱,于是原来潜伏在鼻咽部的病菌、病毒便乘虚而入,使人得病,从而引起旧病复发和上呼吸道疾病频繁发生。此外,还会引起冻疮,严重者会导致病毒性心肌炎。

寒冷与潮湿是导致风湿性关节炎的重要原因。常年穿裙装,不考虑温度与湿度的变化,必然使长期暴露的肌肉、关节遭到不同程度的风湿侵袭,易形成关节炎症、酸痛乃至肿胀,活动不便,如若反复发作,则形成慢性关节炎。裙装已成为我国女性喜爱的常用服装,在早春或晚秋等气温较低的季节里或阴雨天穿裙装的人并不少见。由于裙装的保暖和防潮的性能较差,关节长期受到低温寒冷和阴雨潮湿及侵袭,即使年轻时并不感到什么,但时间一久,关节炎的症状便逐渐显露出来。流行病学的调查表明,风湿性关节炎的发病率与穿裙装有直接关系。寒冷和潮湿是导致风湿性关节炎的两大主要原因,肌肉和关节如果常年暴露在外,在气温较低和阴雨连绵的天气里,就会遭到不同程度的风湿侵袭。

一旦风湿性关节炎的病变形成,即使服药、针灸,也只能改善症状,很难根治,将成为终生遗憾。因此,经常穿裙装的女性应根据气温及湿度的变化,及时更换自己的服装,尽量不要在寒冷及阴雨的天气里穿裙装;如果必须穿裙装,也应穿质地比较厚实的毛呢或粗纺花呢做成的裙装,并尽可能长一些,以御风寒。还可以在里面穿上紧身毛裤,追赶时髦的年轻人切不可只要风度,不管温度,只图一时的漂亮而导致终身受累。另外,妇女月经期穿裙装,易致下肢受凉,反射性地引起子宫收缩,导致月经过少等妇科病变,应引以注意。理想的做法是顺应自然,适时穿戴。

21. 春季防寒为何提倡"捂"

我国有句"春捂秋冻"的古谚。"春捂"是指春季减衣服不要过早或过多,防止气温降低而引起疾病。穿衣戴帽固然要讲究美观舒适,但更不能忽略了方法的科学性。早春二月,乍暖还寒时,不要过早地脱掉冬装换春装,因为春季的气候变化无常,人体体表组织的调节功能还不能对骤然变化的冷热刺激做出迅速反应,使人容易着凉感冒,加之春天是多种传染病的好发季节,如果不注意防寒保暖就容易感染病菌。因此,初春之际不要过早地脱去冬装是有一定道理的。但是,春捂也不能过度,当气候转暖后,衣着仍然过厚,使人动辄淌汗,易使体内的体温调节发生紊乱,从而容易引起疾病。如果出汗后才匆匆地减少衣服,就很容易感冒。总而言之,衣着不仅需要随季节变化而变化,还要根据人的生理特点、年龄、性别、健康状况、生活环境和职业特点等不同,加以区别对待。

阳光明媚的春季,白天气候温暖,然而到了傍晚,常常又似冬日一样严寒。今天是春风浩荡,明天则又会寒风袭人。因此,人们在日常起居中要注意春天里有冬天。对于脑血管病患者来说,其发病率和死亡率的高峰都在每年的 $1\sim3$ 月份,尤其是老年人和体弱多病者居多,这与日平均气温、气压、相对湿度的变化密切相关。$1\sim3$ 月份里,$0℃$ 的气温频频出现,相对湿度常常低于 20%,气压高,空气干燥,体表蒸发快,体内血液黏稠度增高,血液流速减慢,加上血管收缩的时间相对延长,故容易诱发脑血管疾病。

在寒冷的室内静坐不动会使老年人的血压明显升高,并可能诱发心肌梗死。因为,老年人体内产热的本领较低,且循环系统的功能较差,故容易受倒春寒的影响。早春寒冷、干燥的气候还会直接影响到呼吸道黏膜的防御功能,全身的抗病能力也会下降,细菌、病毒等致病微生物会乘虚而入,特别是流行性感冒、流行性脑脊髓膜炎、流行性腮腺炎、病毒性肝炎等传染病容易发生和流行。麻疹、白喉、百日咳、猩红热、气管炎、肺结核等呼吸道传染病的发病率在春季也远远高于其他季节。

春季温暖多风,天气忽冷忽热,不要急于脱掉棉衣,免得遇上刮风下雨,身体突然着凉而患病,这是符合人体生理功能的,并对皮肤的耐寒耐热锻炼有着积极的意义。特别是年老体弱的人,根据天气变化,随时增减衣服,对防病健身是很有益处的。为了预防倒春寒的威胁,春季一定要注意手、脸、口、鼻部位的保暖,因为这些部位特别敏感,老年人切莫久坐不动,可在室内经常活动或到室外参加适当的各种健身运动。

22. 春季如何穿鞋袜

(1)对鞋的要求

①春季气候忽暖忽冷,且多风寒,春季的鞋仍要选择保暖性好的。春季阳气升发,肝气盛,经过一个冬季闭藏的阳气也要外越,因此春天的鞋应有透气性能好的特点,否则气不外泄,闭在鞋内,对肝胆之疏泄有碍,会引起心烦、眩晕之症。

②鞋帮鞋底宜软不宜硬,硬则易伤脚,过软同样伤脚,弹簧鞋底宜厚而软,有利于保养脚。

③鞋要宽松些,穿着才会感到舒适,否则不便走路。但也不要过于宽松,影响走路。因此,鞋的大小,要适合脚的大小肥瘦,要穿得舒适。

④老年人的鞋要穿脱方便,不要穿结带鞋,宜穿大圆口的鞋。

⑤腿脚不便者不能穿鞋底光滑的鞋,否则容易滑倒,尤其患心脏病、高血压、低血压等病的老年人,更应特别注意穿防滑性能好的鞋。

⑥老年妇女不宜穿高跟鞋,应穿平底防滑性能好的鞋,防止扭伤脚踝,跌跤而致骨折。

(2)对袜子的要求:袜子直接包裹脚的皮肤,质量好坏会直接影响到脚的健康,袜的保健要求有如下几点。

①春季气温虽然在提高,但仍然很低,因此春分前还是要穿能暖脚的袜子,这有利于血脉的畅通,尤其患有关节炎的人、体弱的老年人,都应要保暖以抗风寒。

②有些袜子会引起皮肤过敏,发生瘙痒,使人心烦;也有些袜子穿上后会有股臭味,使人难以忍受。因此,选用袜子时要选用

纯棉的,既穿着舒服,又能养脚。

23. 春季如何戴帽子

(1)避风防寒:头部如受风寒侵袭,就会发病。老年人气血亏虚,更不宜让头受风寒侵袭。春季多风多寒,尤其需要注意。戴帽子是防风寒侵脑的方法之一。而春季戴帽要注意天暖之时能够不脱下则不脱下,如果要脱下,也不宜在出汗时脱下,因为此时易感受风寒。

(2)选好帽子:春季戴帽子要防风寒侵袭,但毕竟是阳气升发的春天了,就不宜戴冬天那样保暖性较强的帽子,可选用毛毕叽或华达呢的帽子,既轻便,又保暖,可挡风。老年人戴柔软性的帽子,对保护脑有好处。尤其是帽内的皮革不能硬,硬了不仅戴着不舒服,而且容易擦伤发际下的皮肤,剪短发或理光头的老年人,对此就要留心在意。戴帽要注意宽松度,以免妨碍头部血液循环,引起周围皮肤暂时缺血缺氧。此外,还要注意帽子宜浅不宜深,前额后颈以发际为度,不可戴到眉上,否则在心理上就会产生压抑感。帽子的颜色要适合春冷的特点,并注意与衣服的颜色相协调,给人以美感,使人心喜神怡。

24. 春季如何护肤养生

初春天气多风,乍寒乍暖,人的皮肤变得干燥、粗糙,甚至脱皮、长小疙瘩,或呈苔藓样变等,影响美容。因为,春季阳光中的紫外线含量高,同时人体对紫外线的敏感性在春季也最强。春季空气的潮湿程度和气温的高低变化都较大,要想使皮肤适应季节的变化,护肤用品也要因时而异。气温较高较干燥的日子,皮肤表面油脂分泌旺盛宜用含水量较多的乳液;气温低、风大的天气则应涂抹一些油脂量较多的脂类护肤品。当然,还要注意化妆品要与皮肤的类型相配。

青年人面部的粉刺虽然四季可以发生，但在春季有加重的趋势。因此，易患粉刺的青年人在春季中应尽量保持精神舒畅和大便通畅，戒烟忌酒，并注意面部清洁，用洗面奶洗脸去污，以清除堵塞毛孔的垢渍。切忌用不洁的手指去挤压粉刺，以免引起感染。

春季护肤要注意皮肤的清洁，每天至少要洗脸3次，选用刺激性较小及香料含量少的香皂，用温水彻底清洗，洗脸后可使用有杀菌作用的护肤品。此外，常沐浴对皮肤的保养也十分有利，入浴时要彻底清洗膝盖与肘部等关节处，浴后按摩脸部及四肢，可令皮肤润滑。女性在就寝前应把脸上的化妆品完全洗掉，然后抹搽优质营养霜，或以油性的面霜按摩，剩下的油脂最好擦净。年轻的女性最好常使用化妆水搽抹皮肤。

春季护肤注意饮食调节。想要有细嫩美观的肌肤，首先就要保持肌肤良好营养状态。避免过量食用高脂类、高糖类等食品，以及葱、蒜、辣椒等刺激性调味品，多摄取富含维生素 B_2、维生素 B_6、维生素 C、维生素 E 类的食物，如绿色蔬菜、水果、豆类及豆制品、瘦肉、动物肝肾等，同时宜食用植物油。这些食物中的维生素可促进皮肤末梢血管的血液循环，调节激素正常分泌，润滑皮肤。海藻类含有丰富的钙离子，食之效果不错。维生素 K 是制造钙离子的要素，由于大都含在黄绿色蔬菜及海藻类（特别是深绿色部分）中，适当进食即可获得。瓜果类以黄瓜、番茄、柠檬等为最佳品。荤食以牛奶、酸乳酪、蛋白、蛋黄等为佳品，含有蛋白质、脂肪、维生素，是最佳的皮肤营养剂。蛋白能够祛除细小皱纹，对油性皮肤最为适合。牛奶适合皮肤较弱的人，易被吸收。食物的摄取应以多方面的食用为佳，不要偏食，以免发生营养不良。暴食暴饮不仅有损胃肠，对皮肤也有害。刺激性食物，如酒、咖啡、辣椒等应避免食用。对于一些可能诱导春季皮炎的光感性物质，如泥螺、荠菜、油菜、菠菜、马兰头、莴苣、无花果等则应少吃或不吃。

春季护肤还要注意生活要有规律。避免过度紧张,不要时常熬夜,保持轻松愉快的心境。只有重视对皮肤的保养,在最易出现问题的春季,才能使皮肤保持健康,犹如春天一般灿烂而美丽。睡眠和皮肤有着密切的关系,睡眠是维持身体健康不可或缺的,睡眠不足会引起皮肤过敏症。年轻时开夜车不会有太多的不适感,随着年龄增长,如果睡眠不足,肌肤的光彩就会消失,皱纹也更加明显。如果一宵酣眠,翌晨便会觉得皮肤特别有光泽,精神焕发。有人称零时前的睡眠为"黄金之眠",对全身疲劳的消除最为有效。除非万不得已,最好在零时以前就寝。零时前睡眠 1 小时相当于零时后 2 小时的睡眠效果。

春季护肤要促进肌肤的新陈代谢。经常做一点面部按摩则有助于护肤,具体方法是五指并拢,紧贴面部,轻轻上下抹动,按摩额、颧部、鼻、耳部 3～5 分钟,以促进面部肌肤的血液循环,可以起到护肤美容的功效。此外,还可适当进行面部蒸气浴,如进行头部蒸气浴,可将头发用三角巾扎住,面部用清洁霜洗干净;然后将某些抗过敏的药物(如当归、细辛、菊花、防风、蝉蜕、薄荷等)按比例放入盛水的器皿中煮开,将汤汁滤出,倒入碗内,把头俯在碗上方,用长毛巾蒙住头和碗,让蒸气熏蒸脸部,持续 10～15 分钟,最后用温水和洗面奶洗脸,再用清水洗干净。

春季护肤要落实在日常起居中,平时洗脸不要用太热的水,也不要用碱性肥皂,所用的毛巾要柔软,不宜用粗糙的毛巾使劲擦脸。此外,不要使用含光感物质较多的化妆品,如香料、纯净度不够的凡士林等。谨防一次性晒太阳过多,春游时不妨戴上宽边的防护帽或使用太阳伞遮阳。

25. 春季如何用鲜花美容

春天是花开的季节,而回归自然的生态美容方式正悄然流行,"鲜花美容"已成为时尚。

(1)桃花:含蕾未放桃花250克,白芷30克,用白酒1000毫升密封浸泡30日,每日早晚各饮15～30毫升;同时,将酒倒少许在手掌中,两掌搓至手心发热,来回揉搓面部,对黄褐斑、黑斑、面色晦暗等面部色素性疾病有较好效果。桃花中含有山奈、香豆精、三叶豆苷等有机化合物,这些物质能疏通经络,扩张末梢毛细血管,改善血液循环,促进皮肤营养和氧供给,滋润皮肤。桃花中还有多种维生素和微量元素,能防止黑素在皮肤内慢性沉积,有效地清除体表中有碍美容的黄褐斑、雀斑、黑斑。桃花中还富含植物蛋白和多种呈游离状态的氨基酸,容易被皮肤吸收,对防治皮肤干燥、粗糙及皱纹等有益。

(2)李花:李花洁白秀美,味苦气清,外用可以除粉刺,面有光泽。李子汁和酒,古称"驻色酒",可以美颜面,李核仁研末调鸡蛋清涂面,适用于脸上黑斑。

(3)玫瑰花:采玫瑰花瓣浸入醋中,静置1周,取其滤液,调入适量清水就可成美容液。用此液早晚洗面擦颈,可以美容洁肤,治疗粉刺、面疮,久用之可使皮肤细嫩、洁净。玫瑰花护肤,一般适用于油性皮肤。

26. 春季如何护发

入春以后,空气干燥,春风使头发中的水分或油质很容易蒸发,使头发变得干燥,无光泽,无弹力。春季保养头发最好的办法就是经常洗头,保持头皮和头发清洁,3天左右应洗发1次,并适量抹一些头油。这样就可以经常保持头发有适当的水分和油质,使头发正常生长。

在洗头时尽量使用碱性小的洗发膏和洗发剂。洗完后,先抹些防头皮脱落的头油,边抹边按摩,按摩至头发半干时可上生发香水,再轻轻按摩1次,然后再梳理整齐。饮食方面多吃一些含碘的海带类及动物蛋白食物,也能保护头发光泽和增加头部皮脂分泌量。有些人的头发灰暗无光,干燥易断,甚至脱发,这除了与年龄、环境、工作和精神等因素有关外,与护理不当也有很大关系。要使头发健美,除了日常护理,还要注意季节性的特点。

春季,北方气候干燥,头发的水分和油分易被蒸发。头发干燥时,不仅无光泽,弹性减低,而且由于头发与空气、织物摩擦产生一种静电吸附作用,使尘埃附着在上面,头发易脏,影响皮脂分泌,产生角质脱落,使头皮发痒、脱屑或不同程度的脱发。这时可采取下面的护理方法:护发素含有阳离子活性物,能使头发外表活性物分子定向排列,纤维上电荷减少,电阻降低,形成一层抗静电的保护脂,使头发湿润、柔软,增加美感。先把头发洗干净,然后用一点植物油均匀地涂搽在头发上,用烘热的塑料头套套在头上,约20分钟后取下头套,再彻底把油渍洗净;洗发香波为中性,对头皮及头发刺激性较小,洗后头发光亮,容易梳理,并留有怡人的芳香;碱性洗涤剂洗发刺激性较大,会使头皮细胞角质层,产生皮屑,使头皮发痒,头发干燥无光,脆弱易断,因此不宜使用碱性洗涤剂。

《养生论》云:“春三月,每朝梳头一二百下。”《延寿书》也认为,发多梳能明目祛风。宋代大文学家苏东坡对梳头促进睡眠有深切的体会,他认为,梳头百余下,散发卧,能熟寝至天明。现代医学研究表明,头是五官和中枢神经所在地,常练梳头功,加强对颜面和头的摩擦,能疏通血脉,改善头部的血液循环,使头发得到滋养,光润乌黑,发根牢固,防止脱发;能明目聪耳,缓解头痛,预防感冒;有助于降低血压,预防脑出血等疾病的发生。清晨起床,洗漱梳理,是人们早已养成的生活习惯,为什么养生家唯独对春天梳头特别强调呢?原来,春天是自然阳气萌生升发的季节,这时人体的阳气也顺应自然,有向上向外升发的特点,表现为毛孔逐渐舒展，循环系统功能加强，代谢旺盛，生长迅速。因此，春天梳头，有着宣行瘀滞、疏利气血、通达阳气的重要作用。

27. 春季午睡后如何听音乐

春季午睡后可以听听歌曲或音乐，音量不宜大，大了会失去优美感，应以听清悦耳为好。听音乐要选旋律欢快的乐曲，这会使人心情舒畅；忧伤而沉闷的乐曲，会使人心情沉重，对心身健康不利，尤其在春季，人们心里本来就因阴雨天气产生了烦闷情绪，如果再听忧伤沉闷的乐曲，就会加重烦闷情绪。音乐是人类精神文明的象征，它体现了人类的思想感情。现代神经生理学的研究表明，人的大脑边缘系统和脑干网状结构的部位，有调节内脏和躯体的功能，而音乐对大脑的这些部位又有直接影响。音乐可以驱除人们的痛苦和苦闷情绪，而进入欢快的境界，解除社会环境、人际关系引起的紧张、忧虑和不安。

《吕氏春秋》中有《大乐》《侈乐》《适音》《古乐》《音律》《制乐》《明理》等有关音乐、歌曲与人情性的性情关系的专篇论述。《侈乐》中指出："乐之有情，辟之若肌肤形体之有情性也。有情性则必有性养矣。"《适音》中指出："故乐之为务，在于和心。"已认识到音乐具有感化人的性情之功效。《黄帝内经·灵枢》中也有记载："天有五音，人有五脏；天有六律，人有六腑……此人之与天相应也。"说明音乐与人体脏腑有联系。张子和常以音乐疗人之病，他在《儒门事亲》中指出："好药者，与笙笛。忽笛鼓应之，以治人之忧而心痛者。"笙、笛、鼓是古代三种乐器，比之为"好药者"，足见其对音乐疗法的重视程度。明代著名医学家龚居中也有"歌咏所以养性情"的高见。至于清代名医徐灵胎著《乐府传声》，而被誉为音乐理论家，备受中外推崇。吴师机在《理瀹骈文》中指出："看花解闷，听曲解愁，有胜于服药者矣。"

人类和自然界是相应的,自然界万物都有节奏,如四季交替、昼夜更迭,月亮圆缺、潮汐涨落。人自身也有节奏,如呼吸、脉搏、三餐、早起晚睡等。音乐的节奏是从人类的生活节奏抽象出来的。每分钟 60 拍左右的音乐节奏与健康人的脉搏每分钟 60 次左右的正常生理节奏正好"共振",最能使人保持身心平衡,血脉、呼吸平衡,既不兴奋,也不抑制,是调养的最佳节奏。而慢于 60 拍左右的节奏,就有抑制、迟缓人的生理节奏作用(催眠曲用这种节奏)。每分钟快于 60 拍左右的节奏,就有兴奋、促进生理生化过程的效果。迪斯科音乐正好运用比正常生理节奏快一倍的每分钟 120 拍左右的速度节奏进行,又运用了脉息的一强一弱,呼吸的一张一弛双拍子节奏,在持续不变的快速铿锵之声中,使人不由自主地脉息加快,机体的生物活性物质被激发,情感也随之兴奋起来。

人们听音乐的目的,主要是为了愉悦身心,使人轻松、欣快。音乐的喜乐作用,是以悠扬的旋律和多变的节奏,给人以轻松、愉快、振奋之感,从而消除悲哀、忧思、痛苦等病态情绪。《百鸟朝凤》《黄莺吟》等就是很欢畅的喜乐之乐,笛子独奏《百鸟行》《荫中鸟》,古筝独奏《平沙落雁》,打击音乐《八哥洗澡》等,也是较好的喜乐音乐,它们的旋律悠扬,节奏明快多变、音色优美,可愉悦人心。

28. 春季如何抚琴自娱

春季,冷热无常,使人烦躁;阴雨连绵,令人郁闷,此时手拿胡琴,拉上一曲,或坐钢琴旁,弹上一乐章,或怀抱琵琶,弹上一曲《十面埋伏》,使自己进入音乐世界,享受音乐的美,求得心境平和,精神愉快,就能防止肝郁症或肝阳亢奋之症的发生。这是因为音乐通过艺术感染,作用于人的心理、精神、情绪,可以消除精神上紧张、忧虑和阻滞。又因为音乐有一定的节奏、节拍,人体的呼吸、脉搏也有一定的节奏、节拍,两者之间和谐一致,从而可以调节生理节奏,使其和谐,达到保健的目的。所以,当人心情不愉快时,可以向乐器去倾诉,以获得欢乐。

通过弹琴训练,帮助手指关节恢复活动功能,以及调畅情志、却病延年的作业方法,称为弹琴作业法。《欧阳文公全集》中记载,欧阳修"因患两手中指拘挛,医者言唯数运动以导其气之滞者,谓之弹琴可为"。虽然弹琴作业不是为了培养表演技艺高超的弹琴家,但要按照《鼓琴八则》的要求:"弹琴要按节""弹琴要调气""弹琴要练骨""不仅手指上求之",还要用"周身之全力""触指皆成金石声"的训练过程,才能达到流通气血、活动关节的养生健身目的。弹琴作业的关键是需要注意力集中,才能祛病养生,调畅情志。

29. 春季如何读书消困解闷

虽然生活丰富,多彩多姿,但每个人都不能离开读书看报这一休闲活动。特别是很多指导性、娱乐性、趣味性十足的书籍,看后定会获得很好的精神满足。杂志、报纸等不仅广罗信息,促进人与社会之间的交流,而且也会带给人们无穷的乐趣。读书是一种涉及全身多个器官、组织的活动,要有视觉、听觉和其他感觉的参与。人经常获取新知识、新信息,不仅保持着与飞速发展的社会联系,而且广交朋友,又增加了生活乐趣,所以读书看报也是一项有益的健脑防老活动。大脑是遵循"用则进、废则退"的规律,越用越灵,不用反而迟钝,大脑越用越能延缓衰老的进程,脑子开始工作的时间越早,延缓衰老的时间就越长,细胞老化的速度也就越慢。勤学好思的人,脑内的血液循环较好,有助于防止脑细胞萎缩,可以延缓大脑细胞的衰退。

心理学研究表明，不断读书、学习能使人精神振奋，情绪乐观，思路开阔，朝气蓬勃，积极向上，能使人处于良好的心理状态之中，从而增强了抵抗病邪的信心和能力。人在不断学习新知识时，寻求得到的还不止是一种乐趣，还有增强自信心，受人尊重，以及学到新知识本身收获的乐趣，经常体会到这种乐趣的人，自然不会郁郁寡欢，精神沮丧，更不会自暴自弃，悲观失望，即使患有某种疾病，只要泰然处之，也必然有益于身体的康复。

30. 春季如何养鸟

春季养鸟是一项富有情趣、有益养生的活动。鸟鸣声声，心旷神怡，养鸟是一门技术，赏鸟更是一种艺术享受。观其羽毛之艳丽，听其歌喉之声韵，声情兼备，即可陶冶性情，又能遣散人们的忧烦情绪，有利于养生健身。

喂养玩赏动物的人，一般比其他人健康，心情舒畅，寿命也长。科学家通过对92名冠心病患者的调查指出，是否喂养玩赏动物对冠心病病情发展有很大影响。在这92名患者中，39名不养小动物的人，其中28人一年后相继死亡，另52名喂养动物的患者中60%的人还活着。

春季，肝气旺盛，老年人肝血衰，容易发怒，怒则易引动肝火或肝风，将会导致脑卒中危症的发生；春季阴雨天气易使人沉闷，闷则气郁，有碍肝气之疏泄，也会引起血压升高。而养鸟可以养性，镇心去其烦躁，静心以气平，可防止脑卒中的发生。养鸟有乐趣，可解春季之郁闷，使肝气条达，可降血压。如果饲养几只笼鸟，每天听听悦耳动人的鸣叫，看看它们色彩艳丽的羽毛，或者训练它们放飞、接吻、戴面具、撞钟、学人语，那真是其乐无穷。美丽的小鸟使老年人回到了大自然，从而转烦为悦。大自然中生存的鸟类有9 000余种，不同的生态环境使其形态千变万化，它们和花一样是自然美的精华。美丽的小鸟除进入了人类的物质生活外,同样也进入了人类的精神生活。

养鸟,可倾听鸟的叫声、绝唱,欣赏、品味鸟的优美、婉转而动人的歌唱,令人陶醉于优美的音乐之中,以忘春闷,解除烦躁。养鸟能观其活泼,可爱的动作和优美的舞姿,给人以无限的生命力之感。这些都能给老年人以美好的享受,充实和丰富老年生活,给晚年带来无限情趣,忘却烦恼,增加乐趣,使心理年轻化,也起到净化心灵的作用。鸟以优美的姿态和动作、华丽的羽毛、悦耳的鸟谣,给予人们美的享受。人类也对鸟富有特殊的感情。爱鸟的人看到自己鸟笼的心情,有如画家欣赏自己的佳作;听到鸟鸣,就像音乐爱好者听悦耳动听的乐曲。

31. 春季如何养花

春天是春暖花开,群芳争艳的季节。美丽的花朵,不仅给大自然披上了艳丽的盛装,其浓郁的芳香还给人一种美妙的享受。花卉与人类健康关系密切。

大自然中的奇花异草,给人带来的第一享受是它的天然美,那诱人的花香、甘醇的花蜜和人类健康结下了不解之缘。著名作家老舍生前爱花成癖,他在《养花》一文中这样写道:"我总是写几十个字,就到院中去看看,浇浇这棵,搬搬那盆,然后回到屋中再写一点,然后再出去,如此循环!把脑力劳动与体力劳动结合到一起,有益身心,胜于吃药。"这是老舍先生养花健身的经验之谈。国外有一种奇特的医院,在那里治病,既可免打针、服药之苦,更不必受开刀动手术之痛,只需静坐在椅子上,倾听优美动人的乐曲,眼见千姿百态的鲜花,嗅闻奇花异卉的芬芳,就能妙手回春。诚然,百花不能包治百病,但养花赏花,有益身心健康,却是可信的。工作之余,闲暇之际,养几盆花,既赏心悦目,又养生健身,岂

35

不乐哉!

　　许多花卉有益于身心健康,天竺花的芬芳,有镇静、消除疲劳、促进睡眠的作用;茉莉花香能解气理郁,使人心情舒畅;荷花、玫瑰的清香,可预防冠心病发作;栀子花的香气能清肝利胆;丁香花的香气能净化空气,杀灭细菌。养花种花既能锻炼身体,又能怡神畅志,对养生健身有利。春季可种栀子花、丁香花或月季花,也可种仙人掌、仙人球等。

　　香花既可调节人的紧张神经,消除疲劳,使人身心愉快,又有杀菌消毒之功能,对人体健康十分有益。一是香味可以催眠,消除不安情绪,能克服工作过度而致的早醒,效果卓著。二是香味可降血压,一些高血压患者闻到芳香后,血压便可下降。三是香气治病,因为在花木周围空气里的负氧离子积蓄较多,有15种疾病用鲜花香气治疗有显著疗效,如心血管疾病、哮喘、高血压、肝硬化、痢疾、白喉、流感、失眠和神经官能症等。这是由于花卉分泌的芳香油分子具有杀菌和兴奋神经中枢功能的效果,并对不少疾病有镇静、止痛、平喘和催眠的功能。

　　花香能帮助人们全身放松、精神轻松愉快。办公桌上摆瓶鲜花,人们嗅到花香,能振奋精神,工作效率倍增。身处在花香、秀丽、雅静的环境中,可使人增强听觉、视觉和思想的灵活性。在孩子睡房里只要用上点茉莉花香,孩子晚上就会安静入睡。厨房里有了花香,擦洗工作就会不单调、活干得轻松。客厅里有柠檬香味,使人精神焕发。浴室里有菊花香,能消除人一天里的疲劳。成人睡房里若用点玫瑰香,则会使人心情喜悦。

32. 春季郊游有何养生作用

　　历代养生家多提倡远足郊游。在人们跋山涉水之时,不仅观赏了大自然的奇妙风景,领略了美好的环境,同时也活动了身体的筋骨关节,锻炼了旅行者的体魄。使人气血流通,利关节而养筋骨,畅神志而益五脏。对于中老体弱者,应只求慢步消遣,不必求快求远,可缓步而行,时辍时行;对体胖者,旅行是减轻体重的好方法。运动脚趾也像运动手指一样有助于大脑健康,脚掌甚至被认为是人体的"第二心脏"。脚趾活动的减少已成了腰痛等文明病的病因,因此要保持身体健康,就应多远足郊游,在游览期间病体可为之一轻。

春游可以使人呼吸郊外的新鲜空气,促进机体的新陈代谢。郊外的树木花草可以挥发出有益人体健康的萜烯类气态物质;郊外的空气中负氧离子较多,吸入人体后能调节中枢神经活动,加强心脏收缩功能,促进血液循环,提高免疫力。郊外的阳光充足,也有助于防病强身。到附近的公园或名山胜景一游,踏青春游,观赏秀丽的花姿,乐闻解冻后的山泉绝唱,喜听鸟儿婉转悦耳的歌声,领略嬉闹枝头的杏花风采,绰约多姿的芳草,接受大自然馈赠的美的享受,就足以解除人心中的郁闷。大自然一派蓬勃的生机,昂扬的朝气,能扫除心头的烦躁,使人欢欣鼓舞,改善由于气候变化所引起的气机紊乱状态,人的心理活动自然也得到充分调节,对养生健身大有好处。

郊外漫游是一种有益于身心的综合运动,运动身体,流通气血,欣赏自然美景,调剂精神,呼吸新鲜空气,清醒头脑,沐浴阳光,增进健康。旅游活动锻炼了肌肉、骨骼,松弛了紧张的情绪,开阔了眼界,呼吸了新鲜空气,新鲜空气主要是指空气中的负氧离子含量多。研究表明,负氧离子含量<25个/平方米,人就会头痛、恶心、晕眩、疲劳;>10 000个/平方米,人就会因代谢活跃、心情舒畅、精力充沛、睡眠良好、食欲增加;若>10万个/平方米以上,就可用来治病、健身、增寿。当人们投身于大自然中,那里的深山密林,江河湖海,溪泉潭瀑,田园花草,将会使人耳目一新,从而陶冶性情,有益健康。

33. 春游为什么要重视安全

旅游要考虑到季节,春季天地气清,万物以荣,春芽初萌,自然生发之气始生,逢春季应顺应自然之生机,踏青便是一项有益活动。要根据人的气质不同选择旅游项目:一般来讲,多血质者应去名山大川,直抒胸怀;胆汁质者则游亭台楼榭,静静心境;抑郁质和黏液质者应以观今古奇观和起落较大的险景胜地为上,改变抑郁多愁之心境,这样因人而异,更能起到理想的效果。还要提高文化和鉴赏水平,如果文化素养和鉴赏水平太差会直接破坏旅游兴致。很多古代文化中的奥秘,只有深入其中,才能体会其绝妙。游风景名胜,从某种角度说,是在看一部历史。鉴赏水平提高了,就能深谙风景名胜的内在美,从而使旅游获得最佳的养生效果。此外,要特别注意安全,避免发生意外。

老年人缓步春游还可以使腰腿部肌肉和骨骼得到锻炼,但老年人春游时需要注意以下几点。

(1)要选择好的天气:春游前要了解天气预报,预知风雨、气温等信息,以便及时添加衣物,适应天气变化。

(2)注意安全防意外:路滑之处,陡峭之路,最好不去,如果要去,也不能大意,小心留神,防止滑倒。老年人反应比较迟钝,举止不够灵活,游览时宜选择平坦大路走,脚步要均匀,不宜时快时慢,落地重心要稳,以防止跌倒。高龄老年人春游要配备手杖,以保安全。乘车时应尽量选择中间位置及舒适的座位,必要时可加一层软棉垫,以防止晕车发生。

(3)在外就餐要注意卫生:出外春游时饮食和饮水卫生不能忘,以防病从口入。患有冠心病和气管炎的老年人忌食生冷,以免诱发心绞痛和加重气管炎的病情。此外,还要防止暴饮暴食,对美味佳肴和风味小吃不能来者不拒,应当有所节制,以免加重胃肠道负担,出现腹痛腹胀等症状。

(4)衣着鞋帽要适当:春游之际,乍暖还寒,气候变化较大,要带足衣物,及时穿衣戴帽,以防感冒。衣着应宽松合体,鞋袜大小要合适,鞋带不要系得太紧,以免引起脚趾挤压伤和脚底麻木酸痛。

(5)春游要量力而行:老年人与青年人相比,在体力和耐力方面均占下风,因此要量力而行。春游之时不能乐而忘返,造成过度疲劳,如果出现心悸、乏力、多汗、头晕眼花等症状,应尽早休息,切忌勉强。

(6)需防植物花粉过敏:郊外的一些植物和空气中的花粉可以使过敏体质的人出现荨麻疹、呕吐、腹泻、喉部充血水肿、胸闷、呼吸困难、窒息等症状,故有过敏史者应避免接触易引起过敏的植物和花粉,也可事先服用抗过敏的药物(如氯苯那敏等),以防止过敏的发生。

(7)备好必需的药品:对于患有高血压、心脏病、气管炎、胃痛等慢性病的老年人来说,可因春游时的生活规律和环境改变而发生病情波动,故应带好常用药物,最好再准备一些特殊的急救用药,以防不测。长期服药的慢性病患者不能中断服药,以免旧病复发或病情加重。

(8)老年人不要单独去春游:老年人春游,不宜一人单独出去,应有人为伴,以免发生意外。

34. 春季如何放风筝

春季放风筝是一种高雅的休闲娱乐活动,乐情怡性,值得提倡。每当春回大地、暖风吹拂之时,人们带着自己制作的各种各样的风筝,到旷野去放飞,眼看着它随风扶摇直上,在蓝天白云间自由翱翔,或翩翩飞舞,或追云逐鸟,放风筝者的心也会一齐随风筝飘上蓝天，驾着白云，俯视这回春大地，看那红的花、绿的草、青的山、广阔的田野、绵长发光的江河……的确是一件悦目赏心、乐而忘忧、趣而忘返、神情陶然的乐事。放风筝在我国历史悠久，《红楼梦》的作者曹雪芹酷爱放风筝，所著《南鹞北鸢考工志》为风筝专著，流传海内外。

放风筝时，通过手、眼的配合和四肢的活动，还可达到疏通经络、调和气血、强身健体的目的。放风筝最好安排在风和日暖，天气晴朗的下午，以体力勿过累，微出热汗为原则。放风筝集愉神情、动形体、畅气血、练视力于一体。而制作风筝的审美、操作过程，又具有转移心志之效。对神情抑郁、视力减退、失眠健忘、肌肉疲劳诸症，均有祛病养生的作用。

放风筝的养生作用在古籍中早就有记载。宋代的《续博物志》一书中写道："春回放鸢，引线而上，令人张口仰视，可泄内热。"因为在漫长的隆冬季节，人们长久蛰居室内很少活动，内热积聚，气血郁结，极需充足的日光和新鲜的空气沐浴涤荡，以促进全身血液循环和加强肺呼吸量。而放飞风筝时，在空旷的地方引颈远眺，极目云天，伴以徐行疾步，吐故纳新，活动周身关节，从而起到了清除"内热"的作用。

放风筝多选在近郊及空旷的广场。郊野的宽阔，空气的清新，环境的幽静，还有草地、树木及庄稼，使人赏心悦目、心旷神怡。风筝凌风而起，放风筝者凝神注视着风筝的起落飘移，时而拉线奔走，时而昂首仰天，极目远望，既锻炼了身体，又振奋了精神。放风筝对保持视力有积极的作用，清代的《藏京岁时记》中说："儿童放风筝，最能清目。"青少年长期伏案学习，容易引起视力疲劳和近视，而课余之际常放风筝，不仅能迅速解除视觉疲劳，还能起预防和减轻近视程度的作用。成年人放风筝也可增强体质、调节情绪、调和气血、解除眼肌疲劳。患有高血压、神经衰弱、近视、疲劳症、精神抑郁等病症的人，都可以参加这项活动。

放风筝时,迎天顺气,拉线凝神,可以忘我,心境自然清静。在宽阔的广场、郊野,沐浴着阳光,呼吸着清新的空气,仰望蓝天凝神专注,时而缓步而行,时而跑步而随,缓急相间,有张有弛,张弛有度;清风徐来,嬉戏玩乐,任何忧虑烦恼之事,早已置之度外,实在是爽神练体,外乐目神,内娱心志,故能"随风送病",自觉"百病皆去"。

35. 放风筝要注意哪些禁忌

放风筝虽说是件欢乐开怀的美事,但它也是中老年人"颈性眩晕"发病的诱因。在放或看风筝时,头部长时间仰视,颈部过度后仰,使椎动脉受压、痉挛的情况加重,可产生脑部供血、供氧不足,而出现眩晕、站立不稳或发生呕吐等症状,严重者还会发生耳鸣、耳聋、视物不清或神志不清。所以,中老年人在放风筝时,要注意颈部保健,头颈不要长时间后仰,而应该后仰与平仰交替,以平视为主。特别是年岁较大,或者患有严重颈椎病的中老年人,更要注意防护,放飞风筝最好二三人一起,尽量找一平坦的地方放飞,以防"颈性眩晕"的发生。

36. 春季如何进行森林浴

春天到了,到森林里去沐浴吧!森林中树木散发出来的芳香空气,具有杀菌作用。有研究报道,如果把新鲜的桦树或栎树的叶子切开,在那里注入结核菌或大肠埃希菌,几分钟以后这些病菌就会全部死亡。因此,当你在享受森林浴时,森林中含有多种药理作用的树木花草,会不停地散发各自含有药理作用的微粒流,这些比其他地方浓度高的微粒流完全可以通过口鼻、皮肤进入人体而到达全身,培养人体的正气,可以祛病抗邪。森林浴的具体做法有以下几种。

（1）散步运动：当我们在步行时，各个关节会自动替自己"加油"，使各功能发挥它的功能，对身体的四肢及五脏六腑等都会自动协调，有韵律地活动着，尤其可以促进细胞的新陈代谢作用。

（2）做体操：在森林中行走、做体操，可以舒展筋骨和肌肉，减缓骨骼的老化过程，从而使人长寿。

（3）推拉运动：用手抓住树木的某个部位，全身随手臂的屈伸做来回运动，可用于治疗腰痛，还能使头、肩、背部得到舒展，消除疲劳。

（4）闭目养神：在森林中闭目养神，忘掉周围一切，在幽静的环境中，使大脑极度放松，可调节人的自律神经系统，对治疗神经衰弱、失眠等极为有效。

（5）腹式呼吸：深吸一口气，在 15～20 秒将气缓慢全部呼出；用鼻呼吸 10～20 秒；暂停呼吸 5 秒钟左右。将上述三个动作连续做 10～15 次，可以调和五脏六腑。

（6）仰天长啸：当你因各种原因引起忧愁、苦恼、焦虑、悲哀、精神抑郁时，此时呼吸短促，气郁闷胀，你可以在森林中放开喉咙，昂首挺胸，仰望天空，尽情地有节律地发出吼声或呼叫声，每间隔 0.5～1 分钟吼叫 1 声，连续 10～20 声，每日 1 次，顿时就会精神振作、轻松愉快、心平气和、胃口大开。因为，大吼大叫可以吸入大量的氧气，增加肺活量，改善呼吸功能，提高胸廓的舒张幅度，调节神经系统的兴奋性，增强胃肠蠕动，促进胃液分泌，可以达到健身治病的目的。

（7）日光浴：森林中由于枯叶的作用，阳光疏密适中，人体能适当地受到紫外线照射，从而增强人的体质，是适合做日光浴的地方。不致像在强烈阳光暴晒下那样，造成皮肤灼伤。

春天正是享受森林浴的好时节，听听鸟语，闻闻花香，呼吸着森林中的新鲜空气，置身其中，令人心旷神怡，流连忘返，不但可放松精神、消除疲劳，而且全身的经络气血也会运行得舒畅与和谐。

37. 春季如何户外健身

运动健身,贵在坚持,一年四季都要持之以恒。但是不同的季节,要根据气温和环境的变化,尤其是人体生理适应能力,进行科学锻炼,才能收到事半功倍的效果。一年之计在于春,春季锻炼得法,全年都有精气神。

(1)让身体功能逐步调整:春季,由于气温逐渐回升,人体在冬季所适应的生理平衡又要被打破。皮肤毛细血管逐渐扩张,供应四肢的血液相对增多;昼长夜短的季节变化,生理功能活动增强,户外活动时间相对延长。我国二十四节气中春季的第三个节气"惊蛰",意味着冬眠的动物开始要活动了。这是大自然的现象,也是人体变化的自然规律。

(2)刚开始时间不宜太长:春季的特点是气温回升较快,而地温的上升比气温慢很多,有时在阴暗的角落里,冬天的积雪、冰块很长时间才能融化,可见不能完全凭主观的感觉来决定活动的时间。所以,开始在室外健身的时间不宜太长,避免因身体不能很快适应而受到伤害。

(3)不宜过早脱去冬衣:民间有一句谚语叫"春捂秋冻"。意思就是春季气温多变,另一方面也包含着人体要有一个逐渐适应的过程;昼夜温差大,地温仍较低。所以,老年人往往劝导人们不要急着脱去冬衣,尤其活动时不要脱得太多,活动后要及时穿上外衣,避免在不知不觉中受凉。

(4)健身后应防止感冒:健身活动后要及时擦干汗液,尤其不要站在风口受凉。衣服上的汗液蒸发时,会吸收大量的热量,使人感到寒冷,抵抗力下降。其实,这是体育锻炼中的常识。但在春天,人们往往贪图风和日暖,而忽略了寒冷的威胁仍然存在。

(5)锻炼要循序渐进:户外活动的量开始不要太大,使身体有一个适应过程。当然可以因人而异,区别对待。一般可从 20 分钟开始,以后逐渐延长。活动后以轻微出汗、有点疲劳为宜。随着锻炼时间的延长,运动量也可逐渐增加,但以第二天体能基本恢复为宜。如果活动量过大,就会引起过度疲劳。特别应注意的是运动中如出现呼吸困难,心率过快,甚至出现胸闷、心前区疼痛等症状时,应立即停止运动,找医生诊治。

(6)做好身体准备活动:春季里,由于气候尚未完全转暖,生理功能的兴奋性激发较缓,肌肉、韧带容易受伤。准备活动要充分拉伸四肢肌肉,活动各个关节,做好腰腹部的活动,防止肌肉关节损伤。活动后要做好全身放松,及时保暖。

(7)选择适宜的项目:春季健身适宜的运动项目是慢跑、快走、骑自行车、跳舞、打太极拳、爬山等。这些项目的节奏可以自由掌握,适合个人的身体状况。跑步时可以结伴,彼此聊天。这样的运动量不会过度,同时还可以使锻炼的气氛变得轻松、愉快,有助于身心健康。走步时宜快慢结合,快步走有利于心肺功能的锻炼;慢步走则有利于调节生理节奏,缓解机体疲劳。

(8)合理掌握活动量:一般来说,锻炼后心率不超过最高心率(最高心率=170-年龄),而且一小时内基本恢复到锻炼前的水平。以 60 岁的人为例,锻炼后最高心率应掌握在每分钟 110 次(170-60)左右。这样的心率反映了身体中氧的需求与消耗之间达到平衡,对该年龄段的人来说是合适的活动量。

(9)锻炼需要好环境:健身活动的环境要清静、安全,空气新鲜,如公园、森林、河、湖、海边、瀑布附近,空气中存在着大量的有利于身体健康的负氧离子。空气负氧离子的含量,不同环境差异很大。据研究,在海滨、森林、周围每立方厘米空气中 20 000 个负氧离子,在农村有 700~1 000 个负氧离子,城市的街道旁为 100~200 个负氧离子,在住宅只有 40~50 个负氧离子。

38. 春季健身要注意哪些禁忌

(1)忌讳天时：春季气候复杂多变，遇风雪雨雾天最好在家练，不要去山野、险境。途中遇恶劣天气,应避开陡崖、水畔,以免跌落。

(2)忌漫不经心：锻炼时切不可心不在焉,尤其是登山或"高难动作"更要专心,走山路别打闹或东张西望,避免跌伤、碰伤。

(3)忌老年人独处：老年人外出健身应有家人或朋友陪着,不能自己一个人去太偏僻的地方。否则,一旦发生意外,无人知晓,后果不堪设想。

(4)忌太逞强：人的身体素质不同,应有自知之明,别看他人比自己强就不服气,非要叫板不可,超负荷运动容易发生意外。

(5)忌走冰面：立春过后,气温回升,冰层变薄,即使表面看很结实,可实际上承重能力已下降了,一旦人走上去极易塌裂,让你措手不及。所以,最好别走冰面。

(6)忌不顾健康,一意孤行：春季气温变化大,穿衣应当遵古训"春捂秋冻",别忙着减衣。野外健身出汗后别迎风站立。老年人、患有某些疾病者应随身带必备药品。

(7)忌野外明火：春季天干物燥且风多,在野外应注意防火,不在林区、草地吸烟、点明火,确保安全。

(8)忌走夜路：晨练应在天明后开始,不要起得太早。外出旅游健身,不要太早进山,因视线不清容易摔伤、迷路,若是深山区还会遇到野兽,所以天亮后再行动为宜。

39. 春季锻炼的运动量为什么不能过大

春季万物生机勃勃,气候温暖,人体阳气升发,春季锻炼应在户外进行,以利于人体吐故纳新,采纳真气,振奋人体初升之阳气,化生气血津液,充养脏腑筋骨。这样既可补充冬季寒冷之气所消耗的阳气,又能供奉将要到来的夏暑炎热之气消耗的阴津。春季锻炼的目的是通过锻炼来强健体魄,不是为了竞赛。孙思邈在《千金要方》中指出:"养生之道,常欲小劳,但莫大疲及强所不能堪耳。"因此,春季锻炼不要进行高强度的剧烈运动,避免由于过度活动和损耗而对人体养阳和生长产生不利影响。即春季锻炼以小运动量为宜,以不出汗或微出汗为佳。若运动量过大,大汗淋漓,津液消耗过多,则会损伤阳气。且因出汗过多,毛孔开泄,易受风寒而诱发感冒等病。特别是情绪急躁、肝火易旺之人,春季锻炼更应以轻柔舒缓的运动为主。《黄帝内经》提倡春季宜"广步于庭,披发缓形",即指春季锻炼运动量宜小。

许多运动员的寿命比普通人短,超级球星和拳击手的寿命比常人平均短约 8 岁。可见"生命在于运动"是指持续缓和的运动。剧烈运动往往会破坏体内的生物钟,反而使人的生命进程缩短,出现早衰和早逝。适度的有节制的运动不仅适用于春季锻炼,对其他任何季节都适用。

40. 春季如何散步

春季的清晨进行散步是适应时令的最好养生法。中医学认为,闲散和缓地步行,四肢自然而协调的动作,可使全身关节筋骨得到适度的运动,加之轻松畅达的情绪,可使人气血流通,经络畅达,利关节而养筋骨,畅神志而益五脏。现代运动医学研究则认为,步行使全身血液、骨骼、肌肉及韧带都活动起来,继而将呼吸、循环、消化、泌尿、内分泌及神经系统皆引到活跃状态之中。散步能调节内脏功能的平衡,促进正常的新陈代谢,推迟细胞衰老。散步还能增进大脑皮质的功能,故有"散步出智慧"之说。在众多长寿老年人的长寿经验中,一个共同的秘诀就是每日要有一定时间散步行走,尤其重视春季散步。

春季早晨在庭院散步,是顺应气候变化特点的有效保健方式之一。这是因为春季阳气生发,而人体内的阳气经过一冬的闭藏,到了春季应春气之升发也要向外升发,与自然界阳气生发相应和。人们睡了一夜,各方面的功能活动都处于抑郁、压制状态,通过散步既可以使人体气血流通,瘀滞疏达,精神振奋,又可以使人体内积之热与阳气随之外泄,令人感到舒畅,就可以使人体较快适应自然界春天阳气生发,与气候变化相协调。同时,散步可以使全身关节筋骨得到适度的活动,经络得以疏通,使气畅血和,全身各生理组织都能得到所需的营养,以增强其功能,而散步所耗散的精气较少,适合老年人活动。

散步宜缓不宜急,缓步而行,全身放松,手臂自然摆动,手脚合拍,呼吸和谐,心怡神悦。散步不拘形式,宜以个人体力而定速度快慢,时间之长短,随其自然,不宜强为。应以劳而不倦,见微汗为度。散步应选择无污染无毒的场地,不要到阴冷偏僻之地去散步,此地常有腐秽不洁之物释放出有毒之气,吸入体内会引起中毒,损害健康。选择空气清新之地散步,对人体才有好处。

散步虽好,也须掌握要领。散步前,应使机体自然放松,适当活动肢体,调匀呼吸,然后再从容展步。散步时背要直,肩要平,精神饱满,抬头挺胸,目视前方,步履轻松,犹如闲庭信步,精神从容和缓,在不知不觉中起到舒筋活络,行气活血,安神宁心,增强体质,延年益寿之效。散步速度一般分为缓步、快步、逍遥步三种。老年人以缓步为好,它步履缓慢,行步稳健,每分钟行 60～70 步,可使人稳定情绪,消除疲劳,亦有健胃助消化之功效。快步行走每分钟 120 步左右,这种散步轻松愉快,久久行之,可振奋精神,兴奋大脑,使下肢矫健有力,适合于中老年体质较好者。散步时且走且停,时快时慢,行走一段,稍事休息,继而再走,或快走一程,再缓步一段,则适合于病后恢复期内的患者及体弱者。

41. 春季锻炼如何做好自我监护

春季锻炼期间,难易度需根据不同身体差异和锻炼基础而定,选做的动作以简便、适从为宜。锻炼身体的体位要全面,既要选做四肢伸展的动作,又要顾全背腹和胸腰部的屈伸动作。心率适宜在每分钟110次左右。锻炼前需做8~10分钟徒手操,暖身步行或走跑交替的准备活动;锻炼后,选做5~8分钟整理活动或自我按摩,以活血化瘀,防止肌肉僵化。锻炼中或锻炼后,切忌在茸茸草地上随处躺卧,以免引起风湿性腰痛或关节炎。春季锻炼的自我监护要注意以下几个方面。

(1)自我感觉:适度的锻炼应使人情绪饱满、精神愉快、无疲劳感及任何不适;如锻炼后疲劳不易消除,甚至出现头痛、头晕、不适等则属于异常现象,要及时纠正。

(2)睡眠:坚持适度锻炼者,就寝时应能很快入睡,且应睡得熟、不做梦,早晨醒来精力充沛;若锻炼后反而入睡慢、多梦、早醒,可能是过度疲劳或患病,应适当调整运动量,必要时请医生检查。

(3)食欲:锻炼后食欲应增加,且吃得香;若有食欲缺乏则是不正常现象。

(4)运动欲望:锻炼适度者多会对运动感兴趣,热情高;若出现懒散厌倦,则表明机体状态不佳或方法不当,应做体格检查,并在医生指导下调换锻炼方法。

(5)脉搏:在正常情况下,清晨每分钟的脉搏次数比较稳定的且节律整齐;如果锻炼后出现脉搏过快、过慢或节律不齐,应注意寻查原因,并须在医生指导下对锻炼项目或强度进行调整。

(6)体重:在一般强度的锻炼初期,锻炼者体重可能下降,一段时间后,体重又会回升并保持在一定水平;如果体重持续下降,则应检查是否患有某种消耗性疾病（如肺结核等）。当然，目的在于减肥的锻炼例外。

42. 春季如何做养肝保健操

中医学认为，春应于肝，肝在"五行"中属木，因此在春季养好肝，使周身气血运行正常协调，对于保持身心健康至关重要。春季养肝护肝的方法很多，其中效果最佳的是养肝保健操。春季常做养肝保健操，不仅有吐故纳新、行气活血、通畅经络、激发肝脏功能的作用，还可治疗因肝虚火旺引起的食欲缺乏、消化不良、两眼干涩、头晕目眩等。

（1）面朝东站立，两脚自然分开，与肩同宽，两膝微屈，头正颈直，含胸收腹，直腰挺背。两手臂自然下垂，两腋虚空，肘微屈，两手掌轻靠于大腿外侧。全身放松，两眼睁开，平视前方。年老体弱或因病不能立者，可改坐位。

（2）采用腹式呼吸，呼气时收腹，提肛，人体重心略向后移，脚跟着力，足趾轻微点地；吸气时两唇轻合，舌抵上腭，腹部隆起。呼吸要自然均匀，用鼻吸气，用口呼气。

（3）站定放松，呼吸调顺后，两手缓缓上提（掌心向上），经腰上肩，过头顶后两手重叠，右手掌覆在左手掌上，掌心向里，轻压在枕后。头慢慢转向右侧，微向右上方仰起，上半身随之稍微向右侧转。转动过程中慢慢吸气，待转至右侧，头仰定，两目怒睁，用力呼气，同时发出"嘘"字音。

（4）"嘘"毕，头慢慢转向左侧，微向左上方仰起，上半身随之稍向左侧转。转动过程中慢慢吸气，待转至左侧，头仰定，两目怒睁，用力呼气，同时发出"嘘"字音。如此反复3遍，共嘘6次。此后，两手向两侧移开，缓缓放下，自然下垂，两手掌轻靠于大腿外侧。

(5)嘘后调息,改用正常呼吸,但仍应坚持鼻纳口吐,平定情绪,息心静思,两目微闭,两唇轻合,舌抵上腭,上下齿轻轻相叩 36 次。在叩击过程中,口中生津,用力猛咽,以意念送至腹部丹田。嘘气后调息的目的在于补益因嘘以后耗损的体内正气。

养肝保健操宜每天早晚各练 1 次,春季三个月天天坚持。做操时衣裤要宽松,精神需乐观,全身要松弛,动作要柔和缓慢,音调要柔细匀长,使气呼尽。要做到怒目扬眉,使肝气得以疏达,肝中邪气得以外泄。嘘后调息时,宜改为闭目凝神,即所谓"垂帘内照"。

43. 春季如何远离螨虫危害

当空调、地毯、天花板、墙纸、有色玻璃等豪华装修进入家庭后,人们在拥有居室现代化的同时,也为螨虫提供了繁衍生息的有利环境。这些害螨不仅咬人,而且还会使人生病。螨类中的尘螨的尸体、分泌物和排泄物都是过敏源。这些物质在人们打扫地面、铺床时飞入空气中,过敏体质者吸入肺内,会产生特异性的过敏抗体,出现变态反应,患上各种变态反应性疾病。目前已知尘螨可以引发哮喘病、支气管炎、过敏性鼻炎、肾炎和过敏性皮炎等。另一种粉螨则可引起肠螨症和肺螨症等。

居室内的尘螨主要在地毯、沙发、被褥、坐垫和枕芯内繁殖,粉螨则在储存的食品和粮食中繁殖,甜食螨则喜欢在含糖高的食品内生存。尘螨在装上茶色玻璃门窗又终日紧闭的阴暗潮湿的屋子里数量多得惊人,潮湿闷热的春夏季是一年中的繁殖高峰。

为了彻底防治家庭螨害,居室最好不要铺地毯,也不要将阳台密封,门窗最好不要安装有色玻璃。装上空调的居室要经常打开窗户,保持室内通风、透光、干燥,避免螨虫大量繁殖。此外,居室要经常清洁除尘,被褥、枕芯、床垫、坐垫要勤洗勤晒。

如上述措施不能减少螨虫危害,则需要定期喷洒杀虫剂。现代化学杀虫(螨)剂五花八门,但均味臭有毒,又可能对过敏体质者诱发变态反应性疾病,可选择一些低毒的植物杀虫剂。

44. 春季如何防心肌炎

由于抗生素的广泛应用,因链球菌感染引起的风湿热逐渐减少,风湿性心肌炎发病率明显减少,而病毒性心肌炎发病率却日益增多。病毒性心肌炎可由多种病毒感染引起,其中以柯萨奇病毒 B 最常见,水痘、EB 病毒也可引起。据研究,约有 5% 病毒感染者感染后可累及心脏,发生心肌炎。病毒可直接侵袭心肌,也可为病毒感染后的自身免疫反应所致。前者以儿童多见,后者以青少年多见。而春季又是病毒性心肌炎的高发季节,应引起人们的警惕。

病初有上呼吸道感染或肠道感染症状,7～10 日出现胸闷、心悸、极度乏力、易出汗等症状。此时,如做心电图,可能发现有期前收缩等心律失常和心肌损害表现。查血沉、心肌酶测定可能有升高。2～4 周后查柯萨奇病毒抗体、抗心肌抗体可为阳性。

病毒性心肌炎的病变轻重不一,所以症状也千差万别。轻度、局限性病变者可毫无症状,心电图无异常表现,血沉、心肌酶也无升高。有些人是因为意外事故在尸体解剖时才发现曾有心肌炎病变。重者有明显症状,出现心脏弥漫性扩大,心力衰竭,以致有显著气急,不能平卧。有的严重心律失常可发生反复晕厥,甚至猝死。

研究表明,病毒感染后仍持续紧张、过分劳累、从事重体力劳动与剧烈运动,易发生病毒性心肌炎。此外,营养不良也是诱因。发生病毒性心肌炎后,必须绝对卧床休息,否则可使病情加重,引起严重并发症。

患病毒性心肌炎后，一般应休息 3 个月。以后如无症状，可逐步恢复工作与正常学习，但仍应注意不要劳累，1 年内不能从事重体力劳动与运动。此外，要注意合理饮食，多食新鲜蔬菜、水果，保证营养平衡。要保证有足够的睡眠与休息，避免感冒，否则易复发。反复发作可转变为慢性心肌炎、心肌病，危害终身。

45. 春季如何防甲型肝炎

甲型肝炎由甲型肝炎病毒引起，传染性很强，且中青年所患比例很高，一旦发生大流行，就会对社会人群构成巨大的威胁。我国甲型肝炎的发病一般在春秋两季，易感人群在感染甲型肝炎病毒后 15～40 日（平均 28 日）的潜伏期即可出现症状。由于易感人群在积累，致使每隔 3～5 年或 6～7 年可能就会出现一次甲型肝炎流行高峰。

甲型肝炎病毒在患者发病前 2～3 周就开始从粪便中排出，而具有传染性。黄疸出现时达到最高峰，然后迅速下降和消失。此病通过污染的手、水、食物、餐具等经口传染，以日常生活接触为主要传播方式，也可通过污染的水和食物引起暴发流行。还可通过血行传播，亦可通过同性恋之间的传播。在甲型肝炎流行地区，预防工作主要以切断传播途径为原则。隔离患者，期限不应少于 30 日。疑似患者及与患者密切接触者要进行医学观察 4～6 周。

甲型肝炎主要是通过粪-口途径传播的。所以，我们要养成良好的个人卫生习惯，加强对饮食摊点的卫生监督和管理，对患者的排泄物也要加强管理，同时管理好水源、垃圾，消除四害。保护易感人群，即对密切接触过患者的儿童、孕妇及年老体弱者，实行丙种球蛋白肌内注射，剂量按 0.02～0.05 毫升/千克体重计算，也可按学龄前儿童 1 毫升，学龄儿童 2 毫升，成年人 3 毫升执行。

注射丙种球蛋白应越早越好,一般不超过接触后 7~14 日。但这是一种被动免疫,有效预防期仅 1 个月,必要时可重复注射。甲型肝炎疫苗的研制成功并全面推向临床,对预防甲型肝炎起到了很重要的作用。

46. 春季为什么要警惕旧病复发

一年四季之中,气温、气压、气流、气湿等气象要素最为变化无常的季节是春季。由于气象要素的多变,在春季常引起许多疾病的复发或增患新病。常见的有以下几种。

(1)每年 2~4 月份是心肌梗死的一个发病高峰期。主要是天气变化无常,忽冷忽热,时风时雨,常使原有冠心病患者病情加重或恶化。

(2)风湿性心脏病主要是由于风湿热反复发作侵犯心脏引起的,常因寒冷、潮湿、过度劳累,以及上呼吸道感染后复发或加重。研究表明,春天是"风湿性心脏病"复发率极高的季节。

(3)关节炎患者对气象的变化甚为敏感,尤其是早春,气温时高时低,时风时雨,关节炎患者症状明显加重。因此,患者应重视关节及脚部保暖。如果受寒,应及时用热水泡脚,以增加关节血液循环。

(4)春季是感冒的多发季节,对肾炎患者来说,感冒不仅引起发热、流涕、鼻塞、咳嗽、咽痛等上呼吸道炎症,而且极易导致肾炎复发。

(5)春季是精神病的高发期,每年 3~4 月份是发病的高峰,故民间素有"菜花黄""痴子忙"的说法,即使是老患者也极易复发。因此,在春季应特别注意预防。如保证充足的睡眠,遵医嘱正规治疗,发现有情绪异常者,应及时就医。

(6)每年春暖花开、艳阳高照时节,总有些人感到鼻、眼奇痒难忍,喷嚏连续不断,流涕、流泪不止。有的人还会出现头痛、胸闷、哮喘等症状,这是接触某种花粉后引起的过敏反应,又称"花粉症"。因此,在鲜花绽开、花粉飘香的季节,有过敏体质的人应尽量少赏花,外出时要戴口罩、墨镜等,以减少接触花的机会。

(7)春季皮炎多见于 18～30 岁的女性,主要表现为脱屑、瘙痒、干痛等症状,有的表现为红斑、丘疹和鳞屑等。还有些女性表现为雀斑增多或褐斑加重。因该症多发生在桃花盛开的季节,故也叫"桃花癣"。因此,应尽量少晒太阳,不用劣质化妆品,多吃新鲜蔬菜,对易过敏的虾蟹等应禁食。

(8)哮喘病患者气象要素的变化适应性差,抵抗力弱,极易引起复发或使病情加重或恶化。

47. 早春如何防流脑

流脑是由脑膜炎球菌引起的化脓性脑膜炎,冬春季发病率高,一般从每年一月份开始发病,三四月份是高峰期。其特点是起病急、病情重、变化多、传播快、流行广、来势凶猛。该病主要通过空气飞沫传播。起病急骤凶险,若不及时抢救,常于 24 小时内危及生命。

流脑一般好发于 15 岁以下的少年儿童,成年人也可患此病。流脑初起时类似感冒,流鼻涕、咳嗽、头痛发热等。病菌进入脑脊膜后,头痛加剧,嗜睡,颈部强直,有喷射样呕吐和昏迷、休克等危重症状。

由于春天是传染病多发的季节,气候冷暖不定,要注意增减衣服;尽量少到人群密集、通风效果差且拥挤的公共场所去;要保持居住环境的空气清洁和流通;注意室内卫生,可在室内用 1‰过氧乙酸、5％醋酸喷雾。还要坚持锻炼身体,合理饮食,平时多喝水,多吃新鲜的水果和蔬菜。多食些蒜类食物,还可用小檗碱(黄连素)液滴鼻和喷喉杀菌。经常用淡盐水漱口,清洁口腔。只要注意采取预防措施,流脑是可以避免的。

48. 春季防感冒有什么新招

感冒的原因众多,一年四季都可以发生。春季因气候多变,乍暖乍寒,尤其是早春时节,常有寒潮侵袭,气温骤降,加上人体的皮肤已开始变得疏松,对寒邪抵御能力有所减弱。因此,人们很容易伤风感冒,并由此引发急性支气管炎、肺炎、哮喘等疾病。所以,春季要在生活中注意防治,就会预防或避免疾病的发生。

(1)洗:每天早晨用冷水洗脸,晚上用热水泡脚。

(2)漱:早晚用淡盐水漱口 1 次,可杀死口腔病菌。

(3)动:多进行户外活动,增强体质。

(4)按:两手掌心相对,搓热后按摩迎香穴和涌泉穴,次数不限,舒服为度,早晚均可。

(5)开:每天至少要开启居室窗户 30 分钟。

(6)饮:红糖 30 克,生姜 3 克,开水冲泡,睡前饮用;或用绿茶泡饮也可以。

(7)滴:在流感多发时期,用米醋加水对半,装入滴鼻眼用的空瓶里,常滴鼻(切忌滴眼),使鼻腔浸润,杀死鼻腔内病毒。

(8)保:注意保暖防寒,早晚要加衣。

(9)吃:注意日常饮食营养的均衡,特别是要多吃些蔬菜水果。

(10)通:养成良好的生活习惯,饭要八成饱,少吃或不吃零食,保证每天消化系统的畅通。

49. 春季如何预防哮喘

春季,天气冷热变化较大,忽冷忽热,容易引起上呼吸道感染即感冒,而上呼吸道感染可以诱发哮喘。并且,突然的冷空气刺激,也可以引起气管痉挛,发生气喘。春季,万物复苏,草木吐绿,百花竞放,某些野草、树木的风媒花粉此期间散放出许许多多花粉颗粒,它们飘浮于空气中,具有过敏性体质的人吸入某些花粉便开始打喷嚏、流鼻涕、鼻痒、咳嗽,此后逐渐引起哮喘。很多灰尘中生长着一种称为"螨"的小虫,春天的气温、湿度恰恰适合它们的生长繁殖。哮喘患者及过敏性体质的人吸入这些藏有大量螨虫的灰尘,便可引起哮喘发作。那么,怎样才能预防哮喘的春季发作呢?

(1)春季哮喘患者在生活中要做到四"适宜":穿着要适宜,注意保暖,避免受凉感冒,以及冷空气刺激诱发哮喘。春季是上呼吸道感染的高发期,为了避免交叉感染,哮喘患者应尽量不去那些人群聚积的地方,如商店、影剧院、各种聚会。对花粉及植物过敏者请不要到花园及植物园,严重花粉过敏者,可考虑异地预防。一天当中,午间及午后是空气中花粉飘散浓度较高的时间,此时应尽量减少外出。在风沙比较大的地区,出行时,要注意天气情况,刮大风时要减少外出,免遭尘土及冷空气的刺激。哮喘患者室内要保持温暖、干燥,室内陈设力求简单、洁净,注意通风透光,被褥要勤洗勤晒,减少尘螨及真菌繁殖。

(2)预防性治疗也非常重要,且应在发病季节到来之前提前进行。可采用如下措施:中医中药扶正固本,如服用晨喘安、夜喘静、穴位(或背部反应物)注射、中药药物离子导入等。雾化吸入激素类药物,消除气道炎症,如必可酮等。抗过敏药物,如酮替酚、开瑞坦等。免疫调节药,如胸腺素等脱敏治疗。

(3)哮喘患者应到专业医院就诊,与有经验的医生共同拟定一份适合自身情况的预防治疗方案,并在医生指导下认真执行。

50. 春季如何预防百日咳

百日咳是由百日咳嗜血杆菌引起的急性呼吸道传染病。由于本病严重的可持续 3～4 个月以上,所以称为百日咳。本病传染性很强,主要由飞沫传染,婴儿自出生后即可得病,一年四季均可发生,但以冬春季尤多。患儿在咳嗽时很痛苦,往往连续咳嗽几十声,涨得面红耳赤,眼泪鼻涕也一齐流出,直到黏痰咳出,或咳到引起呕吐,方能暂停缓解。在一天之内,反复发作,少则几次,多则几十次。此病多发于 3 岁以下的婴幼儿,新生儿和乳幼儿易并发肺炎。如无并发症,预后一般良好,患病后可获得持久免疫力。

有些家长错误地认为,"百日咳"要咳 100 天,即使治疗也没有效果,因而采取消极等待的态度。应该指出,本病若早日治疗和加强护理,可以缩短病程,不一定会拖得很久。反之,听其自然发展,那就会咳上 2～3 个月,不仅面目水肿,脸色青暗、眼红、流鼻血,而且会因营养不良,抗病力下降,以致并发肺炎、脑炎等病。

在治疗期间,应加强护理,保持室内空气新鲜,阳光充足。室内不要吸烟,避免不必要的不良刺激,同时应给予患儿消化而富有营养的食品。被服用具等应暴晒或煮沸消毒。对患儿态度要和蔼,可以讲故事、做游戏以转移孩子的注意力,减少痉咳的次数。

百日咳有传染性,在初患病的半个月内传染性最强,应注意患儿的隔离。在流行期间,可取独蒜 2 个,白菜根 30 克,白糖 60 克,煎汤当茶饮,有助于预防。预防百日咳最重要的是做好百日咳预防接种,预防接种"百白破"三联疫苗可保护易感儿童。小儿出生后 3 个月就要接受注射,每月 1 次,坚持注射 3 次,以后每年加强注射 1 次。百日咳流行期间,不要带小儿去人多拥挤的公共场所,防止和患儿接触。

51. 春季如何预防麻疹

麻疹是由麻疹病毒引起的一种发疹性传染病,民间又称为痧子,一年四季均可发生,但多流行于冬春季节,传染性很强,尤以6个月以上、5岁以下儿童多见。麻疹不仅发病率高,而且极易并发肺炎、急性喉炎、中耳炎、脑炎等严重疾病,是危害儿童健康较为严重的疾病之一。在麻疹疫苗没有问世之前,麻疹是无人能幸免的疾病。由于麻疹全身出疹,色暗红,在科学不发达的年代里认为这是胎毒。患过1次麻疹后,一般终身不再发病。绝大多数病例为直接接触,通过空气飞沫传染。6个月以内的婴儿,很少患麻疹。0.5～5岁的儿童发病率极高。麻疹的临床特点是发热,呼吸道症状,皮肤斑丘疹和颊内黏膜出现麻疹黏膜斑。

在潜伏期时,麻疹病毒侵入人体后,首先在呼吸道黏膜上皮细胞内繁殖,然后侵入血流,形成第一次病毒血症。这个从病毒侵入人体到第一次病毒血症形成的时期为潜伏期。潜伏期没有什么症状出现,一般10日左右。麻疹前驱期时,进入血内的病毒随血流广泛播散,此期可出现发热、疲倦、食欲缺乏、打喷嚏、流鼻涕、流眼泪、怕光、眼睑水肿等症状,还可在第二大白齿相对的口腔黏膜上出现约1毫米直径大小的白点,小白点周围绕以红晕,小白点有时融合成小片,称为麻疹所特有的口腔黏膜斑(麻疹斑),可作为诊断麻疹的依据。前驱期4～7日。发疹期一般4～5日,高热,出现皮疹。皮疹一般在发热第四日出现,先见于耳后、颈部,后见于面、肩、胸、背、腹部,最后见于四肢。皮疹大小不一,多为玫瑰色斑丘疹,疹间可见正常皮肤。在发疹期患者体温很高(可达40℃),全身中毒症状也严重。但到皮疹出全时,一切症状都趋于缓解。恢复期时,血内病毒逐渐消失,体温下降,皮疹消退(疹退后留下色素沉着,并有糠麸状脱屑),中毒症状减轻,病情好转,逐渐痊愈。

患儿应隔离,卧床休息,从发病到出疹后5日不能让患儿到外面乱跑,不要去人群密集的场所,如电影院、剧场、商场等,尽量不接触或少接触他人。穿的衣服、盖的被子要暖和,避免受凉,但不能捂得太严。患儿住处宜安静、清洁,光线不要太强,防止凉风直接吹向患者,但也不能紧闭门窗,影响空气流通。在保暖的前提下,可以用温水给患儿洗澡,这样可以保持皮肤清洁。促进血液循环,帮助疹子透发。患儿宜多喝水,常用淡盐温开水漱口,保持口腔黏膜的卫生。常用毛巾擦去眼屎,每天早上用药棉蘸温开水洗去黏在睫毛上的分泌物,适当地点些眼药水,防止角膜发炎。做到了以上各点,轻症麻疹患儿能不药而愈,且能预防麻疹患儿的并发症如肺炎、支气管炎、喉炎、脑炎等。

麻疹患儿应以清淡、容易消化、含维生素丰富的食物为主,在出疹期以吃流质为宜,如牛奶、豆浆、藕粉、菜汤、蛋花汤、番茄汁、瘦肉汤等,也可吃粥、烂糊面、豆腐羹等,并应吃点香菜、蘑菇、竹笋等汤水,以助疹子透发。在恢复期可吃半流质,如莲子大枣粥、百合粥等,以少吃多餐为好。各种油炸、油煎食品都是易生火生痰之物,致肺胃热盛、上炎于口,可使口舌糜烂。辣椒、花椒、芥末、葱、蒜、茴香、桂皮等多具辛温燥热之性,有助火伤阴之弊,使麻疹透发不畅,故忌食。同时麻疹患儿在高热期,可出现轻度的腹泻和咳嗽,胃肠功能减弱,过食滋腻油炸食品,易加重胃肠道负担,造成消化不良,加重病情。麻疹尚未透发之时,应禁食生冷瓜果,尽量控制少饮冰冻汽水、饮料和不洁之物。因生冷之物有害脾阳,中焦寒盛,气虚无力助麻外透,同时可导致脾阳下陷,引起腹泻、腹痛。

患儿居住的房间(或住过的房间)、用过的衣物,经通风、日晒后,空气中的传染性颗粒即被稀释至可感染的浓度以下,且麻疹病毒对外界的抵抗力又不很强,经此种处理后,传染性即不存在。至于接触过传染期患病的人立即再去接触易感者时,也有带病毒传播开来的危险,故应先更换外衣,洗手洗脸或在室外逗留 20 分钟,除去表面沾染的麻疹病毒后再去接触易感者。

除 6 个月以内的婴儿和隐性感染者外,凡是没有出过麻疹的人,无论性别、年纪大小,均为易感者,要按计划进行疫苗接种,提高人群中麻疹免疫水平。一旦有流行,托幼机构应加强晨检或暂停接送,隔离检疫。对体弱多病及营养不良的儿童进行重点保护。

52. 春季如何预防风疹

风疹是由风疹病毒引起的急性呼吸道传染病,特别易在春季高发,在幼儿园、小学校内流行。

人感染风疹病毒后,初期可出现低热、畏寒、头痛、咳嗽、食欲缺乏等类似感冒的症状,1～2日后开始出现皮疹。出疹的顺序是先面颊、颈部及躯干、四肢。其疹通常是浅红色,比麻疹色淡,更细小,蔓延快,24小时即可遍布全身。这种皮疹来得快,去得也快,退疹后无脱屑现象。细心的人可在自己的耳后、颈部等处摸到轻度肿大、压痛的淋巴结,严重的风疹患者可合并有病毒性脑炎、心肌炎、肝脏损害和关节炎等病症。如果孕妇不慎感染了风疹病毒,可致胎儿畸形,常见的有先天性白内障、神经性耳聋、脑炎、先天性心脏病等,还可造成死胎、流产。

避免风疹关键在于预防。我国部分地区对40岁以下的育龄妇女及15个月至12岁的儿童接种风疹病毒,取得较好的预防效果。在春季风疹高发期,要尽量少带儿童到人群密集的场所,如商场、影院等地,避免与风疹患者接触。孕妇尤要当心,以免感染而殃及胎儿。

需要提醒的是,风疹易与麻疹、幼儿急疹、荨麻疹、猩红热等疾病相混淆,由于治疗方法各异,及时明确诊断尤为重要。

53. 春季如何预防流行性腮腺炎

流行性腮腺炎是由腮腺炎病毒引的一种急性呼吸道传染病,

简称腮腺炎或流腮,俗称"痄腮",有较明显的季节性,春季为流行季节,全年可有散发病例。本病好发于儿童和青少年,尤以5~9岁的儿童最多见,占临床病例的80%~90%,此病主要通过患儿的唾液、鼻咽部分泌物的飞沫等传播,患者腮腺肿大的前后2周内,有较强的传染性。

流腮的潜伏期为14~25日,平均18日,少数患者发病前有全身不适,肌肉酸痛,食欲缺乏等症状,但多数病例无前驱症状或只有腮腺区稍肿胀,后突然发病,体温升高可达39℃~40℃,腮腺肿大,以耳垂为中心的整个腮腺呈弥漫性肿大为其特征,并可波及颌下区,肿胀区较软,有胀痛,张口或咀嚼时疼痛加重,腮腺导管口无红肿,挤压无脓液。两侧腮腺同时肿大者占70%~75%。白细胞总数不高,急性期血中淀粉酶可升高,腮腺肿胀4~5日后可消退,病程为2周左右。如不积极治疗,可发展成脑膜炎、胰腺炎、肾炎、睾丸炎、卵巢炎等。

对流行性腮腺炎目前尚无特效法,主要是抗病毒和对症处理。患者应隔离休息至腮腺肿胀消退,注意加强口腔清洁卫生,多饮水,保持液体摄入量,进流质饮食,避免吃酸性食物,以减少高热、头痛。腮腺肿痛明显时,可给予抗生素、利巴韦林、解热镇痛药,局部用如意金黄散水调外敷,可消肿止痛。

54. 春季如何预防猩红热

猩红热主要由A组链球菌引起的急性呼吸道传染病。其发病的临床表现为突起发热、咽峡炎、全身弥漫性鲜红色皮疹和疹退后明显的脱皮。少数患者恢复期由于变态反应而出现心、关节的风湿病改变及急性肾小球肾炎。本病曾在全世界各地流行,全年均可发病,冬春季节多见,儿童多好发。感染后可获得较持久的抗菌和抗红疹毒素免疫力。由于猩红热有A、B、C 3种不同的红疹毒素,故儿童可多次患猩红热。猩红热的传染源为患者和带菌者,主要通过呼吸道飞沫传播,偶可经被污染的书籍、玩具、生活用具、饮料及食物而传播,有时可经破损的皮肤或产道传播。因为该病有特效的治疗药物,治疗效果好,故治愈率高,病死率明显下降。因此,早诊断、正确治疗是关键。

冬春流行季节,要将患儿隔离7日左右。居室应用醋蒸气进行消毒。治疗猩红热用青霉素有较好疗效。对青霉素过敏的小儿,可改用红霉素。用药应坚持7~10日。急性发热期的患儿应卧床休息,注意调整饮食。猩红热发病过程中可并发化脓性中耳炎、颈部淋巴结炎等,也可能并发肺炎,一部分患儿在猩红热的恢复期可并发急性肾炎,因此要注意并发症的发生。度过猩红热急性期的患儿,应每周查尿常规1~2次,以便及早发现有无肾炎,及时给予合理治疗。

小儿应避免去公共场所,外出要戴好口罩,易感者接触本病后应密切观察。患儿及疑是本病者均应隔离治疗。保证患儿充分休息,多饮水,多食水果和蔬菜。平时注意小儿的身体锻炼,增强其体质,提高抗病能力,还要预防感冒。

55. 春季如何预防水痘

水痘是由水痘-带状疱疹病毒引起的,是冬春季节的一种传染病,多发于2~6岁幼儿,偶尔出现于成年人及婴儿。病原体通过飞沫或接触传染,传染性较强。

水痘主要通过飞沫经呼吸道传染,接触被病毒污染的尘土、衣服、用具等也可能被传染。也就是说,如果健康的儿童与患水痘的儿童经常一起玩耍、说话、密切接触都可感染而发病。所以,一旦患了水痘应注意隔离,在完全治好以前不应去幼儿园或上学。即使是与水痘患者接触过的小儿,也应隔离观察2~3周。

因为感染病毒后不是立即发病,一般要经 14～17 日的潜伏期,长者可达 3 周。水痘传染性很强,患者是唯一的传染源,与之接触的儿童约 90％发病。而且,从发病前一日到全部皮疹干燥结痂均有传染性。

水痘起病较急,可有发热、倦怠、食欲缺乏等全身症状,成年人较儿童明显,一般 1～2 日发疹。首先发于躯干,逐渐延及头面部和四肢,呈向心性分布,即躯干多,面部四肢较少,手掌,足跖更少。初起为红色小丘疹,数小时后变成绿豆大小的水疱,周围绕以红晕。水疱初呈清澈的水珠状,壁薄易破,伴有瘙痒。经 2～3 日而干燥结痂,以后痂脱而愈,不留瘢痕。在发病 3～5 日,皮疹陆续分批发生,故同时可见丘疹、水疱、结痂等不同时期的皮损,病程 2～3 周。口腔、眼结合膜、咽部、外阴等黏膜也偶可发生损害,常形成溃疡而伴有疼痛。

皮疹并非出得越多越好,只要符合一般的出疹规律,多一些或少一些都是正常现象。若水疱抓破后继发细菌感染,可发生皮肤坏疽,甚至引起败血症。此外,少数患者还可出现水痘性肺炎、脑炎、心肌炎及暴发性紫癜等并发症。

水痘没有特殊的治疗方法,只需请家长注意隔离,不要带患儿去公共场所。水痘初期可喝绿豆汤,发热期在饮食上要清淡易消化,如米汤、面汤等,多饮温开水,注意休息。还应保持皮肤的清洁卫生,皮肤瘙痒时,可涂些止痒药水。指甲长了要及时剪短,避免抓破疱疹而引起感染,若疱疹已破,可涂 1％甲紫溶液。此外,该病可并发脑炎、肺炎等。因此,一旦发现并发症应立即去医院就诊,以免延误病情。

56. 春季如何预防带状疱疹

带状疱疹是由水痘-带状疱疹病毒感染引起的一种沿周围神

经分布的群集疱疹和以神经痛为特征的病毒性皮肤病,相当于中医的"缠腰火丹""蛇串疮"或"蜘蛛疮"。该病四季可见,尤好发于春秋季,成年人多见,往往在学习工作紧张劳累、情志不舒之后发病,可发生于任何部位,多见于腰部。

发病前局部皮肤往往先有感觉过敏或神经痛,伴有轻度发热、全身不适、食欲缺乏等前驱症状,亦可无前驱症状而突然发病。患部先发生潮红斑,继而其上出现多数成群簇集的粟粒至绿豆大的丘疱疹,迅速变为水疱,水疱透明澄清,疱壁紧张发亮,疱周有红晕。数群水疱常沿皮神经排列呈带状,各群水疱间皮肤正常。10余日后水疱吸收干涸、结痂。愈后留有暂时性淡红色斑或色素沉着,不留瘢痕。亦可因疱膜破溃形成糜烂,甚至坏死或继发化脓感染。全病程2~3周。

除典型的皮疹外,神经痛是本病的另一大特点。一般在皮疹出现前1~2日即有神经痛,直到皮疹消退。疼痛的程度轻重不等,且与皮疹的严重程度无一定的关系。通常儿童带状疱疹患者疼痛很轻或没有疼痛,而老年患者多疼痛剧烈,甚至难以忍受。而且30%~50%的中老年患者于损害消退后可遗留顽固性神经痛,常持续数月或更久。

由于带状疱疹发病较急,疼痛较剧,且在发病之初不断有新疹出现,真如龙蛇爬行一般,有些患者会感到恐惧。本病的皮损常沿某一周围神经单侧分布,一般不超过体表正中线,更不会围成一圈。除常见于腰、腹部外,还可发生于胸部、四肢、颈部、耳、鼻、眼、口腔等。少数严重者可发生带状疱疹性脑膜脑炎,以及胃肠道或泌尿道带状疱疹。

带状疱疹一般不会危及生命,患者不必过于紧张,应及时到医院就诊。病情较重或有其他并发症时应住院治疗。患病期间应适当休息,起居有常,心情舒畅,避免局部摩擦,饮食宜清淡、多饮水、多食新鲜水果蔬菜,不宜吃辛辣、腥发动风之品,不宜饮酒,以利康复。

57. 春季为何多头痛

(1)睡眠节律改变:春季白昼时间明显延长,早晨天亮也变早了。人脑中的松果体根据光亮分泌激素,使人早早醒来。人的睡眠时间因为早醒而减少了近30分钟,造成睡眠不足,引起精神紧张,大脑血管反射性轻度扩张,从而发生紧张性头痛。

(2)病毒感染:春季气温上升,但变化大,这种温差大的气象条件,容易导致病毒性疾病的发生。人感染病毒后不一定出现典型的疾病,但肯定会发生病毒血症。此时,人体产生抵抗病毒的抗体,去杀灭和清除病毒,引起颅内血管扩张,甚至有轻度颅内压升高,从而出现头痛、恶心、呕吐等症状。

(3)衣原体感染:春季容易发生衣原体感染,可以发生气管炎、肺炎、眼结膜炎、尿道炎等,衣原体侵入人体可引起明显的头痛、关节痛。

(4)高血压:春季万物勃发,高血压患者的血压往往随着气温升高而上升。血压升高也是引起头痛的原因之一。

因此,春季预防头痛应注意调整睡眠时间,抗高血压和预防感染。如果已经发生了头痛,应查明病因,针对病因进行治疗,不要只依靠索米痛片进行治疗。

58. 春季如何预防过敏性鼻炎

过敏性鼻炎好发于过敏体质,常见症状为鼻痒、鼻塞、流清涕、打喷嚏,时常还带有并发症。例如,持续性鼻堵塞时由于张口呼吸可以引发咽喉干燥、疼痛;合并有鼻窦炎时,可引起头痛、失嗅、口腔异味;过敏性鼻炎还可合并鼻息肉,使鼻腔堵塞不能缓解;并发过敏性哮喘可引起憋气、呼吸困难,甚至过敏性休克。

过敏性鼻炎当前的治疗方法首要是避免与过敏源接触,如花粉。在花粉季节减少室外活动,或安排异地生活,对市内尘土或螨虫过敏可减少室内陈设,地面去除地毯等。局部用药比口服用药不良反应低,使用方便,是治疗过敏性鼻炎的首选药物。值得一提的是,现在正是花粉季节前夕,提前使用局部糖皮质激素类药物可预防患者鼻炎的发作,安全度过花粉季节。

全身治疗一般采用口服药物,如抗组胺 H_1 受体拮抗药及糖皮质激素,对控制过敏性鼻炎的炎症和症状非常有效,但这些药物可引起许多全身不良反应,不过有时它的应用是不可避免的。其他全身治疗还有免疫治疗。

59. 春季皮炎如何防治

开春之后,春季皮炎的发病便会增多起来。患者主要发生在面部、颈部及手臂等外露部位,尤以额部及面颊部为多,表现为红斑,表面有针尖至米粒大小的丘疹、水疱、渗透液、结痂及脱屑,也可呈现苔藓样变,自觉瘙痒,日晒和遇热后会使症状加重。此症多见于女性青壮年与紫外线平时照射较少的室内工作者。有春季皮炎病史的人,应加强自我防护措施。

(1)增加户外活动,先接受小剂量紫外线照射,逐渐增加光照量,以逐步提高机体对光线照射的耐受能力,谨防突然长时间强烈日光暴晒。若外出旅游,最好戴上宽边防护帽,或用遮阳伞遮挡,并应穿浅色长袖衣衫。

(2)不要用含水量光感物质较多的化妆品,如不纯的凡士林、某些质量低劣的香水及花露水等。

(3)尽量少吃或不吃容易引发春季皮炎的光感性食品,如泥螺、荠菜、油菜、菠菜、莴苣、马兰头、荞麦及无花果等。

(4)可适量涂搽防晒霜等保护皮肤。

（5）得了春季皮炎的患者，可用地塞米松类软膏涂搽于患处，每日 2～3 次，皮炎症状大多都能很快减轻。皮疹消失后，可出现暂时性色素沉着，不过很快会消退。

60. 春季如何预防皮肤过敏

（1）皮肤过敏的主要因素

①化妆品引起过敏。使用没有通过国家卫检的劣质化妆品及假冒伪劣产品，乱用药物性化妆品使皮肤受到刺激后产生过敏反应；不断变更化妆品，由于各种化妆品成分不同使皮肤来不及进行适应性调整；经常使用香味浓烈的化妆品，因香料对皮肤产生刺激而引起的过敏。

②皮肤过敏的其他因素。过度的日光照射使皮肤受损伤，出现红斑、发黑、脱皮等现象；在季节转变、气候突然变化、干湿度差别很大的环境，皮肤都会因难以适应而产生过敏现象；因食鱼虾、牛奶、蛋类等引起过敏。因花粉、灰尘等空气污染或螨虫引起过敏；由于金属饰物、化纤织物、动物皮毛、油漆、染料等的接触引起过敏。

（2）预防皮肤过敏注意事项

①注意不要过勤更换化妆品和使用香味太浓的化妆品。如果要更换化妆品最好先试用再选择，试用的方法可在耳朵后面涂上想购买的产品，15 分钟后如果不出现过敏现象一般可以使用。敏感性皮肤最好不要多种品牌化妆品一起使用。

②避免接触可引起过敏的物品。

③注意饮食，不要过量饮酒、吸烟和吃海鲜等，以免食物刺激引起过敏。还要保证睡眠，生活要有规律。

④春季万物复苏，皮肤敏感的人要避免花粉刺激。同时不要忘记给皮肤涂上保护霜，以隔离污浊的空气、风沙和阳光的伤害，

尽量避免在炎热的地方逗留,注意保持皮肤清洁。

⑤对于一些喜欢桑拿的朋友,最好在蒸桑拿时用冰毛巾捂住脸,减少高温刺激,避免皮肤受热过度,毛细血管破裂而出现红血丝。

(3)皮肤过敏的护理措施:皮肤出现过敏后,要立即停止使用任何化妆品,对皮肤进行观察保养;常用冷水洗脸,选用抗过敏系列的护肤品,如冷膜、敏感面霜,治疗敏感的精华素等,以镇静皮下神经丛,减少毛细血管扩张、红斑等;忌用陌生的护肤系列,切忌选用磨砂护肤品做全脸按摩;尽量少化妆或化淡妆。

61. 春季婴儿为何易抽搐

春回大地,有的婴幼儿晒过几次太阳后,会突然发生肢体抽搐。婴幼儿处于生长发育的最旺盛时期,要使骨骼变长、增粗及变硬,就需要借助维生素 D 和钙质。而维生素 D 主要源于人体皮肤通过阳光中紫外线照射后合成;其次是食物的供应,尤其是许多鱼肉、动物肝脏、禽蛋等含量丰富。

晒太阳可以使身体产生维生素 D,促进血钙向骨骼转移,如果婴幼儿甲状旁腺反应迟钝,不能使骨骼中的钙游离到血液中,则血钙下降,由此导致手足搐搦症的发生。

春季是婴幼儿搐搦的高发季节。对于有维生素 D 和钙缺乏的婴幼儿,尤其是人工喂养、平时未补充钙剂、本来就患有佝偻病的婴幼儿,在春天到来前,要先给予一个时期的维生素 D 和钙剂,使血钙达到并保持正常水平,然后把孩子抱到室外晒太阳,就可有效避免婴幼儿抽搐的发生。

婴幼儿手足搐搦症发作时,家长不必惊慌,应立即把孩子抱到医院请医生诊治。只要及时静脉滴注钙剂,同时应用镇静药,抽搐会很快停止。然后,再给患儿注射维生素 D 和口服钙剂,以提高疗效。

62. 春季如何饮食养生

春季,大地春回,阳气上升,气候变化无常,故应适时调养好自己的身体,在做到起居有常、适度锻炼的同时,还要讲究饮食科学。

营养构成应以高热量为主,除谷类制品外,还应选用黄豆、芝麻、花生、核桃等食物,以便及时补充能量。因为早春时节天气仍较寒冷,人体为了御寒要消耗一定的能量来维持基础体温。要养成在一天较早的时候摄取大部分热量的习惯,理想的安排是:早餐摄入热量多,中餐次之,晚餐最少。同时要少饮酒,因为滥饮会使人昏昏欲睡,干扰正常的睡眠;酒精也是一种利尿剂,会引起脱水而影响体力。

气候的变化会使人在春季感到疲乏,即所谓的"春困"。蛋白质中的酪氨酸是脑内产生警觉的化学物质的主要成分,可多摄入鱼、鸡、瘦肉、低脂奶制品等富含蛋白质的食物。此外,蛋白质中的蛋氨酸具有增强人体耐寒能力的功能。钾能帮助维持细胞水分,增强机体活力,应适当多摄入水果、豆类及海带、紫菜、干贝、瓜子等富含钾的食物。

春季是气候由寒转暖的季节,气温变化较大,细菌、病毒等微生物开始繁殖,容易侵犯人体而致病,所以应多摄取小白菜、油菜、柿子椒、番茄和柑橘等富含维生素 C 并具有抗病毒作用的蔬菜和水果。此外,胡萝卜、苋菜等黄绿色蔬菜富含维生素 A,具有保护和增强上呼吸道黏膜和呼吸器官上皮细胞的功能,可增强机体的抵抗能力;芝麻、青色卷心菜、菜花等富含维生素 E,可提高人体免疫功能,增强人体的抗病能力。

春季饮食调养,饮食宜清淡可口,忌油腻、生冷及刺激性食物。因为油腻的菜肴会使人饭后体温、血糖、情绪发生变化,产生疲软现象。在做菜时可适当加入一些调味品,以刺激味觉神经,增加食欲。

63. 春季为什么要多吃养肝补脾食物

春季饮食以平补为原则,重在养肝补脾。这一时令以肝当令,肝的生理特性就像春天树木那样生发,人体一身阳气升腾。若肝功能受损则导致周身气血运行紊乱,其他脏腑器官受干扰而致病。又因酸味入肝,为肝的本味,若春季已亢奋的肝再摄入过量的酸味,则造成肝气过旺,而肝克伐脾就势必伤及脾脏。脾又与胃密切相关,故脾弱则妨碍脾胃对食物的消化吸收。甘味入脾,最宜补益脾气,脾健又辅助于肝气。故春季进补应如唐代百岁医家孙思邈所说:"省酸增甘,以养脾气。"意为少吃酸味多吃甘味的食物;以滋养肝脾两脏,对防病保健大有裨益。

(1)性温味甘的食物首选谷类,如糯米、黑米、高粱、黍米、燕麦;蔬果类,如刀豆、南瓜、扁豆、大枣、桂圆、核桃、栗子;肉鱼类,如牛肉、猪肚、鲫鱼、鲤鱼、鲈鱼、草鱼、黄鳝等。人体从这些食物中吸取丰富营养素,可使养肝与健脾相得益彰。

(2)要顺应春升之气,多吃些温补阳气的食物,尤其早春仍有冬日余寒,可选吃韭菜、大蒜、洋葱、魔芋、大头菜、芥菜、香菜、生姜、葱。这类蔬菜均性温味辛,既可疏散风寒,又能抑杀潮湿环境的病菌。

(3)春季时,暖风或晚春暴热袭人,易引动体内郁热而生肝火,或致体内津液外泄,可适当配吃些清解里热、滋养肝脏的食物,如荞麦、薏苡仁、荠菜、菠菜、蕹菜、芹菜、菊花苗、莴苣、茄子、荸荠、黄瓜、蘑菇。这类食物均性凉味甘,可清解里热,润肝明目。

(4)至于新鲜水果,虽有清热生津解渴作用,但大多味酸而不宜在春季多食。若需解里热,以吃甘凉的香蕉、生梨、甘蔗或干果柿饼之类为好。

64. 春季如何食补

中医学认为,春季养生"当需食补"。但必须根据春季人体阳气逐渐生发的特点,选择其平补、清补、柔补的饮食原则,以免适得其反。

营养学家认为,有以下症状的人适宜于在春季进补:中老年人有早衰现象者;患有各种慢性病而体形消瘦者;腰酸、眩晕、面色萎黄、精神萎靡者;春季气候变化大,受凉后易患感冒者;过去在春季有哮喘发作史,而现在未发作者;有夏季低热者。凡属上述情况者,均可利用春天这个季节,根据个人体质及病情,选择适当的食补方法,以防病治病。

老年人或有上述情况者,可采用平补饮食。具有这种作用的食物有荞麦、薏苡仁等谷类,豆浆等豆类制品,金橘、苹果等水果,以及芝麻、核桃等,可以长期食用;如有阴虚、阳虚、气虚、血虚者,也可选择以上食物。老年人如有阴虚内热者,可选用清补的食物,如梨、莲藕、荠菜、百合、甲鱼等,此类食物食性偏凉,食后有清热消火的作用,有助于改善不良体质。病中或病后恢复期的老年人的进补,一般应以清凉、素净、味鲜可口、容易消化的食物为主,可选用大米粥、薏米粥、赤豆粥、莲子粥、青菜泥、肉松等。切忌食用太甜、油炸、油腻、生冷及不易消化的食品,以免损伤胃肠功能。

65. 春季进补为什么要因人因时而异

春季万物欣荣,生机蓬勃,是人体生理功能、新陈代谢最活跃的时期。然而春雨绵绵,天气潮湿,乍暖还寒,气候很不稳定。健康的人能够调适自己很快适应环境,一般无须调补。但是素有旧疾的人,在这多变的季节里,极易复发。此时,对于这类患者和病后体虚的人,可以通过适当进补,提高身体抵抗力,使身体得到康复。

春季食物宜选择一般性调补食品为宜,如鸡肉、鸡蛋、猪瘦肉、大枣等,不仅可改善慵懒的体质,还可充沛体力。然而,对于身体明显虚弱的人,则需要选择适当的滋补中药来调养,如西洋参、桂圆肉、党参、黄芪等。春季百花盛开,空气中弥漫着大量的花粉,是过敏性疾病的好发季节。若有慢性疾病或过敏体质的人,一定要忌食"发物",如虾、蟹、咸菜等,否则旧病极易复发。

早春多风且天气多变,早晚温差又大,是疾病的多发季节。从"春夏养阳"的角度出发,这个时候应少吃黄瓜、冬瓜、茄子、绿豆芽等寒性食品,应多选择一些滋阴清热的食品,如山野菜、食用菌、山药、白果等。多吃些葱、姜、蒜、韭菜等温性食品,以祛阴散寒,而且这些食物中所含的有效成分还具有杀菌防病的功效。但春季又是生发季节,所以还应多吃一些动物肝脏、鱼类、瘦肉、蛋黄、牛奶、豆浆等营养品,以满足人体功能代谢日趋活跃的需要。

66. 春季小儿如何进补

春季是万物生长的季节,此时小儿生长发育也较快,需要较多的营养物质。但春季进补与冬季有所不同,如冬季常用的膏方就不适宜在春季服用,因为春季气温增高,雨水量多,空气中湿度较高,膏滋药容易发霉变质,不能久藏。因此,春季中药进补以用汤剂或中成药为好。春季,小儿常感疲乏,有时胃纳欠佳,舌苔厚腻,此时用健脾利湿和胃的中药常可见效,常用有陈皮、藿香、生薏苡仁、炒白术、苍术等。待湿化以后,疲乏可以减轻,胃纳改善,厚腻苔消退,继之可加用太子参、黄芪、党参、茯苓等益气健脾的中药,以增强体质,减少反复感冒。

此外,胎盘可以补肾益精养血,较适宜于哮喘儿童服用,减少哮喘发作;桂圆、赤小豆适宜于面色苍白、贫血的小儿;淮山药适宜于脾虚易腹泻的小儿;珍珠粉适宜于夜睡不安、易惊惕的小儿;核桃仁、芡实适宜于遗尿的小儿。但是,小儿进补最好请教有关的小儿科医师,否则吃补品不对症会引起不良反应。只要补得恰当,对小儿健康一定会起到良好的作用。

67. 春游野餐有什么讲究

(1)春游注意事项:春季气候变化多端,要注意温差变化,防止着凉;选择安全的运动项目,防止意外伤害;注意交通安全;春季花粉、尘土多,要防止过敏反应。注意饮食卫生,尤其是中老年人,更需多加注意,因人的消化功能与牙齿、胃肠道的功能密切相关,当食物进入口腔后,经过牙齿的咀嚼粉碎后吞入胃腔。由于老年人牙齿脱落、磨损,所以不能把入口的食物很好地咀嚼、磨碎,致使胃的负荷加重,加之老年人胃肠平滑肌萎缩,胃对食物的乳化作用减弱,50％以上的老年人胃肠动力发生障碍,胃排空延缓。另外,各种消化腺体,如唾液腺,以及各种消化分泌减少,消化能力下降,更增加了消化不良和吸收障碍的发生。

(2)野餐注意事项:当运动过量,特别是爬山这一耗氧量很大的运动,可使血液循环减少,对于天天爬山自带食品,爬到山峰又累、又饿、又渴的老年朋友们,常常坐下休息,随便喝水、吃饭。然而,这些生、冷、凉食,常常不好消化,易出现消化不良或感染。因此,建议这些常在户外活动的老年人们在准备食物时要注意:饮食以细软、营养丰富、高蛋白、低脂肪食物为主,糯米及生、冷、硬等难以消化的食物不宜多吃,以防消化不良;天热时防止食品污染变质,以免发生胃肠道疾病;用保温杯带热水饮用,有助消化和胃肠道吸收。

68. 蔬菜对不同体质的人有什么作用

蔬菜中含有大量的纤维素,对人体有良好的通便作用,能够降低大肠癌发病率。中医学认为,不同体质类型的人应选择不同的时鲜蔬菜。

(1)荠菜:味甘,性温。李时珍说:"冬至后生苗,二三月起茎五六寸,开细白花,整整如一。"荠菜是最早报春的时鲜野菜,因其清香可口,民间常用它包馄饨,或炒野鸡肉,或与豆腐共煮羹。但多数人不知道它的药用价值。荠菜在临床上常被用来治疗多种出血性疾病,如血尿、女性功能性子宫出血、高血压眼底出血、牙龈出血等,其良好的止血作用主要是其所含荠菜酸所致。目前市场上有两种荠菜,菜叶矮小,有奇香,止血效果好;另一种为人工种植的,菜叶宽大,不太香,药效较差。

(2)蕹菜:又名空心菜,味甘,性平。可炒,可煮汤,可凉拌。因为味淡,常不被人们重视,忽略了它的药用价值。嵇含的《南方草木状》称之为"南方之奇蔬"。蕹菜能解毒蕈类、砒霜、野葛、木薯等中毒;治蜈蚣、毒蛇咬伤;治淋浊便血、妇女白带、肺热咯血、鼻出血及无名中毒。有书记载,用其内服能治热痢,外用能治疮痛肿毒。紫色蕹菜含有胰岛素样物质,故糖尿病患者食用有利于控制血糖。

(3)生姜:味辛,性微温。日常在烧鱼、肉、鸡、鸭、虾、蟹等都要放点生姜为作料。生姜的药效有祛寒、止呕、发汗、止咳、止反胃等功效。生姜皮利水,可以治菌痢,热痢留姜皮,冷痢刮去姜皮。因生姜性升,不宜晚上吃,因为夜间人气收敛,故不宜反其道而升之。用生姜3片,加大枣10枚煎水服,适用于脾胃虚寒的胃、十二指肠溃疡病及大便泄泻,常有高效。在此必须说明,内热偏重者及舌苔黄而干者忌食生姜。

（4）韭菜：味甘、辛，性温。韭菜是一种良好的振奋性强壮剂，有健胃壮阳功效。凡肾阳虚所致梦遗、滑泄、腰酸、小便频数、小儿尿床、妇女腰酸白带多者都可以常食韭菜，故又名"起阳草"，如与虾米同炒，其效更好。但内热便秘，口干舌燥者忌韭菜。韭菜昏目，有眼病者，如结膜炎等也当忌食。

二、夏季养生

1. 夏季如何养生

夏三月，起于农历立夏，止于立秋，包括立夏、小满、芒种、夏至、小暑、大暑六个节气。《黄帝内经》是我国现存医学文献中最早的一部较为系统的理论著作，它是春秋战国时的医家总结劳动人民同疾病做斗争的经验，托名黄帝编成的，比较系统地阐述了中医学术理论，因而被誉为"医家之宗"。该书《素问·四气调神大论》中指出："夏三月，此谓蕃秀。天地气交，万物华实，夜卧早起，无厌于日，使志无怒，使华英成秀，使气得泄，若所爱在外，此夏气之应，养长之道也。逆之则伤心，秋为痎疟，奉收者少，冬至重病。"意思是说，夏季阳光普照，雨水充沛，天地之气交合，是万物繁荣，茂盛秀美的季节。人们应当晚卧早起，不要厌恶白天太长，气候炎热，保持心情愉快，精神饱满，使人容颜气色秀美，使体内的阳刚宣发于外，对外界事物有浓厚的兴趣，这就是适应夏季的气候，保护长养之气的养生之道。如果违背了这个道理，就会损心伤气，到了秋季便容易患疟疾。也就是说，如果夏季长养的基础差了，必然削弱了人体适应秋季的能力。

由春过渡到夏，人体已经适应了春温的气候，为适应夏季气候做了准备，这是有利的条件。夏季人体阳气趋向体表，形成阳气在外，阴气内伏的生理状态。这时人体生理活动与外界环境的平衡往往容易遭到破坏，从而引起多种疾病。人体要全面适应夏季气候，就必须做好保健，增强体质，以提高人体适应能力。夏季

"在天为热,在地为火,其性为暑。"在夏季,气温常在37℃～39℃,有时高达40℃,大大超出人体平常耐热的程度,人们生活在如此高温的季节,只有适应了才能安然地度过高热的夏季。夏季暑热为阳邪,易伤人之阴,阴伤人则病。病势急速,病程短,多有壮热,面红目赤,口渴心烦,甚者狂躁、谵语、昏迷。人的体力强,能够适应暑热的高温,不患病。人体的内热向外排泄是靠出汗泄热的,气温在28℃～30℃时,人体内热就能顺利外泄。如外界温度超过了34℃,出汗受阻,体内大量内热蓄积,很容易中暑。只有体强者才能适应这种高温,能够散泄内热,也不受外热的侵侮而致病。人体适应了夏季气候,体内调节功能不因外界高温而失职,能够调节心肾,不使心偏盛,不使肾衰竭,就能保证身体健康。

增强体质,就能使人体适应夏季高温的气候,也就能提高抗暑热的能力。要使人体各脏器、各组织生理功能正常活动,既不受伤害,又不紊乱,既不偏盛,又不偏衰,就必须注意保健,要保证供给暑天人体内外各脏器、各组织活动时所需要的营养。例如,因为高温,就必然要多出汗,而汗出得多,就使津液耗损多,因此就要常饮水,以补充体内所需要的水量。

古人在认识到机体内环境与外环境统一的基础上,总括季节的特性为"春生夏长,秋收冬藏",人们应该顺从四时来调整行为,如夏季的植物大都开花结果,属秀发季节,阳气外扬。对人则要求在夏季晚睡早起,不要厌恶夏季日长炎热,应适当劳动和体育锻炼,以适应夏日养长之气,精神上切戒急躁发怒,要神情愉快,像万物一样长得既秀丽又结实,使体内阳气能够适应炎夏的特性向外宣通发泄,以保持机体内部阴阳的相对平衡。"春夏养阳",是指在春夏之时,自然界阳气升发,万物生机盎然,这时人们应该充养、保护体内阳气,使之充沛并不断旺盛起来。凡有耗伤阳气及阻碍阳气的情况皆应避免。此亦即春夏养生气、养长气,以适应自然界阳气渐生而旺的规律,从而为阳气潜藏、阴气盛打基础,不应宣泄太过或内寒太甚，而伤阳气。

2. 盛夏如何重视精神养生

神气充足则人体的功能旺盛而协调，神气涣散则人体的一切功能遭到破坏。《医书》中记载："善摄生者，不劳神，不苦形，神形既安，祸患何由而致也。"因此，要使精神像含苞欲放的花一样的秀美，切忌发怒，使机体的气机宣畅，通泄自如，情绪向外，呈现出对外界事物有浓厚的兴趣，这是适应夏季的养生术。

现代社会生活节奏加快，工作繁忙紧张，往往人的心理压力较大。夏日炎炎，高温逼人，极易出现烦躁不安、好发脾气等现象。有人平素温文尔雅，不急不怒，可到了夏季却变得性情焦躁，常为小事大发脾气。这是因为气候的炎热加剧了人的心理紧张，促使机体肾上腺素及去甲肾上腺素分泌增加，导致兴奋性过高而容易发怒。特别是老年人，由发火生气所致的心肌缺血、心律失常、血压升高并不少见，甚至因此而发生猝死。

现代医学研究发现，人的心理、情绪与躯体可通过神经-内分泌-免疫系统互相联系、互相影响。所以，此时不仅仅是情绪波动起伏，机体的免疫功能也较为低下，起居饮食稍有不妥之处，就会发生各种疾病，影响健康。重视夏季精神养生有益身心健康。

3. 夏季如何保持心静

中医学认为，夏属火，与心相应。天热易使人烦躁，应重养神，忌恼怒气郁，以免气血逆乱。因此，要神情气和，胸怀宽阔，让自己思想平静下来，避免心火内生。三国魏朝嵇康说："夏季炎热，更宜调息静心，常如冰雪在心。"夏季万物处在蓬勃生长时期，天、地之气交合，人体内阳气旺盛，故夏季精神调摄，应合自然界"生长"的规律，主动调节情志，保持恬静愉快心境，神清气和，"无厌于日"，切忌发怒，使体内阳气得以宣泄。

夏季天气炎热，人们容易出现烦躁、焦急的情绪。此时应找一通风好、空气清新、较为阴凉的地方，坐下来，上身坐直，两手自然地放在膝盖上，两脚分开同肩宽，腰要挺直，头项要直，不要弯，双眼微闭，心想着阴凉，呼吸自然；或者靠在竹做的沙发上，双脚伸直，双手自然地放在感到舒服的地方，双眼微闭，心里想着阴凉，思想放松，静坐 0.5～1 小时，就会慢慢感到阴凉，烦躁、焦急情绪也随之消除。

人的需求和欲望不可过分，否则必然耗伤精神，影响心身健康。俗话说"知足常乐"，明确告诫人们要节欲守神，善于满足，以保持乐观的情绪，在炎热的夏季尤应如此。同时，注意戒躁戒怒，努力培养自己处事不惊，遇事不乱的心态。尤其生活中的许多琐碎小事，应当耐心处理，避免焦躁从事。与人谈话时有意识地放慢语速，尽量"心平气和"，不使自己过于激动。中华民族历来把"忍让"作为一种美德，学会让步不仅有助于形成良好的人格，而且能使心理迅速获得解脱，对养生很有好处。

夏季天气热，这是自然界的正常现象，人们除了要在生活起居等方面顺应自然，防暑降温以外，"心静"也是抵御热浪的重要方法。民间早有"心静自然凉"的说法。《黄帝内经》中也强调：夏天"更宜调息净心，常如冰雪在心，炎热亦于吾心少减，不可以热为热，更生热矣"。这些观点，其实包含了一定的科学道理。现代研究发现，当人保持安静的心态时，机体肾上腺素和去甲肾上腺素的分泌明显减少，因而基础代谢减慢，人们因出汗等现象而产生的"热感"就会减轻。因此，越是天热，越要做到心静。

4. 夏季老年人如何神补

中医学认为，人体由神、形两部分组成。神主要是指人的精神、意识、思维、情感等，形则是指人的脏腑、经络、四肢、百骸等。按中医学的观点，神形两者相互对应，相互依存，神附于形。从现代医学的观点来看，神指心理，形则指生理。人到老年之后，随着形的老化与衰退，神的功能也受到影响。形的衰退可以延缓，这有赖于良好的生活方式。

《黄帝内经》中记载："得神者昌，失神者亡。"情绪稳定则畅，反之则滞。因此，夏季气候炎热，老年人容易烦躁，从养生的角度看，"神补"尤显重要。神补应以不伤精神，调摄好七情为要。

所谓神补，就是通过愉悦精神，使大脑皮质血管舒张，皮质下中枢及自主神经系统功能协调，内分泌正常，从而促进身体健康。其作用是任何药物、营养品所不能比拟的。

人到老年，精神处于敏感状态，承受不良刺激的能力减弱，就连见到枯叶落地都会引发垂暮之感。再者，现在人们生活水平普遍提高，从饮食中摄取的营养量基本达到或超过身体所需。如果再依赖补品，必然会适得其反。因此，神补是最好的补养方式。

神补的范围很广，方法也很多。但是，医学专家认为，老年人可以因人而异，各取所需。只要选择自己喜欢的形式，无论做什么，心情舒畅，就有利于心理健康。在此原则下，还应做到以下几点。

（1）培养良好的情趣爱好，是神补的最佳方式。年老赋闲，不妨找点事情做做，使精神有所寄托，让生活过得更加充实一些。例如，培养各自的兴趣爱好，或棋琴书画，或种花养鸟，以利于养神健身。

（2）养成健身锻炼的好习惯，也是神补的一种方式。夏季早晨，进行适度的、力所能及的体育锻炼，如打太极拳、舞剑、慢跑、散步，会使人进入一种忘我的境界，使人体产生"快乐素"，既能增强体质，又调整了情绪。

（3）注重社交、讲究仪容，也是神补的一项重要的内容。退休之后,应有意识地参加一些社交活动,交流思想,获得信息。老来讲究仪容,不仅可使人外表显得年轻,心理也会随之年轻,从而产生一种积极的情绪,驱走心中那种落日秋叶的忧伤感,对促进身心健康极为有益。

(4)适应社会环境,调整自身心态,也是神补的一项重要的措施。切莫用传统的眼光去看社会发展,要不断学习,更新观念,努力去适应变化了的社会环境;在家庭中,不要搞家长作风,注意平等待人,无须事必躬亲,大事要清楚,小事可糊涂。

5. 什么是夏日情感障碍

人的情绪、心境和行为与季节变化有关。炎热的夏季,约有16%的人出现情绪、心境和行为异常,精神医学上称之为"夏季情感障碍"。主要表现为:情绪烦躁,思维紊乱,爱发脾气,自感头脑糊涂,容易忘事;情绪低落,对任何事都不感兴趣,觉得日子过得没劲;行为古怪,常固执地重复一些行为动作,如反复洗手、洗脸等。

现代医学研究发现,夏季情感障碍的发生与气温、出汗、睡眠时间及饮食不足关系密切。当环境温度超过30℃、光照时间超过12小时,情感障碍发生率明显上升。在炎热的7~8月份,一般人的睡眠时间和饮食量都有所减少,加上出汗增多,人体内的电解质代谢容易出现障碍,通过影响大脑功能活动而致情绪、心境和行为方面的异常。

因此,在炎热的夏季,应尽可能增加睡眠时间。当气温过高时,老年人就不宜再做体育活动,以免体能消耗过多。另外,不要轻易减少饮食量,为避免电解质代谢紊乱,在出汗多时要适当补充盐分,以菜汤、果汁补充为佳。

6. 夏季如何养阳

首要的一点是，人们不能只顾眼前舒服，过于避热趋凉，如在露天乘凉过夜，或饮冷无度，致使中气内虚，从而导致暑热与风寒之邪乘虚而入。在乘凉时，要特别注意盖好腹部，不少地方的农民喜穿"兜肚"，是很符合养生之道的。《养老寿亲书》中指出："夏月天暑地热，若檐下过道，穿隙破窗，皆不可乘凉，以防贼风中人。"《摄生消息论》中指出："不得于星月下露卧，兼使睡着，使人扇风取凉。"这些都是宝贵的养生经验，符合夏季养阳的精神。夏季养生，古人之所以提出保养阳气，关键在于暑热外蒸，汗液大泄，毛孔开放，这样机体最易受风寒湿邪侵袭。

7. 夏季如何防湿邪侵袭

湿为阴邪，易伤阳气，尤其是损伤脾胃阳气。在盛夏是心与之相应，而在长夏则是人体五脏之一的脾脏和其相应。所以，长夏的湿邪最易侵犯脾胃的功能，导致消化吸收功能低下。中医学认为，长夏的饮食原则宜清淡，少油腻，要以温食为主。元代著名养生家邱处机主张夏季饮食应："温暖，不令大饱，时时进之……其于肥腻当戒。"也就是说，长夏的饮食要稍热一点，不要太寒凉；亦不要吃得太多，但在次数上可稍多一些。在我国一些南方地区，不少人有食辣椒的习惯，这是因为辣椒可以促使人体排汗，在闷热的环境里增添凉爽舒适感。另外，通过吃辣椒，可帮助消化，增加食欲，增加体内发热量，从而有助于人们防止在高温、高湿的时候，出现的消化液分泌减少、胃肠蠕动减弱现象。

防止湿邪侵袭，在居住环境上就要忌潮湿。中医学认为，"湿伤肉"，即感受湿邪，易损伤人体肌肉，如常见的风湿性关节炎等。《黄帝内经》里又指出："伤于湿者，下先受之。"意谓湿邪伤人往往从人体下部开始,这是因为湿邪的形成往往与地的湿气上蒸有关。故其伤人也多从下部开始,如常见的脚气、下肢溃疡、妇女带下等。因此,在长夏,居室一定要做到通风、防潮、隔热。有些国家对儿童风湿病的研究证明,50%以上的患儿,是由于住在潮湿的屋内造成的。

8. 夏季如何防潮湿

初夏时节,潮湿的气候里,汗水不能被空气完全吸收掉,汗水聚集在皮肤表面,引起体温升高,使机体的热平衡受到破坏。在黄梅天,有心绞痛、心动过速、胃炎、风湿等疾病的人容易发作。潮湿天气还会影响人的某些生理功能,如人对时间、空间的判断力减退,神经反应速度变慢。湿热天气里,人体出汗较多,化脓性皮肤病和真菌病明显增高,手癣、脚癣、体癣也容易活跃起来。如果不注意个人皮肤卫生,就易发生疖、痈和脓疱疮。平时皮肤呈酸性,对微生物的侵袭有抵抗作用,出汗可破坏皮肤酸性保护层,使皮肤上的微生物得以进入皮肤。头发因吸收过多的水分而伸长 2.5%,弯发更加弯曲,直发萎蔫。在潮湿的季节里,人们易患头痛、溃疡、皮疹、眩晕、腹痛、胸部疼痛、抽筋、视觉障碍等病症。潮湿时人常感到沉闷,可对人的血压、血沉、尿量等产生影响,有些人出现沮丧、抑郁情绪;儿童常表现易哭、吵闹或叫喊;女性更喜欢唠叨,脾气暴躁。潮湿气候下,人的性欲减弱,而神经官能症患者则感烦躁、失眠,甚至产生冲动的行为,抑郁患者会出现症状恶化。潮湿的气候有利于细菌生长繁殖,这更大大增加了人体患伤寒、痢疾等各种消化系统疾病及皮肤病的机会。

9. 夏季如何避免中暑

人类对气象条件的适应能力随年龄不同而不同,婴幼儿及老年人适应能力最差,10 岁后开始增强,最强在 20～40 岁。引起疾病的气象因素主要包括温度、湿度、气压、风力、日光等。这些因素或单独"行动",或综合对人体发起"侵袭",通过人体的皮肤、黏膜、感觉器官和神经系统,引起代谢、内分泌、体温调节等一系列功能失调。盛夏高温季节最容易发生中暑。一般情况下,人体产热和散热正好相等,所以人的体温总是维持在 37℃左右。但在强烈的夏日阳光下照射过久,红外线能使人的大脑丧失调节体温的能力,发生中暑;若外界气温高、空气湿度大、无风,汗液蒸发困难,体内热量积蓄过多,也容易中暑;如出汗过多,体内水和盐大量排出,得不到及时补充,盐类代谢就会发生障碍,也容易发生中暑。

夏季在劳动或运动时,要避开烈日炽热之时,注意加强防护。最好午饭后睡一会儿,一则避炎热之势,二则可消除疲劳。其次,每天洗一次温水澡,是酷热盛夏最值得提倡的健身措施。不仅能洗掉汗水、污垢,使皮肤清爽,消暑防病,还能够锻炼身体。

盛夏夜短昼长,睡迟起早,提倡午睡 1 小时。因夏季血管扩张,大脑血流量减少,脑神经细胞从血液里得到的氧气和养料相对减少,容易疲劳,午睡对脑神经细胞有保护作用。午睡要注意睡眠姿势,可平卧或侧卧,但不宜俯卧、伏在桌子上睡。俯卧和伏睡会压迫胸部,影响呼吸,使机体神经肌肉得不到完全放松休息。午睡时间的长短,可随夜晚的睡眠状况和上午的劳累程度而定,一般以 1 小时左右为宜。午睡时间虽很短暂,但它所产生的效应却很大。它不但有利于补足必需的睡眠时间,使机体得到充分休息,使神经功能恢复,体力增强,疲劳消除,提高午后的工作效率,同时经过短暂的休息,可增强机体的防护功能,有效地防止中暑。

夏季不适宜长时间劳动,要防出汗过多,但也不能不出汗,如长期在空调下生活,常居于低温之中,非时之寒,易致暑湿内困,影响正常生化,出现形寒、神乏、胃呆、骨楚等症状,人称之为"空调病"，乃缘人体功能与气温失衡所致。

预防中暑很重要，外出时要根据自身的体力，决定行程长短，不要太疲劳；人体疲劳，抗暑能力降低，就容易中暑。烈日下要使用遮阳的凉帽和凉伞。凉帽要选择透气、散热、通风性能好的，凉伞也要选择散热好的，或者可手持大点的羽毛扇。此外，还要带防暑药，如人丹、十滴水、藿香正气水、六一散等。要穿宽松、透气、散热、散汗性能强的衣服，以保护皮肤不让烈日照射。

10. 夏季如何避免热浪袭击

近些年，以高温为主要特征的世界异常气候已成了公众关注的热门话题。热浪是指在炎热的夏季里所出现的持续高温天气，即最高气温在 35℃以上，持续 10 多天，甚至 1 个月的酷暑天气。每年自 6 月份开始，热浪就在地球上的一些地方猖狂活动，直到 9 月中旬才平息。每当高温高湿的热浪袭来之时，就会有不少人丧生，其中大部分是老年人。面对滚滚热浪，要谨慎小心行事。

热浪袭击常常危害人的生命安全，高温和死亡率紧密相关。例如，1966 年 7 月，美国纽约发生热浪，随着气温的上升，死亡率较气温正常时增加 2.4 倍，其中尤以癌症、心力衰竭、动脉硬化、高血压性心脏病、流行性感冒、肺炎等患者的死亡最为突出。1987 年 7～8 月，热浪袭击了意大利、前南斯拉夫、希腊等欧洲国家，仅希腊就有 1000 多人患病。1995 年 7 月中旬，美国中西部和东部地区遭受热浪袭击，许多地方气温高达历史之最。土耳其的安塔利亚，夏季气温有时高达 50℃，人们不得不纷纷逃离。在意大利南部，有的城市夏季气温也超过 44℃，数以百计的人成了热浪的牺牲品。我国许多地方近年来也都受到了热浪的侵袭，所以防范热浪袭击已成为夏季养生中的一件大事。

人体是靠出汗而使体温保持正常的。当环境温度升高达

40℃以上时,人就可能由不舒服而进入危险状态,因为这时的人体很难通过循环系统从皮肤的周围空气散发热量了,人体也就失去了摆脱热威胁的能力。特别值得一提的是,这时的环境湿度比温度对人的危害性更大,因为只有出的汗能被蒸发掉,才能冷却身体,使体温正常,但在相对湿度很高的情况下,汗水是无法蒸腾的,因而在高温、高湿(气温 32℃以上,相对湿度>75%)的情况下,为维持正常体温,人体的热代谢功能就要不断地努力了。一旦过度就会造成危害。

人坐在 34℃的室内 90 分钟,体温会升高 0.3℃~0.5℃;体重60 千克的旅行者,夏季长途跋涉 8 小时,由于大量出汗,体重会减少到 50 千克,在野外旅行即使大量出汗也来不及散热而常导致中暑。高温会引起血液浓度增加,血压下降,脉搏迅速加快,还会使胃液分泌减少,食欲缺乏。

由热浪引起的疾病称为热浪病,可分为日射病与热射病两种。日射病多发生在干热型热浪天气,究其原因主要是由于太阳辐射中的波长 600~1 000 毫米的红外线,穿透颅骨进入大脑,导致脑细胞组织内温度骤然上升,以使脑神经受到损伤。其主要症状是患者自觉剧烈头痛、头晕、耳鸣、烦躁不安、恶心、呕吐、呼吸急促、心悸等。干热型热浪与湿热型热浪均可引起热射病的发生。这是因为人体在高温热浪的侵袭刺激下,皮肤温度突然升高,使得皮肤散热功能降低,体内余热不但不能被迅速散发出去,外界环境热辐射中的红外线与紫外线反而会穿透皮肤直达肌肉深层,致使皮肤干燥,肌肉温度升高,继而影响全身各个器官组织的功能,出现口干、发热、咳嗽、哮喘、呼吸困难,甚至衰竭,血压升高,局部肌肉痉挛等症状。发生热浪病后应让其立即到气流通畅、阴凉遮阳的地方平卧休息,并给予大量饮水、冲洗温水澡,也可以先冲温水之后再冲凉水,这样有利于迅速降低体温。经上述方法处理后效果不理想或症状严重者应立即送医院进行治疗。

　　人们应如何面对热浪呢？经常关心天气预报,了解气象和气候情况,尽量不要在烈日或高温环境下逗留,不要进行剧烈的体育活动,应在阴凉处避暑。需要外出时应戴宽边帽、打遮阳伞、穿长袖衣,以防热浪直袭身体。夏日要应逐步适应高温天气,特别应注意热浪初来的 2～3 日的危险期。夏季宜穿着质轻、宽松、色浅、能反射热和阳光的舒适的夏服,选择易吸汗、透气性能好的面料,衣裤每日至少要换洗 1 次。要喝大量的水,特别是热浪持续很长而大量出汗时,应适当增加食盐量;多吃新鲜蔬菜、瓜果;多饮用淡盐开水、绿豆汤、酸梅汤,既能补充水分,又能防暑降温。保持居室通风、清静,注意劳逸结合,保证充足的睡眠,午间要休息 1 小时。家中准备一些人丹、十滴水、藿香正气水等防暑降温药,以预防热浪病。

11. 夏日如何避免受凉

　　夏日炎热,夏夜闷热,此时不要因为怕热贪凉而露宿在外,因为深夜冷露侵入,易使人受凉而患感冒。晚间乘凉,时间也不宜过长,在城市也不宜超过 23:00。夏季睡觉时不宜长时间吹电风扇,更不宜夜晚露宿。在有空调的房间,注意不要让室内外温度相差太大。纳凉时不要在房檐下、过道里;可在树阴下、水亭中、凉台上纳凉,但不要时间太长。贪凉过度、彻夜露宿,或电风扇不离身,或长时期待在空调房内,这样的消暑降温的方式均是夏季养生的大忌,对身体健康不利。

　　元代养生专著《摄生消息论》中指出:"檐下过廊、弄堂破窗,皆不可凉,此等所在虽凉,贼风中人最暴。"因为夏季暑热外蒸,汗液大泄,毛孔开放,机体最易受风寒湿邪侵袭。如果不注意养生,人体气血虚弱,再遇外邪侵袭,很容易引起手足麻木不遂、面瘫等病。故夏日外出时要戴草帽、打太阳伞等,避免在烈日下待得过久,以防中暑;湿衣服及汗衣皆不可久着,以免暑热并袭,身生疮毒;纳凉睡觉时,特别要注意盖好腹部。此外,汗衣不宜久穿,潮湿地不能睡觉;淋雨必须热水冲洗,切忌街头露宿,节制生冷瓜果的进食等,皆为预防湿邪袭人的必要措施。

夏日天气炎热,游泳是最佳的运动锻炼方式之一,但一些人饭后立即去游泳,以求降温,这反而对养生不利。饭后若人体大量出汗,全身皮肤表面毛细血管及毛孔就会扩张,以利散热。此时如果跳进水里游泳,全身皮肤大面积接触冷水,就因体温骤变和冷刺激而易受凉患病,甚至会发生抽搐等意外。饭后游泳,体内的血液不得不优先供应运动器官,消化器官的供血量大大减少,消化液的分泌受到抑制,直接影响消化和吸收。另外,水对腹部的压力亦会影响胃肠的正常蠕动,妨碍食物与胃液、肠液等消化液的充分混合,久之会导致胃肠道疾病。

一般认为,感受风寒是冬天的事,夏日高温之时纳凉露宿犹恐不及,又怎会有风寒感冒呢? 其实,这正是认识上的误区。盛夏酷暑,外界温度高,人体体温调节中枢为了保持身体温度的平衡,就要不断向外散热,使体表的毛细血管扩张,汗腺敞开,以排汗降温。中医学称这种现象叫"腠理疏泄,卫阳不固"。由于夏季炎热,人们睡眠差,吃得少,容易疲劳等原因,使本身抵御外邪的能力降低,因此容易着凉。夏天感冒多数是夜间睡觉时开窗或开电风扇或室外露宿或突遭雨淋受凉所致。这就是中医学常说的"虚邪贼风"乘虚而入的缘故。风寒感冒的主要症状是怕冷、发热、咳嗽、头痛、全身酸楚、乏力无汗等,治疗应该以疏散风寒为主,可以吃点热姜汤、红糖茶或午时茶。

夏夜着凉虽是小恙,但有时也会并发扁桃体炎、气管炎、关节炎,甚至肾炎、风湿性心脏病等严重疾病。出现严重疾病时应尽快去医院求诊为好。只要像冬天那样随着气候变化而增减衣服,晚上睡觉时胸腹部盖好被褥。大汗后不洗冷水澡,不贪图一时的凉快,雨淋后立即擦干,换上干衣服,或喝些姜汤,夏夜着凉是可以防止的。

12. 夏季的阳光照射有何作用

没有太阳,就没有生命,自然也就不会有健康。日光包括紫外线、可见光和红外线,对人体健康有极其重要的作用。日光能杀菌,使污染的大气氧化,具有清洁大气的作用。紫外线可杀灭细菌、病毒,可用于空气和水的消毒。日光对人的皮肤也很重要,紫外线有助于控制和杀灭皮肤表面的有害细菌,还能使皮肤中的黑素原通过氧化酶的作用转变为黑素,使皮肤色素沉着,起到保护皮肤和防止内部组织过热的功效。此外,紫外线还能刺激血液再生,增强机体(包括皮肤)的免疫力。红外线对机体,主要有加热性能。长波红外线一接触皮肤就被吸收而产生温热效应。短波红外线有较强穿透力,可使深部组织温度升高,血管扩张和充血,促进新陈代谢和细胞增生,故能改善血液循环和营养供给。

但是过度暴晒同样是有害的。日光皮炎和日光疹是夏季的多发病,但无伤大雅。另一类非炎症性日光损害,如日光性角化症、日光性肉芽肿等,则属于增生性的,一旦失控就可能癌变。过度日晒也是良性色素痣转为恶性黑素瘤的重要诱因。紫外线可诱发出多株动物肿瘤(皮肤鳞状与疣癌、纤维肉癌等)。过度的紫外线照射,可使皮肤丧失弹性,表皮粗糙,过早地出现皱纹,久而久之,能导致皮肤癌。紫外线不仅可使正常细胞转化为癌细胞,由于免疫系统遭到干扰,还能妨碍宿主摧毁癌细胞。此外,紫外线全身照射对机体的特异免疫反应还有明显的抑制作用。紫外线可划成三个范围:紫外线-C(200～280纳米)可被脱氧核糖核酸(DNA)强烈地吸收,因而它对细菌和病毒有毒性;紫外线-B(280～320纳米)可使皮肤晒黑及引起皮肤癌,使皮肤严重老化;紫外线-A(320～400纳米)对晒黑皮肤、引起皮肤癌及皮肤老化的作用很微弱。日光能激发或加重红斑狼疮,使多数患者对紫外线过敏,经阳光暴晒后皮疹增加,病情加重。另外,炎夏季节,强烈的阳光照射还可使人体过热,引起中暑。因此,阳光的作用有利有弊。紫外线-B的能量很大,可以射透皮肤内部,容易导致毛细血管充血,还能破坏蛋白质,损伤真皮弹性纤维,使皮肤缺乏弹性。因此,防止光辐射,实际上是指防止紫外线-B辐射。紫外线-B是通过大气中的臭氧层照射到地面的,当太阳处于斜射方向时,穿越大气臭氧层照射到地面上的中波紫外线最多、最强。这段时间为10:00前和15:00之后。尽量避开这段时间的太阳光对减轻和减少光危害有实际意义。

光敏物质或光感物质能诱发或激发光敏反应。对大多数人来说,完全不晒太阳不大可能,但尽量少晒是不难做到的。可是,一旦沾上光敏物,仅是一般性地接触日光,也可能发生强烈的光敏反应。先天性光敏者为数不多,而光敏物质激发的光敏反应却时有所闻。曾有光过敏病史者、过敏体质者、近期内户外活动频繁者,要更加警惕,尽量不接触、不服用或食用可能的光敏物质。

13. 夏季如何用风油精

风油精主要是由薄荷脑、桉叶油、丁香粉、樟脑、香油精等成分组成的,具有提神醒脑、驱蚊止痒的功效,是居家旅行的必备良药。在日常生活中,风油精有着广泛的用途,了解这些用途会给您的生活带来意想不到的方便。

(1)夏天洗澡时在水中滴几滴风油精,会感到凉爽舒适,几次洗用后就会使身上的痱子渐渐退去。婴幼儿洗澡时风油精的用量为成年人的1/3。此法对尚未生痱子的人可起到预防作用。

(2)喝开水时,在杯中滴上2～3滴风油精,有解热祛暑的效果。

（3）用风油精擦人中、太阳、印堂等穴位，可防中暑和感冒。

（4）夏季高温时，人会有昏沉之感，将少量风油精涂于太阳穴，或以鼻嗅风油精，可使注意力集中，解除学习时的疲劳，有利于提高学习效率。

（5）将3～4滴风油精抹在头部，有提神和盖汗味的作用。

（6）夏季蚊蝇较多时，如以细布条蘸风油精挂在房内，可使人感到凉爽，并可驱除蚊蝇；将风油精2～3滴洒蚊香上，可增强驱蚊效果；如果将风油精3～4滴洒在电风扇叶子上，室内会清香扑鼻，并可驱除蚊蝇。

（7）在内衣上洒几滴风油精，可减轻或消除汗臭、腋臭。

（8）穿尼龙衣服会引起麸状白皮，有时异常痒，用少量风油精外搽，止痒效果甚佳。

（9）受凉或进食引起的腹部疼痛，可滴数滴风油精入肚脐处，外以伤湿止痛胶布封固，可起止痛作用。

（10）脚癣初起时有水疱，奇痒，擦破后流水不止，脚趾间糜烂，可将患处洗净，揩干，有水疱者先以消毒针挑破用药棉收尽水分，再涂上风油精，每日1次，重者涂风油精后，再涂上甲紫溶液。

（11）被开水轻度烫伤后，可每隔2～3小时搽1次风油精，如果有水疱破裂时，可先涂风油精，再涂上眼药膏，效果更佳，3～4日即可痊愈。

（12）滴2滴风油精于药棉上，捻成棉花球塞入鼻孔，头部会顿时感到凉爽舒适，每日数次。每次所用风油精不要超过2滴，以免有烧灼感。

（13）洗脸漱口后，在口角溃烂处搽一点风油精，每日2～3次，1～2日即可治愈，晚上临睡前涂1次，效果更佳。

风油精中的樟脑对中枢神经有兴奋作用，过量吸收有害健康。樟脑可以穿过胎盘进入羊膜腔内，孕妇如果经常使用风油精,容易引起流产。怀孕的前 5 个月内,如果使用较多的樟脑制品,会导致胎儿死亡。

14. 为什么要重视冰箱病

很多人以为食物放进冰箱就万事大吉了,把冰箱当成了"消毒柜""保险箱"。其实冰箱不具备灭菌功能,只能推迟食物腐败变质过程。夏季,冰箱门启闭频繁,箱温骤变,为细菌大量繁殖创造了适宜环境。很多家庭使用电冰箱很少进行过认真的清洗、消毒,更为细菌的繁殖创造了条件。

食品放入冰箱内,不可避免地会接触到冰箱内壁,这样就会污染食品。吃了这种被细菌污染而又未煮透的食物,就会染上"冰箱肠炎",其症状为恶心、腹痛、腹泻,并伴有发热,极容易误诊为阑尾炎。

要预防"冰箱肠炎",一是定期对冰箱进行清洗、消毒,夏季每周 1 次,可用 0.5％ 的漂白粉擦洗,特别注意擦洗箱缝、拐角、隔架,然后再用干净湿布抹干净。二是生熟食品分仓存放,并用塑料袋加以封装,防止互相感染。三是存放时间不宜过长,存放的熟食、瓜果一定要加热煮沸或洗涤干净后再吃。

15. 夏季为什么不能长时间吹电风扇

夏日炎炎,天气闷热,出汗之后若能在电风扇前坐上一会儿,身上的汗和周围的炎热就会随风飘去,使人感到凉爽舒适。但是,长时间吹电风扇对健身是有害的。

用电风扇伴眠,对着人体不断吹风时,由于流动空气的传导和对流作用,身体吹到的一面体表热量迅速散失,皮肤血管和汗腺随之收缩,吹不到的一面皮肤温度仍然较高,表皮血管及汗腺仍是舒张的,因体温中枢来不及调节,就会引起机体生理功能紊乱,出现头晕头痛、乏力懒散、腰酸背痛、鼻塞流涕等症状。

直对电风扇连续吹风常常使人头晕头痛、疲倦乏力、食欲缺乏,这是由于吹风部位血液供应减少,其他器官的血流量增大,头部皮肤血管丰富,对冷刺激敏感,容易引起头晕头痛等症状。此外,由于皮肤水分蒸发加快,体液减少,人容易感到疲乏,也容易因受凉而感冒。长时间大风量地吹拂头部,甚至会使面神经发生痉挛收缩,随之肿胀、缺血、瘫痪麻痹,出现眼睛闭合不全、口角㖞斜,不能做皱眉、鼓气、吹口哨等动作,即"面神经瘫痪",民间称之为"歪嘴风"。有人睡觉时吹风还会引起关节酸痛和落枕。另外,电风扇的"回旋风"对耳膜也会产生有害影响。

电风扇使用不当甚至会引起猝死。南方某旅馆曾发生电风扇吹死人的事故,经当地法医检查,确认是长时间吹电风扇导致猝死。电风扇为什么会吹死人呢?这是因为空气快速流动时体表温度会降至24℃,持续6小时后人体血液会发生下列变化:血细胞比容增加7%,血小板平均容积增加15%,血黏度增加21%,血压平均由130/70毫米汞柱增高到138/87毫米汞柱,胆固醇也明显增加,这些变化能促使血栓快速形成,这对于原来并无明显症状但已潜伏着心血管疾病的人来说,就容易突发心肌梗死或者脑血栓,导致猝死。

为了防止上述危害,使用电风扇时应注意下列几点:吹电风扇时,头面部不要靠电风扇太近,以免风速太大,使皮肤散热过快;洗澡后或大量出汗时不宜长时间用电风扇吹头部,以防止头部皮肤过度受凉;吹电风扇时,不要固定吹一个部位,最好来回转动,这样间断轮回地吹风是不会让皮肤温度一下子骤然降低的;剧烈运动后不宜马上吹电风扇,因为此时汗腺大开,毛孔疏松,邪风极易乘虚而入,轻则伤风感冒,重则高热不退,给人体健康带来危害;有些人喜欢将身体浸湿后再吹电风扇,尽管这样可使体温散发较快,但不宜经常如此,否则容易促发风湿性关节炎。

16. 夏季如何避免空调使用不当

随着人民群众物质生活水平的不断提高,家用空调的普及率越来越高,无疑给人们的夏日养生带来了清凉世界。但是,如果空调使用不当,缺乏必要的卫生防护措施,也会危害健康。特别是封闭式建筑物内,在舒适与保护健康方面存在着一定的矛盾。

1976 年 7 月,美国费城旅馆召开了一次退伍军人代表大会,与会者和因其他原因进入该旅馆的人中有 221 人患了一种从未见过的肺炎和呼吸道感染,症状多为高热、头痛、恶心、呕吐、胸痛、咳黏液性痰或脓性痰,发病急而重,有 34 人死于肺炎和其他并发症。经美国有关部门历时半年,花费了 200 多万美元和 9 万个工作小时的调查,终于弄清了病原是一种革兰阴性杆菌。接着,发现这种病在世界许多国家都有发生,并从死亡者身上检出了致病菌。由于这种致病菌及疾病是在退伍军人中首次发现的,又是集团发生,故称"军团病"。值得注意的是,从空调机中也分离出了这种细菌。日本科学家甚至发现,军团病杆菌在空调机中高频度存在。

德国气候学家经过大量的调查研究后证实,空调设备对人体健康有一定的负面影响。长期在装有空调设备的室内工作的人员,70%以上的人工作 2~3 小时后有疲劳感觉;80%的人易患感冒;50%的人出现血液循环障碍症状和头痛。造成上述不适的原因是由于空调设备使室内空气换得太勤,超过正常需要的 2~5 倍,有的甚至 8 倍,人体感到空气振荡强烈,这是有损于人体健康的。

长期生活在完全封闭的中央空调房间里的人,往往会出现"空调综合征"。具体表现为头晕、头痛、鼻痒、喉干、心跳加快、血压增高、呼吸系统炎症、困倦和疲劳等。生活在全封闭建筑物中的人,有 50％以上的人反映气味不好,30％左右的人出现头痛,而嗜睡和感到疲劳的人约占 40％。长期生活和工作在高级宾馆的人,易患感冒和"空调器肺炎",咳嗽、咳痰、胸痛是其常见的症状。引起空调综合征的原因在于室内空气经反复过滤以后,负氧离子数量减少,阳离子增多,影响了空气的清洁度和人体正常的生理活动。屋内的化纤地毯、墙壁、电器设备、清洁剂、化妆品、塑料墙纸、人体等所释放出来的不良气味和有害物因为不能及时地被排出室外,而造成室内严重污染,细菌、病毒大量存活繁殖,最终必然会引起疾病,损害健康。要预防空调综合征,就必须加强空调系统的管理和维护,定期检查空调器的过滤膜,发现变脏和细菌繁殖时,应及时更换空调器中的冷却盘,并定期清洗;房间内最好装有负氧离子发生器。长期工作在空调房的人应该保证每天有一定的日光照时间。使用复印机或有人吸烟后,应加大空调器的通风量,以确保室内的清洁。

有些人在夏季喜欢将空调机调到很低的温度,以为这样更凉快。其实,当室内外温差偏大时,身体对环境温差变化难以适应,容易感冒生病。所以,夏季室内温度控制在 25℃～27℃为宜。由于空调室内相对密封,如果不注意定时通风换气或空气消毒,会使室内空气混浊。室内空气中,有许多微生物和可能存在于人体的某些病原微生物,空气不流通,又处在恒温的小气候里,病原微生物就容易繁殖,致人患病。所以,安装空调的居室要防止空气污染,应定期开窗换气,也可用药物喷熏消毒,如用丙二醇喷雾消毒,或用乳酸、食醋熏蒸消毒。

17. 夏季睡眠如何才算有规律

睡眠要有规律,这是许多长寿者的经验之谈。夏季应按夏令特点调整,可 5:00 起床,进行适合夏令的体育锻炼,6:00 左右进早餐,稍事休息后,上班的去上班,老年人也进行一些力所能及的劳动。11:00便要停止劳作,准备吃午饭。午饭后要抓紧时间睡1小时左右的午觉,到了15:00~18:00这段时间精神饱满,头脑也清醒,工作效率高。19:00~20:00吃晚饭,餐后宜休息,闭目养神,有助于消化。餐后30~50分钟后,可到林荫道散步,放松形体,神志悠闲,让脑子得到休息,使心平气和,情绪安定,散步20~30分钟,回来洗浴后休息,看电视,或做其他活动。23:00前睡觉,这才有益于身心健康。

科学家发现,梦与躯体的疾病有内在的联系。目前已知睡眠障碍有失眠、呼吸暂停综合征、发作性睡病、噩梦、夜惊、夜游症、遗尿症和梦呓等。要想睡好觉,最好养成良好的睡眠习惯,定时睡觉,定时起床。睡眠充足对身体有许多好处:一是睡眠充足可减少脑力消耗,大脑本身就有一种保持自身"稳定"的重要生物节律。二是充足的睡眠可使孩子长得聪明健康。有人研究发现,每夜睡觉少于8小时的学生,功课差,考试时勉强达到平均分数线的只占39%;跟不上的占61%,其中没有一个是名列前茅的;每晚睡觉在10小时左右的孩子中,学习跟不上的只占3%,有76%成绩中等,11%成绩优良。且睡觉少的孩子常伴有口吃,并且显得呆笨,个子矮小。三是充足睡眠是预防儿童近视形成的关键。儿童睡眠不足,可引起全身自主神经功能紊乱,影响眼睛的交感、副交感神经,使眼睫状肌调节功能紊乱,导致近视眼形成。

如何睡得好呢?首先要除掉杂念。其次是要有一个好的睡眠环境,室内室外要安静无声,如果声音>15分贝就可能醒来。温度和气压要适宜,最佳睡眠温度为24℃,气压过高过低都会使人嗜睡。饱食后嗜睡、体重的增减都会影响睡眠。饭后不要马上睡觉,因为饭后睡眠影响消化功能,如在饭后睡觉时,应采取右侧卧式,对消化影响较小。睡前不要吸烟、饮酒、喝茶和咖啡。持续运动锻炼后能使睡眠加深。一个舒适的床垫对睡眠也很重要。

睡觉前少说话,因为说话影响入睡,说话多了伤元气。睡眠不好的人,睡觉前可喝一杯牛奶或吃几片饼干,稍停留片刻即可入睡。睡眠姿势也很有学问,最佳的睡姿是侧卧,左侧卧时屈左腿,屈右上臂,右手上承头,伸右腿,以左手置两腿间;右侧卧反之。总之,以身体感到舒服为宜。

老年人醒时转动身体,使血液流通,莫贪睡,睡得越多,越易发病。每晚睡眠 10 小时的人比仅睡 7 小时的人,因心脏病死亡的比例高 1 倍,因脑卒中而死亡的比例则高 3 倍。这可能是因为睡眠时血液流动缓慢,增加了心脏或脑内血液凝块的危险。睡眠太久也可能是动脉硬化的表现。睡眠时间的长短因人而异,一般来说,新生儿出生头 3 个月每天睡 13～20 小时,2～3 岁每天睡 8～17 小时,8～12 岁每天睡 10 小时,成年人每天睡 5～9 小时。

18. 夏季如何午睡

对于需要不需要午睡,有两种不同的看法。有人认为,白天睡觉浪费大好时光;而养生学家认为,午睡虽然"牺牲"了白天一点时间,但是给人储藏了精力。实践证明,午后小睡可使人心情愉快,精力旺盛,下午工作效率明显提高。即使整夜安眠的人,到了午后也会出现想睡觉的强烈生理反应。有人认为,午后爱睡是吃得太饱的缘故,其实情况并非如此,事实是无论有没有吃午饭,到了午后人的警觉性和心理活动都会变得迟钝。夏季昼长夜短,气温较高,人体的新陈代谢加快,能量消耗大,这样供给大脑的血液相应减少,故使人感到昏昏欲睡。因此,对于许多人来说,仅靠夜间的睡眠是不够的,需要利用午睡来加以补充。从人的生理活动来看,夏季正午时分正是烈日当空之时,气温最高,人体皮肤毛细血管扩张,体内血液分布不平衡,大量血液滞留体表,大脑血液供应相对不足,再经过一上午紧张的工作与学习,人们会感到精神不振。如果饭后午睡一会儿，下午便会精力充沛。有益健康的午睡，以 0.5～1 小时最为合适。午睡只能达到第一阶段睡眠状态，即浅睡而不能向深睡发展，这样睡醒后人的精神会倍增。要想午睡好，请注意以下事项。

(1)不要午饭后立即就寝：因为刚吃过饭，胃里装满了食物，大脑尚在兴奋中，不宜即刻午睡。65 岁以上患有动脉硬化或体重超过标准 20% 的人、血压很低的人，以及血液循环有严重障碍的人，特别是脑血管病变而经常头晕的人，饭后立即午睡尤为危险。因为，饭后消化食物的需要，血液流向胃肠道增多，而大脑局部相对供血量减少，容易诱发脑卒中。因此，吃完饭后最好先看看书报，休息 10 分钟后再睡为宜。

(2)午睡要注意躺下休息：有些人因条件限制而坐着打盹或趴在桌上睡觉，这不利于健康。因为，人熟睡后心跳变慢、血管扩张、流入脑的血液相应减少，坐姿睡眠会加重脑缺血，醒来之后就会出现耳鸣、头晕、腿软、面色苍白等症状。伏在桌上睡觉，会压迫胸部，影响呼吸，而且手会发麻。侧卧比仰卧好，有利于胃里的食物流向十二指肠。

(3)不要躺在电风扇下或高温处午睡：因为这样做可引起感冒或中暑。

(4)午睡的场合、环境选择非常重要：有人在喧闹场合午睡，靠在凳上或台上午睡，呼吸沉闷，这种午睡醒来则精神恍惚，大有不睡为好之感。不宜睡在树荫草地或水泥地面上，也不要睡在穿堂风处，而且腹部最好盖上被单。因为，人在睡眠时，体温调节中枢功能减退，易受凉感冒。

(5)体力劳动者和脑力劳动者的午睡时间是有区别的：前者深睡可恢复体力，时间为 40 分钟；后者浅睡有利于智力发挥，时间为 15～30 分钟，醒来睡意会荡然无存，感觉也很舒服，睡过头了反而感到不舒服。如果遇到这种情况，起来后活动一下身子，或用冷水洗洗脸,不适感能较快地消失。

19. 夏季晚间睡眠要注意哪些禁忌

(1)忌室外露宿:即使在夏季气温很高的夜晚,也不能因贪图凉快,在廊檐、室外露宿,以防蚊叮虫咬或因露水沾身而发生皮肤感染或头昏脑涨、四肢乏力。

(2)忌穿堂风:夏季,通道口、廊前虽然风凉,但是"坐卧当风"。在这样的地方睡觉,虽然凉爽,但很容易受凉、腹痛、感冒。

(3)忌袒胸裸腹:尽管夏日天气炎热,在晚上睡觉时仍应穿着背心或薄衬衫,腹部、胸口盖条被单,以避免受寒、着凉而引起腹痛、腹泻。对于这一点,老年人、婴幼儿更应该注意。

(4)忌睡塑料凉席:夏季的夜晚,有的人图凉快,睡在塑料凉席上,这是很不科学的。由于塑料制品的透气性差,不能吸汗,水分滞留,不易蒸发。这样一来,不但影响睡眠,还会危害身体健康。

(5)忌睡地板:夏季,有些人只因图一时凉爽,在水泥地或潮湿的地板上铺席而卧。这样很容易因湿气、邪寒袭身,而导致风湿性关节炎、腰酸腿痛或眼睑水肿等病症,损害身体健康。

20. 夏季如何洗澡

炎夏每天都要洗澡,这样做好处很多。洗澡能洗掉积汗和污垢,促进排汗,进而保证皮肤有效地调节体温。洗澡能洗掉皮肤表面孔穴、缝隙里的堵塞物,有利于皮肤的呼吸功能。洗澡能使皮肤和肌肉的血液循环加快,皮肤的各部分获得更多的营养。血液循环加速还促进新陈代谢,清除乳酸等使人感到疲倦的物质和其他废物。消除人的疲劳,不仅使皮肤舒适,也能使肌肉放松,去除肩肌等处的板硬现象,减轻或缓解肌肉痛。温度恰当的浴水对皮肤神经有安抚镇静作用,有助于止痒、止痛和缓解其他不适感或异感。在浴水中加入各种药物,可使这些药直接经皮吸收而发挥作用,对许多皮肤病大有裨益。夏天由于出汗多,有些人身上经常会发出难闻的气味,为了避免这一情况出现,除勤洗澡外,可事先在体臭较浓的部位喷上清幽的香水,借着体温连同体臭一起发散出来,变成了一种独特的气味,不会让人难以忍受。此外,在身上体温较高的部位也可喷上香水,如前胸、腋下、膝下,香味容易得到发散。

洗澡可以不用肥皂,但必须用水。为了充分发挥洗澡的效能,浴水应当有所讲究。水有软硬之分,井水、河水是硬水,含有多种矿物质,如钙盐、镁盐等。硬水能折断毛发,刺激皮肤,使皮肤干燥、开裂,故不宜用于洗浴。天然水(如雨水、雪水),以及自来水都是软水,矿物质含量极少,不刺激皮肤,适用于洗澡。没有软水时,可将硬水烧开,使矿物质沉淀;也可加入适量硼砂或小苏打,使硬水软化。洗澡水要清洁,不能认为洗澡水不是饮用水,脏一点无妨,不净之水洗澡不仅刺激皮肤,也增多感染的机会。水也是一种溶媒,许多致敏物质能溶于水中,可使皮肤过敏,因此要用清洁的水洗澡。洗澡水的温度很重要,热水浴、冷水浴和温水浴各有所长。温水和热水能使皮肤毛细血管扩张,汗孔开放,促进代谢废物排泄,去污能力比冷水强,但去脂力也强,使皮肤干燥。所以,皮肤原本干燥者不宜常用热水洗澡。冷水使皮肤血管先收缩后扩张,这对血管运动功能是很好的锻炼。一般洗浴水温以 35℃～38℃为宜。

21. 夏季哪些人不宜洗桑拿

夏季有些人喜欢洗桑拿,感到浴后舒适、轻松,皮肤有光洁、细腻感,部分患有痤疮、皮肤瘙痒、关节疼痛等患者,桑拿浴后症状减轻,病情也会有一定好转。但夏季桑拿并非人人皆宜。

(1)患有心脑肾疾病者不宜洗桑拿:桑拿浴时,人处于湿热空气的蒸腾中,外至肌肤,内及脏腑都得到调养,可起到活血通络、镇静养神的效果。但也并非每个人都可进行。首先,桑拿浴的浴室通风不好,浴室内的二氧化碳浓度比一般居室要高出 2～5 倍,比影剧院观众厅高出 2 倍。在过浓的二氧化碳环境中,一般人不会受到太大伤害,但也有人会有暂时性不适反应,如浴后头痛、恶心、心慌等。因此,患有心脏病、重症高血压、低血压、糖尿病、肾炎等疾病的人,一般不宜进行桑拿浴。

(2)油性及干性皮肤的女性不宜洗桑拿:桑拿浴对皮肤也是一种不小的损害。洗桑拿浴时,虽然感觉比较舒服,但大量热气蒸腾,使皮肤在短时间内迅速脱水,容易变得干燥和粗糙,使得女性皮肤出现黄褐斑。因此,只有中性皮肤的女士适合洗桑拿浴,而油性和干性皮肤的女士则不宜洗。油性皮肤分泌旺盛,高温会使本来就扩张的毛孔越来越大,皮肤更易生油;干性皮肤的女性皮肤缺少水分,再大量失水造成皮肤更加干燥。

(3)育龄男性不宜洗桑拿:桑拿浴对于育龄男性也有不利之处,所以尚未生儿育女的男性需要特别注意,不要为洗桑拿浴的一时惬意,而走入养生误区。

22. 夏季冷水浴如何避免不当

夏日要天天洗澡,许多人图省事,常洗冷水浴,也有的人是为了养生健身而洗冷水浴。冷水浴有多方面的作用,对皮肤来说,能使血管先收缩后扩张,增进血液循环效率,而增强皮肤营养,使皮下组织堆积一定量的脂肪,使皮肤外观年轻,富有弹性,不易患皮肤病。冷水浴能锻炼皮肤温觉神经感受器,消除不正常出汗。对全身而言,冷水浴能提高身体对寒冷的快速适应力,不易患因着凉而引起的感冒、支气管炎、扁桃体炎、肺炎及过敏性鼻炎等。冷水浴促进皮肤内脏间的血液来回循环。血管的一张一缩锻炼了血管弹性,能预防血管硬化及因此而引起的疾病,如冠心病、高血压病等。冷水浴使内脏血管包括消化道血管内血流量增多,从而加强了消化系统功能。用冷水浴进行降温时,初起不宜猛然浸全身于冷水中。最好用手或淋浴喷头先泼洒些冷水在身上,或用冷水先淋湿手脚,再以毛巾浸些冷水稍湿润一下前胸后背,摩擦身体片刻后才将冷水淋遍全身,很快拭干至皮肤发红,自觉爽快就说明有好的效果。如感到寒战,应缩短淋浴时间或升高水温。下列几种人不宜洗冷水澡。

(1)高血压患者:皮肤一接触冷水,血管急剧收缩,大量血液涌回内脏,使本来就高的血压更升高。严重者可使脑血管破裂、出血、脑卒中、昏迷,甚至死亡。血压轻度增高者可洗冷水澡,但只能慢慢来,即先用冷水洒一洒,搓一搓身体的某些部位,不要一下子来个"冷处理"。

(2)坐骨神经痛、关节炎患者:神经受寒受凉后,疼痛会更加剧烈。

(3)对冷过敏的人:如寒冷性荨麻疹、皮肤瘙痒症患者,在疾病发作期间不要洗冷水澡。不发作时想锻炼皮肤,可行逐步降温法,即最初洗热水澡,渐改为温水澡,再步步降低水温,直到水温已相当低但又不发病为止。

23. 夏季为什么不能用凉水冲脚

炎热的夏日,热浪袭人,许多爱穿轻便凉鞋、拖鞋的人喜欢用凉水冲洗双脚,冲完后全身自觉凉快许多,殊不知经常用凉水冲脚会有损于自己的健康。人的脚部是血管分支的最远端末梢部位,脚的脂肪层较薄,保温性差,脚底皮肤是全身温度最低的部位,极易受凉。如果夏季经常用凉水冲脚,使脚进一步受凉遇寒,然后通过血管传导而引起周身一系列的复杂病理反应,最终导致各种疾病。同时,因脚底的汗腺较为发达,突然用凉水冲脚,会使毛孔骤然关闭阻塞,时间长后会引起排汗功能迟钝。另外,脚上的感觉神经末梢受凉水刺激后,正常运转的血管组织剧烈收缩,日久会导致血管舒张功能失调,诱发肢端动脉痉挛、红斑性肢痛、关节炎和风湿病等。

24. 如何选择透气的夏装

夏装必须有良好的透气性。服装的透气性取决于衣料的密度、厚度、表面形状、弹性及柔软性等因素。夏装应选择轻、薄、柔软、密度小、内表面不光滑(较粗糙者不易贴在皮肤上且不会因潮湿而影响透气性)、弹性较好的机织布或针织品,以利于透气散热。真丝绸和麻织物既轻且软,透气性又好,舒适凉爽性能最佳,但易皱褶和变形,影响美观。弹性不好又较硬的机织布不适于做夏装,尤其不宜用于内短裤,以免在行走和运动时磨破腹股沟和外阴部皮肤。夏装的通风性能常与衣服的设计形式有关,一般应以领口部分较大、穿着宽舒、内外换气良好为原则,敞开的衣领、宽大的袖口和裤腿,在活动时有明显的鼓风作用,促使衣服内外空气对流。所以,夏季穿短袖衬衫、T恤衫、短裤及裙装、裙裤等,较为符合卫生要求。

夏季面料以轻薄、柔软、凉爽、透气为主。夏装的衣料必须容易吸收和蒸发汗液。丝绸、亚麻和人造丝的吸汗能力很强,散湿速度也快,故最宜缝制夏季衬衣和长裤。棉纱的针织品是制作汗衫、背心和T恤衫的良好材料,其吸湿性好,但散湿性稍差,当出汗过多时会出现粘贴皮肤而感不适。汗液中的代谢物易受细菌的腐败分解而产生恶臭,易因真菌的繁殖而产生难以洗去的带色污秽,故棉织品夏装必须勤洗勤换。合成纤维的吸湿性都比较差,汗液难以通过衣服而蒸发,会令人感到闷热异常。合成纤维如与吸湿性较好的棉纤维混纺,比其他合成纤维较为滑爽挺括。

夏季衣服防太阳辐射热的颜色以白色、淡黄色最好,其对热的反射率最高,吸收率低。夏服的色彩宜素静,如白色、乳白、奶黄、淡绿、湖蓝等,这些浅色衣服不仅可反射一部分太阳辐射热,具有较好的防暑效能,而且这类服装使人有宁静、凉爽之感。夏服的内表面因紧贴皮肤,衣料的内表面略粗糙些,能增加透气,有利于水汽弥散。衣服外表面平滑光洁的衣料,其反射率强,吸收辐射热较少,所以夏装的外表面以平滑光洁为好。

苎麻布制成的衬衫,穿着凉爽、透气;用亚麻布或夏布制成的衬衫,透气、凉爽、易洗、不皱缩;用真丝双绉、真丝电力纺和柞蚕丝等衣料制成的衬衫,穿着舒适、轻盈清爽,柔和凉快;麻纱衣料的布面有细小孔隙,制成衣后挺括,穿着凉爽;泡泡纱和轧纹布的布身轻薄,布面又有波浪形的泡泡或凹凸不平的花纹,故制成的衬衣不会紧贴身体。此外,印花府绸布、棉府绸布、漂布等都是缝制衬衣的适宜面料。

25. 夏季穿衣如何避免接触性皮炎

引起衣料接触性皮炎的原因较多,身体与衣服、衣服与衣服因不断摩擦可积聚静电,当天热汗液分泌时,静电刺激可使皮肤发痒,尤其是穿化纤内衣时,痒感更为显著;毛织品中的芒刺也能起刺激作用,在接触部位引起皮肤剧烈的痒感;各类织物加工印染时残留的某些染料(如重氮染料类)也是引起衣料接触性皮炎的重要原因;对棉纤维布料进行防皱防缩处理时,加入的甲醛树脂涂料在高温高压下与棉纤维的分子链结合,从而出现挺括感,如果清洗不净,可使甲醛单体从布料中释放出来刺激皮肤,或从呼吸道吸入体内，也是引起过敏皮炎的原因。此外，柔软加工剂、荧光增白剂、洗涤剂及干洗剂等，如果超过一定浓度，均可引起皮炎。

女性的衣料接触性皮炎的发病率高于男性4倍，因为女性一般比较注意穿着打扮。接触各种衣料的机会超过男性，女性的内衣较男性更为贴身，而且肥胖的女性出汗很多，故常易发生此类疾病。衣料接触性皮炎表现为健康的皮肤上产生湿疹样皮疹，出现潮红、水肿，继而出现粟粒大小的丘疹和水疱。这些特征通常发生在接触衣料而且受衣料摩擦、压迫和容易积汗的部位，如腋下及其周围、肘窝、颈部、躯干部、胯部、大腿内侧等摩擦部位。发病后患者一般都有较强烈的瘙痒感，尤其在夜间更甚。病情严重时，可以出现小水疱、脓疱、糜烂、渗液、结痂和鳞屑等症状。此外，某些化纤衣料还可引起荨麻疹、过敏性鼻炎等；后者严重时可发展成为鼻窦炎，引起流脓鼻涕及头痛、发热、注意力不集中等。

发生衣料接触性皮炎后，一般可局部涂搽氯倍他松、皮炎平霜或氟轻松软膏等，口服药物有氯苯那敏、赛庚啶、酮替芬、阿司咪唑等，严重者应去医院治疗。并发鼻窦炎者可服用千柏鼻炎片、鼻炎康等中成药，并同时加服头孢氨苄、乙酰螺旋霉素等抗生素。

预防衣料接触性皮炎最简单而有效的方法，是不穿引起过敏的衣服，凡是和皮肤接触的内衣、内裤和床单之类，应尽可能用纯棉织品，最好选用未经印染的白棉布或针织内衣裤。新买来的衣服需要清洗后再穿。

26. 夏季为什么要避免穿发霉的衣服

经过夏季的梅雨季节后，衣物、皮革制品往往易发霉，出现霉斑，如果只简单地晒一晒、擦一擦，虽然霉斑除掉了，却会留下隐患。发霉,实质上是由真菌或一部分细菌繁殖所致。有些真菌可引起表皮真菌疾病,如红色毛癣菌、黄癣菌、铁锈色小孢子菌等,而常使纺织品发霉的真菌一般不会使人致病。霉斑的隐患在于大量真菌孢子或细菌经呼吸道吸入人体后,可引起过敏反应或哮喘、支气管炎或肺真菌病等。此外,真菌毒素在呼吸道或消化道内具有致癌作用。所以,对发霉的衣服,尤其是内衣裤,一定要经过消毒处理方能穿用,普通衣物在沸水中煮沸 20 分钟,不耐高温或轻度发霉的衣物,可用 95% 的酒精擦洗,也可用淡碱水洗。毛、丝织品则可用 10% 的柠檬水搓洗。近年来,在易霉变的纺织品中添加了安全有效的防霉剂,也有效地防止了衣服发霉。长久不穿用的衣物应定期日晒并放在干燥处保存。

27. 夏日如何穿丝绸衣

真丝衣服柔软光滑,可以让皮肤自由地排汗和分泌,并能加以吸收,从而可以保持皮肤的清洁。过多的紫外线对人的肌肤是有害的,而真丝衣服对紫外线有较强的吸收作用,能够保护皮肤免受紫外线的伤害。例如,中东地区的气候干燥,阳光强烈,这里的女性常用真丝的薄纱遮挡暴露部位,确实有效地阻挡了紫外线对皮肤的损伤。研究表明,穿棉三角裤 30 分钟后湿度在 90% 以上,化纤制品则更高,湿度接近饱和状态,这就势必使股间的温度上升。按照人体的生理需要,这个部位的温度应比其他部位低 1℃~2℃才是正常的,如果男性穿吸湿性能差的尼龙等合成纤维面料的内裤,会抑制雄激素的分泌,从而影响性功能,甚至造成男性不育症。而穿丝绸三角裤 30 分钟后,湿度仅为 72%,因为真丝绸是由许多细长的纤维沿长轴方向平行排列组成的,纤维分子之间留有空隙,因而透湿性能较好,即使夏季高温出汗时,穿着真丝衣服仍能起到吸湿和放湿透气的作用,有利于调节人体的温度和湿度。

28. 夏季如何戴凉帽

帽子佩戴得当，能使人倍增风采与魅力，能给全身的装束起到"画龙点睛"的作用，还利于人体的发育、健康和长寿。夏季戴凉帽是为了防热，保护头脑，因此凉帽必须具有散热透风凉的性能。夏季，烈日似火，体弱者外出，经不住暴日晒烤，戴帽防日晒，保护头脑。冠心病、高血压、脑血管动脉硬化等患者，尤其不能让烈日暴晒，以防晕倒，发生意外。

凉帽种类很多，有草帽、布帽、太阳帽等。每种凉帽都有其优点：草帽散热防热性能好，而通风散汗性能差；竹笼帽的防热、散热、散汗性能均好，但是比较重。选用凉帽时，只要能遮日散热、透风散汗就可以了。盛夏戴凉帽，可以遮挡阳光，透气好的凉帽可避免帽内形成高温高湿。白布对热辐射线的反射能力最大，吸收辐射线最小，故最适于作夏季凉帽的材料。旅游帽只有帽圈和帽舌，虽然对烈日强光刺眼有一定的遮挡作用，但却不能防止头顶部受烈日暴晒。游泳或理发后要等头发干后再戴帽子，否则帽内温度、湿度高易引起发癣，以及头痛、头晕、嗜睡、精神不振等症状。

29. 夏季穿鞋如何透气

塑料鞋主要有凉鞋、拖鞋、塑料轻便鞋等。选购塑料鞋时，可在常温下（20℃左右）先将鞋折弯，鞋若能迅速复原，手感柔软而有弹性，鞋底无裂口和裂纹为合格。两只鞋应左右对称，大小、厚薄、颜色应一致，金属附件牢固、无锈。市场上凉鞋主要有皮凉鞋、合成革凉鞋、塑料凉鞋和橡胶凉鞋等四类。皮凉鞋通常由天然皮革和橡胶底制成，既能吸湿又透气良好，故穿用性能最佳。

合成革凉鞋穿用性仅次于皮凉鞋,价格较便宜。塑料凉鞋缺乏透气性和吸湿性,隔热性也差,但晴雨天两用,易洗易干,价格低廉,穿着方便。布面橡胶凉鞋有良好的吸湿性和透气性,但支撑作用差,且鞋底内采用"海绵"及一层棉织品,易产生恶臭。鞋底、鞋帮均采用橡胶制成的"胶鞋",鞋底经过发泡处理,穿着性与塑料凉鞋差不多,但穿着柔软,价格低廉。

选购凉鞋时要注意自己脚的特征。脚型较瘦者,宜选鞋面较深,前后两端空洞较大,条带较细的凉鞋,穿后较为协调匀称,显得潇洒自如。脚型较肥者,宜选鞋面较浅,条带较粗的凉鞋,鞋号可略微放大一些,以免产生臃肿和紧迫的感觉。中老年及干瘦脚型,排汗量较少,宜穿鞋帮覆盖脚面大些的凉鞋,借以掩饰干瘦的缺陷、瘦而长的脚型,鞋跟可适当高一些;肥而短的脚型,鞋跟应矮一点,否则穿起来会觉得特别累,甚至产生疼痛感。凉鞋宜小不宜大,否则穿起来不跟脚,既影响美观也不舒适。要记住成年人的脚晚上比清晨略大的特点,选鞋时负重脚的宽度比不负重的要大 2 号,长度应增加 1/2 号,鞋面上有 4~5 对鞋带眼的鞋,系带时晚上应比清晨松。理想的鞋还应当弥补脚在结构上的不足。例如,皮鞋底中的一条铁板,可以起到支持足弓,维持足的力量、防止疲劳,增强人的活动能力。

穿塑料鞋时因汗液不易蒸发,易被灰尘等脏污,因此经常要用清水冲洗,以免鞋失去光泽;洗净后的鞋应放在阴凉通风处晾干。塑料鞋易产生裂纹或破损,故不要穿塑料鞋打球或进行其他剧烈运动。不穿时,要把塑料鞋洗干净,妥善收藏;存放时不要放樟脑丸,以防发黏或变质。

拖鞋是人们生活中很普遍的日常用品。这类鞋具有弹性好、柔软、穿着舒适、美观轻便、晴雨两用等特点。但有少数体质过敏的人,常在穿橡胶、塑料拖鞋或凉鞋后发生接触性皮炎。发病高峰在人们赤足穿拖鞋和凉鞋的季节,发病的部位在足背与拖鞋接触的地方,以跗趾背侧、足背内侧多见,穿凉鞋者的足部两侧及足跟接触凉鞋后鞋袢部位也可发病。足底因皮肤的角质层特别厚,能阻挠致敏物质的渗入,所以一般不发病。皮炎的形态和鞋袢完全一致,左右对称,轻者仅接触部位的皮肤发红、瘙痒,重者可发生丘疹、水疱,经搔抓后疱破、糜烂、结痂,甚至可泛发到四肢、躯干和全身。"拖鞋性皮炎"发病后常被误诊为足癣或湿疹,有些人自己用癣药水治疗效果却不好。有人因发病后穿其他的鞋子不方便,更是整天脚不离拖鞋,病情却愈来愈重。至秋末冬初,天气转凉,脚穿上袜子,不自觉地采取了隔离措施,皮炎也就渐渐好了。但到来年热天,袜子一脱,赤脚穿上拖鞋,皮炎又重新发作。"拖鞋性皮炎"患者中有的对橡胶拖鞋(以×字形鞋袢拖鞋为最多)、凉鞋(黄色橡胶泡沫凉鞋较多)过敏;有的对塑料拖鞋、凉鞋过敏,以泡沫塑料鞋多见;也有个别人对两者都过敏,甚至夏天赤足穿雨鞋也会引起过敏。实验证明,起主要致敏作用的不是橡胶和塑料本身,而是在加工过程中加入的促进剂(如 α-硫基苯并噻唑)和防老化剂(如 N-苯基-β-萘胺)等。治疗时首先要与引起过敏的塑料、橡胶鞋彻底脱离接触,轻者避免接触后即可逐渐痊愈,如患部有渗出糜烂,可用硼酸水湿敷,渗出停止后可用地塞米松软膏涂敷。已经发生继发感染者则需涂红霉素软膏,必要时口服乙酰螺旋霉素或麦迪霉素等抗生素。在发病期间,可口服氯苯那敏、赛庚啶等抗过敏的药物,以减轻瘙痒。购买橡胶或塑料拖鞋、凉鞋时,要注意选购通风透气较好的款式,如帮带窄些,脚趾能大部分裸露在外的款式;患有足癣的人最好治愈后再穿橡胶或塑料的拖鞋、凉鞋;应尽量保持拖鞋或凉鞋内的干燥,用水冲洗后湿漉漉地穿着行走,这种潮湿的环境易于致敏物质渗入皮肤,也易引起真菌的繁殖生长;要坚持天天洗脚,洗后用毛巾把脚揩干,尤其要把脚趾缝揩干。如穿袜子,应选择透气较好的袜子。已患有"拖鞋性皮炎"者,应不再穿橡胶或塑料制的拖鞋与凉鞋。

30. 夏季如何穿透气袜

夏季穿丝袜,可以使腿部显得光滑,增加曲线美。袜类原料的品质与穿袜后的感觉有关。大多数袜类的原料是尼龙,最新的袜类材料是聚酯纤维,这类材料极具伸展性、结实、耐热且不皱,摸起来很光滑,手感舒服。白天,大部分的女性都喜欢穿接近肤色或浅色的丝袜,或者是选择和衣服相配的暗色丝袜。对于喜欢利用袜子来打扮腿部的人而言,可选用的袜子似乎是无穷尽的。夏季穿袜会有闷热不适之感,但从美观的角度出发,人们还是爱在夏季穿袜子。特别是穿裙装时,穿袜子就显得更为重要。从卫生保健角度评价,尼龙袜、长筒尼龙袜,尤其是连裤尼龙袜均非理想用品,甚至是有害之物。因为尼龙袜的透气性、排湿性极差,吸水率仅为 4%,远低于棉(7%)、麻(10%)和羊毛(15%),又紧紧地箍在大小腿的皮肤上,汗液蒸发受阻,汗液中的尿素、无机盐、乳酸及表皮皮屑附在袜上,均可成为细菌繁殖生长的"肥沃土壤"。由于生理特点所决定,女性的外阴部位分泌物较多,湿度较大,而连裤尼龙袜很容易引起女性外生殖器炎症或其他疾病。所以,女性以不穿尼龙裤袜为好。

夏季出汗多,要穿单薄、透气、吸湿、排湿好的袜子,才有利于脚汗的挥发使人感到舒服。夏季脚上附着的细菌多得出奇,主要是脚癣菌,在小脚趾掌侧的皱褶皮肤处最多,因该处通风最差,利于真菌生长。其次是金黄色葡萄球菌,还有绿真菌、黑皮真菌等。这些菌类分解堆聚在袜上的污秽,因而就产生难堪的恶臭,并可引起皮肤瘙痒,甚至刺激皮肤发生炎症。此外,被尼龙袜覆盖的皮肤,其散热能力也要比裸露的皮肤差一半,故夏季穿尼龙袜易使脚闷热,使人心绪不宁。夏季的袜子要具有散热、散汗、透风的性能,要能除臭养脚。可选用真丝袜,不宜穿伪劣假冒的丝袜,伪劣假冒之袜不仅不保养脚,而且有伤双脚,引起瘙痒,抓破皮出血,易受感染而致病,选袜时应特别注意辨别真伪优劣。

真丝袜和棉纱袜都有良好的透气性、吸湿性和排湿性,是盛夏穿用的理想袜子。尼龙与棉或尼龙与粘胶交织的袜子,其吸湿和排湿性能虽不如真丝袜和棉袜,但毕竟比纯尼龙袜强。锦纶袜、锦纶丝袜和弹力锦纶袜等,都是以锦纶为原料制成的,只是最后纺成纤维的形状不同而已,其共同特性是耐磨,耐磨性比棉纤维约高约10倍,比羊毛高20倍。锦纶纤维的比重小、弹性好,耐腐蚀、不怕虫蛀、不易霉烂,其强度是合成纤维中强度最大者之一。所以,锦纶袜子不但比棉袜牢固耐穿,同时也不腐烂、虫蛀和发霉。

身材较高、腿部较细的女性,可选用浅色的丝袜,会使腿部显得丰满些。腿部较粗的女性以选择深咖啡色、黑色等丝袜较为适宜,因为深色在人的视觉中有"浓缩"的功能,会使腿部显得苗条些。但过于肥胖的女性,在选择丝袜时则应避免选用深色,而应选择接近肤色的较好。因为丝袜绷得过紧时,会使最胖的腿肚部位的丝袜颜色变浅,反而显得腿肚更粗。因此,丝袜的选择与体型有密切的关系。

购买丝袜时,如果发现喜欢的样式或颜色不妨多买几双轮流穿,或至少买两双,另外一双随时携带在身边,要是袜子突然破裂或抽丝时可立刻更换,免穿着破袜子的尴尬情形。在穿丝袜之前,最好先将戒指、手表、手镯等饰物取下,免得钩破袜子;如果要穿质地非常薄的长丝袜,可戴上棉质手套,以防指甲或指甲边的死皮钩到丝袜的纤维。另外,穿丝袜或长袜之前,在腿部涂些乳液,这样不但可减弱皮肤和丝袜间的静电反应,而且对腿部的保养也很有益处。丝袜出现了抽丝,而手边又没有其他丝袜可换时,可在裂缝的地方滴上一滴软性肥皂水或者是涂上一些透明指甲油,这样就能防止抽丝继续延伸。

31. 夏季穿泳装为什么要重视卫生

泳装的主要作用是在游泳和海滨日光浴时穿。泳装的性能应该具有在游泳剧烈时肩部不撕开,在水中的阻力小,从水中出来后肤感要好。泳装的衣料要求轻、薄、有弹性,伸缩性大。购买泳装一定要注意合体,不宜过大过小,背部的结构要简单,胸部隆起要美观。泳装的选择因各人的体型而异:胸脯较小者在选购泳衣时,上截宜有横线图案或有褶皱的泳装,或者上截与下截颜色作浅色与深色的对比;双腿较粗者应选择腿边位有黑框图案的泳装,可使双腿有较为修长之观感;胸脯较大者可选择有斜纹图案或有大朵印花图案的泳衣,均能把人们的注意力从上胸移走,也可选择上截色深及颈线较高的泳衣,以达掩饰效果;因腹部隆起、腰部变粗或身材呈梨形时,可选择三色泳衣,腰上的颜色交叉搭配,腰下为深色均可掩盖隆起的腹部。不合体的泳装会影响游泳效果,会直接影响身体健康,甚至在游泳时发生危险。如果泳装的腰部太紧,会使横膈运动受阻,妨碍呼吸,影响血液循环。如果腹股沟处过紧,会造成下肢血液回流困难,这是游泳中引起抽筋的原因之一。不要在海滨游泳场、游泳池或温泉浴室租用泳服,这种多人穿用的泳服极易传染皮肤病、阴道滴虫病、真菌性阴道炎及其他寄生虫病。

32. 夏季如何选择合适的太阳镜

太阳镜也是夏日的美容装饰品,甚至还可作为体现某种风度或气质、身份的陪衬物品。盛夏季节骄阳似火,若戴上一副太阳眼镜,会平添几分风姿,潇洒而风度翩翩。然而,如果太阳镜选择不当,对眼睛也有一定的危害。

太阳镜虽然能挡住可见光线对眼睛的刺激,但不同颜色的镜片对非可见光的吸收不同,如有些镜片不能有效地阻止阳光中紫外线和蓝色光线射入眼内,而紫外线和蓝色光线已被证实是引起许多眼病的主要因素。因此,科学地选择太阳镜就显得很有必要。蓝色镜片的色调可令人感觉凉快,但它不能阻止蓝色光透射进眼睛,同时还会吸收其他颜色的光线。如果一定要坚持佩戴蓝色太阳镜,则应选择专门涂上可反射大部分蓝色射线的材料所制的那种眼镜。黄色和琉璃色的镜片可透射黄色射线。在肉眼看到的光谱中,黄色对眼睛的伤害较小。此外,黄色能吸收有害的蓝色射线。因此,从保护眼睛的角度看,选择黄色或琉璃色镜片,并涂上防紫外线层的太阳镜是较合适的。棕色的镜片,既含有黄色的成分,也含有绿色的成分。因此,在保护眼睛方面,是次于黄色、琉璃色而优于蓝色镜片的。灰色的镜片能吸收紫外线和部分可见光;紫色和黑色镜片,能吸收紫外线和大部分可见光。因此,可用于光线或反射光很强的环境,如登山活动。塑料镜片的透明度差,折射率比光学玻璃大,屈光也不正,易使物像严重失真,视物费劲,不仅不能在强烈的阳光下保护眼睛,反而会使眼睛处于紧张、失真、不协调、视物杂乱等状态,危害眼睛。

在选购太阳镜时,不仅要注意眼镜的式样,更要重视镜片的质量。质量劣差的眼镜视物模糊、影响视力,而且还可引起头痛、颈痛、眼睛疲劳等各种症状。选择镜片最简单的方法是拿起眼镜,以镜脚面向自己,在离眼睛 $40\sim50$ 厘米,透过镜片对准门框、窗框或其他直线形物体,如果看到的直线形物体歪曲变形,那就说明镜片的质量不好。此外,颜色过于浅淡的镜片对眼睛不能起保护作用。一般的太阳镜能吸收 80% 左右的阳光,戴上眼镜后,在日光下眼睛不用闭紧,能自然睁开,就说明其颜色深浅及透明度是合适的。

眼睛若长期受红外线热光照射,会引起眼组织发炎;若长期受紫外线照射,眼睛也会出现暂时性的视力丧失,故滑雪运动员或教练员、救生员、领航员、捕捞员、沙漠地带工作人员，都应当选择吸光率高的太阳镜。为了抵御红外线和紫外线的辐射，在太阳光下以戴茶色、灰色和黄色的有色玻璃眼镜为宜；蓝色和绿色的有色玻璃眼镜能吸收红光和部分可见光，适于工作在有不太灼热光（如熔制玻璃或烧制搪瓷）条件下的人员戴用；紫色和黑色的有色玻璃眼镜能吸收紫外线和绝大部分可见光，适于在高温或白炽光条件下的工人戴用。

33. 夏季为什么不能长时间佩戴太阳镜

如果不分时间、不分场合，把太阳镜当作装饰品，长时间佩戴太阳镜，非但不能起到保护作用，反而会增加眼睛的负担，影响视力。尤其是儿童常戴太阳镜后，会使孩子出现畏光，见光流泪，视物不清等现象。一般的变色镜都有变暗快（仅几秒钟）、退色慢（需数分钟才能复原）的特点，所以驾驶员戴着太阳镜或变色镜开车驶入长隧道时会影响视力，甚至发生危险。故遇到这类光线转变急剧的场合时，宜提前取下太阳变色镜为好。大镜架、大镜片虽可以增大视野，但如果太阳镜或变色镜的镜架、镜片过大，必然会增加眼镜的重量。过重的眼镜压在鼻梁上，压在眼眶下缘，致使三叉神经受压，时间一长，就会使两眼之间及面颊部出现异常的麻木感觉，而后累及鼻部，在眼鼻附近有刺痛、感觉迟钝，严重者还可波及牙齿，引起牙痛或异样的麻木。在眼眶下方有一个叫眶下孔的小孔，孔内有三叉神经的眶下支，分布于口裂与眼裂之间的皮肤及鼻部，主管感觉功能。太阳镜的重量及镜架着力点压迫眶神经，会导致该神经分布区域发生症状。此种症状多在戴太阳镜的2～3周后出现。预防太阳镜综合征，首先要正确选择和合理使用太阳镜。虽然戴一副时髦的大框眼镜，能使人显得斯文潇洒，风度翩翩，能给人增添几分美感。然而，戴这种大框眼镜，却给人带来诸多不良后果,轻则引起下眼睑、颊部上方、鼻部等皮肤麻木、迟钝、感觉异常、视力疲劳等,重则可引发为头痛、头晕、眼花、眼痛等症状,形成不同程度的视力衰退。大框架眼镜多是根据外国人的脸型设计的,而我国成年人的双眼瞳孔距离为58~62毫米,大框眼镜的光学中心距离明显大于成年人双眼瞳孔的距离,使视轴只能通过逐渐增厚的镜片边缘部分,引起三棱镜效应,这时眼睛为了看清目标,就大大地加强调节功能的工作量。大框镜比一般正常的眼镜大,佩戴时镜框下缘正好压迫在眶下神经的出口,这样一来眶下支神经就受到压迫,天长日久就会出现局部皮肤麻木、迟钝、视力疲劳等症状,损害视力。至于街摊上出售的廉价的太阳眼镜,制作十分粗糙,镜片厚薄不一,颜色也不均匀,光学性能很差,戴上后往往引起头痛、眼病、疲劳等不适感,青少年经常戴用这种劣质太阳镜,极易导致近视。其次,尽可能不戴大型太阳镜,必须戴时要缩短戴镜时间,摘镜后用手掌沿眼眶下、鼻部两侧按摩10~20次。一旦出现症状时,应停止戴镜,并可服用维生素 B_1、维生素 B_6 和维生素 C 等;也可用手掌做局部按摩,每日 3 次,一般 2~3 周症状会全部消失。

600 度以上高度近视的人,视力本来就差,如戴上变色镜片,眼睛就如罩上一层黑纱,势必会影响矫正视力,看东西吃力,容易出现视力疲劳,加重近视屈光度。对于近视伴有散光、视力矫正低于对数视力表 5.0(即国际标准视力表 1.0),也不宜戴太阳镜。老年人戴老花镜时,也不宜加变色镜片。这是因为老花眼需在明亮光线下,才能看清东西,若戴变色镜,由于光线暗弱,瞳孔会相应散大,引起前房狭窄,房水引流不畅,时间长了,容易诱发青光眼。如果青光眼或隐匿性青光眼患者戴上太阳镜,两眼就处在光线暗淡的环境中,瞳孔自然调节扩大,使眼前房变窄,房水流出的阻力增大,眼内压持续升高,导致青光眼加重和隐匿性青光眼显化,从而出现眼胀、头痛、恶心等症状。因此,戴太阳镜后一旦出现上述症状,就应立即停止佩戴太阳镜,并请眼科医师检查,是否患有青光眼。确诊或疑诊为青光眼的患者不应再戴太阳镜。

金属镜架所含镍,可与汗液中的氯化物形成氯化镍,并易引起接触性皮炎,故有人称之为"眼镜皮炎",其表现与表带性皮炎相似,发生皮炎后应立即摘去佩戴的镜架、局部同 3‰ 硼酸液冷敷。在急性渗出性病变控制后,外搽 0.5‰ 的泼尼松霜剂等药物。痊愈后应换用不致敏的眼镜架。

34. 夏季如何预防首饰性皮炎

夏季是女性展示美的大好季节,爱美女士喜欢在裸露的肌肤上佩戴各式各样的首饰,彰显个性。但是,有些人佩戴首饰没几天,颈部、手腕等处就出现了红斑、丘疹,还伴有瘙痒,称为"首饰性皮炎"。据了解,在我国皮肤病患者中,9.3‰ 为"首饰性皮炎"。

所谓"首饰性皮炎",其实就是金属接触性皮炎,原因是一些人对项链、耳环、戒指、手链中含有的某些金属成分过敏。很多人患上"首饰性皮炎"后,并不知道过敏和首饰有关,而继续佩戴的结果是引起更严重的过敏反应,皮肤出现溃烂、渗液。由于夏季人体出汗多,"首饰性皮炎"更容易在夏季发病,而且症状也更重。

目前市场上常见的首饰,除以黄金、白金、纯银为原料外,还有一些由不锈钢或其他金属材质做成的。下面这些材质的首饰容易引起"首饰性皮炎":

镀镍、铬饰品为增加光泽度,一些首饰外面镀了一层含有镍或铬的物质。镍、铬是致敏性较强的物质,汗液里的水分和盐分可腐蚀、溶解首饰表面物质,皮肤敏感的人很可能出现过敏反应。

纯金、纯银首饰很少引起过敏。虽然镀金、镀银首饰表面为纯金或纯银,但如果表层磨损,镀层下面的金属物质就会暴露出来,与皮肤接触就可能引起过敏。

因此,发生过皮肤过敏,尤其是对金属过敏的人,在选购首饰时,要向销售人员询问或查看说明书,以便了解首饰的成分,防止过敏的发生。如遇首饰成分无法明确的情况,最好不要购买。

患了"首饰性皮炎",首先应摘掉首饰,去除过敏源,然后到医院检查,若确认是金属接触性皮炎,需在医生指导下用药物治疗。患者可短时间用皮质类固醇激素霜外涂,同时还可服用抗组胺药物治疗。对曾经引起过敏的首饰,以后不要再佩戴。

35. 夏季如何用好扇子

夏季摇扇可以纳凉消暑、养生健身。摇扇,是一种需要手指、腕和局部关节肌肉协调配合的上肢运动。夏季坚持进行摇扇运动,正是对上肢的关节肌肉进行锻炼的极好机会,可以促进肌肉的血液循环,增强肌肉力量和各关节协调配合的灵活性,防止运动不足症。医学专家认为,老年肩周炎是由于肩关节长期缺乏活动引起的,而摇扇运动正是肩关节锻炼的最好方式,可大大加强肩关节肌肉韧带的力量和协调性。所以,老年人在夏季经常摇扇纳凉,可有效防治肩周炎。摇扇是一种单侧肢体运动,不仅可锻炼肢体的关节肌肉,而且还可锻炼大脑血管的收缩与舒张功能。由于大脑对身体的控制是交叉的,左脑半球支配右侧肢体,右脑半球支配左侧肢体。然而老年人往往长期习惯使用右手,左手运动较少,造成左脑半球锻炼有余而右脑半球锻炼不足。老年人脑出血发生部位大多在右脑半球,这正是由于左手运动较少,使得支配左侧肢体活动的右脑半球血管得不到锻炼而显得比较脆弱。因此,老年人在夏季应有意识进行左手摇扇,通过加强左手经常性运动,可以活化右脑,改善左侧肢体的灵活性和失用性萎缩,还可以增强右脑半球血管的韧性和弹性,从而减少脑出血等血管疾病的发生。老年人手摇扇子,可以根据天气情况和自己身体健康状况控制风速快慢和风量大小,这样能很好地避免因电风扇风量大、风速猛和长时间吹风带来的身体不适和疾病。

36. 夏季如何护肤

夏季如果每天进行皮肤清洁,则可使皮肤保持清新爽人。如使用按摩洁面霜,肌肤则会更加怡人。正确的夏季皮肤护理会使灰暗无生气的皮肤变得娇嫩柔滑。皮肤是人体的第一道防线,天气变化首先会反映在皮肤上。天热,皮肤舒展,血管扩张,容易出汗。酷暑对护肤不利,有时会严重影响健康。过高气温再加上高湿度,对即使是完全正常的皮肤也是一种沉重的负担。皮肤必须不停地大量排汗,皮肤血管也得高度扩张,借以散热。表皮角质层的"水化度"(即含水量)也显著升高,易发生手足浸渍、大皱褶湿烂、痱子、表皮癣,尤其手足癣、股癣、臀癣等。此时的皮肤保护当然得强调防潮、防刺激、防细菌和真菌感染。尤其重要的是疏导汗液,促其蒸发,这又和夏令衣着的讲究分不开。

夏季,油脂分泌过多又没有得当的清洁很易造成毛囊发炎,以致不断生长痤疮。夏季,每天要清洁面部污垢,油性皮肤坚持早晚用温水洗脸,洗面奶不宜用得频繁,最好隔天用 1 次。那些添加了海洋植物或牛黄萃取菁华的洗面乳,能够有效地抑制皮脂分泌过多,尤其适用于油性、易长痤疮的皮肤。洁肤后,应用不含酒精成分的植物性化妆水轻擦面部。对易长痤疮处,可搽上能消除痤疮的面霜,预防细菌感染,避免红肿、发炎。夏季最好选用能加强肌肤水合作用的滑爽型润肤品,防止肌肤因缺水而产生皱纹。

为了减轻皮肤晒黑的程度,出门时可涂防晒护肤品。但不要以为涂了防晒护肤品即万事大吉,怎样晒也没问题。其实,防晒护肤品只能对皮肤起一定的掩盖作用,中年以上的妇女皮肤新陈代谢开始衰退,不可完全依赖防晒护肤品,得处处小心保养肌肤,延缓皮肤衰老。太阳暴晒会使人得皮肤癌,防晒膏起到了保护皮肤的作用,然而过多地使用防晒膏对身体健康也有危害。科学研究表明,人体获得维生素 D 有两种途径:一是从某些食物中获得,二是人体在太阳光照射下可以自身制造维生素 D。有人曾经做过一个实验,把防晒膏的有效成分对氨基苯甲酸涂抹在志愿者身上,让他们在阳光下裸晒两天,结果他们血液里维生素 D 的含量明显降低了。

37. 夏季如何预防日晒性皮炎

夏季,直射的阳光比其他季节都厉害,为防止紫外线的伤害,应使用防晒护肤品。防晒护肤品有两种:一种能吸收紫外线,防止皮肤变黑;另一种只吸收有害的中波紫外线,让无害的长波紫外线照射皮肤,使皮肤呈健美的小麦色。从事野外作业的人员、在田野中劳动的农民及外出旅游的人,在炎炎烈日下,如果不注意自我保健,极易发生日光性皮炎。

预防日光性皮炎关键是注重自我保健,加强劳动保护。夏季外出要戴草帽,穿白色或淡色长袖衣服,以防阳光直晒,面部等暴露部位可涂防晒药膏,如 5% 二氧化钛软膏等。属于过敏体质的人不要乱吃野菜、田螺,不要滥用药物。此外,要加强皮肤锻炼,晒太阳要循序渐进,使皮肤在日晒风吹中变得黝黑,以增强对阳光的耐受性。还要经常洗澡,保持皮肤清洁卫生,提高抵抗力。

一旦发生皮炎,应及时治疗。对晒斑或多形性日光疹,可外涂复方炉甘石洗剂或皮炎平软膏;日光性白斑可涂 5% 硫黄霜。因吃野菜、田螺或药物诱发的日光性皮炎,可外搽复方炉甘石洗剂;如皮疹渗液,用 3% 硼酸溶液湿敷;发生溃烂时先以硼酸水清洗,再涂上甲紫溶液或中药青黛散油膏;皮炎较重者,可服抗过敏药物(如苯海拉明、氯苯那敏、阿司咪唑等),维生素C,复方维生素B,钙片,烟酰胺等;皮肤黏膜损害严重者,加服泼尼松;发生感染者,可用抗生素类药物;水肿较重者,可静脉注射5％葡萄糖40～60毫升或内服中药五苓散以除湿消肿。在治疗期间要注意休息,多饮白开水,保持良好情绪,避免接触阳光,以促使早日康复。

38. 夏季如何护发

洗头以前,要先把头发梳理一下,可减少洗头时的脱发量。洗头最好使用中性肥皂,如香皂、皂片或质量合格的洗发液(香波)、洗发膏。不用碱性肥皂(如洗衣皂),更不可用洗衣粉或碱粉,这些肥皂和洗涤剂碱性大,使头皮油脂大量丧失,而头皮过于干燥,发黄焦枯,又能刺激头皮上皮细胞角化,产生很多头屑,还使头发变质变脆易折断。即使是头油大的人也不宜用。洗头时用力不可过猛,要轻柔、均匀。使劲抓头发会影响头发生长,还会拔断头发。洗头水的温度以37℃～38℃最适宜。太烫的水易使头发受损、变脆而易断;太凉或用冷水洗头,则去油污效果差,洗不干净。换水前后的水温要大体相当,一冷一热或一热一冷都会使洗头的效果打折扣。要把头上和发丛中的洗发剂用温水冲干净,以免刺激皮肤。洗完头不要用强电吹风吹干,只能用较弱的风力吹;更不可用高温火钳或电热梳。温度＞80℃时,毛发中的蛋白质即被破坏,头发也将失去弹性和光泽。

夏季不论是在大海中劈浪,还是在游泳池中畅游,最好戴上游泳帽。海水中盐分杂质很多,可使头发中的角质蛋白发生变化,令头发变得干燥;盐水和杂质易形成结晶体,黏附在头发上,令头发变得发涩,梳理时就会损伤发丝。游泳池经常使用含氯消毒剂消毒,头发在这种含氯的水中泡久了容易变黄、变脆而断裂,戴上游泳帽,还可防止掉头皮屑、头发污染游泳池,有益于公共卫生。另外,游泳之前还可以在头发上喷些防晒剂保护头发,也可以先将头发浸湿,然后抹上护发素,使头发表面形成一层保护膜,避免头发受到损害。游泳之后应用清水彻底冲洗头发,清除头发及头皮上的结晶体及杂质等,待头发洗净后,才能用梳子梳理,这样可以保护好头皮以防止头发枯黄、易断。

至于洗头、洗澡的时间先后顺序没有硬性规定。为方便省事,洗头与洗澡一先一后接着进行是可取的,先洗头后洗澡可以防止将头上的污物又冲到洗干净的身上。

早晨梳理头发后,不要把头发扎得太紧,以免发根受压迫牵拉而脱发。晚间睡觉时应取下发夹,放松长发。梳头兼有清洁头皮和类似按摩的功能。梳子必须干净,经常清洗,一人一梳。梳子齿和缝不宜过稀过密。过稀不能将头发理顺,头皮屑也易"漏网";过密则梳理费劲并易扯断头发。不要用篦子篦头发,篦齿太密,头发常因牵扯而早脱。如有条件应尽量采用木梳,黄杨木梳更佳。塑料梳子梳头时易有静电反应。梳头宜早晚进行,每次5～10分钟。有一种手指梳头法,简便易行,有近似按摩头皮的功用,使气血流畅,头皮光润。可防治脱发、白发。古医书上称这"能常行之,发不落而生;千过梳头,发不白"。方法是每日早、中、晚运动或练功后,以双手十指自额上发际开始由前向后梳拢头发至后发际。动作要缓慢柔和,边梳边揉搓头皮,每次10分钟左右。

39. 夏季气候异常时为何要避免同房

夏季元气易惫,应节制性生活。节欲可以养精气,从生理上说,正常的有节制的性生活,对人体非但无害,反而有益。但是,不正常的、无节制的性生活,则有害于健康,成为致病因素之一。《灵枢·邪气脏腑病形篇》说:"若入房过度……则伤肾。"人体以肾为藏精之所,是先天之根本。若精气充沛,身强力壮,内则五脏调和,外到肌肤润泽,容颜光彩,耳目聪明。若纵情色欲,则耗精劳肾,致使肾阴、肾阳受损。夏季暑热高温,极易使人阳泄阴伤,体力衰弱。如不节制性生活,那无疑更多耗损肾气,肾阴、肾阳受损更为严重,就导致虚劳证。

孙思邈在《千金方》中指出:"交合者当避……大风、大雨、大寒、大暑、雷电霹震、天地晦真、日月薄蚀、虹蜺地动……"告诫人们气候异常时不要行房。这些气候环境超出了人体调节功能所承受的限度,必然会破坏人体阴阳平衡,使人心情恐惧或烦躁不安。此时应慎重保精,积蓄元气,调养脏腑,不应反其道而行之。居处条件拥挤,周围有噪声,甚至惊吓声,或居处离公共场所很近,易引起心理负担。特别是那种突然出现的惊吓声,很容易引起男性性功能障碍,也会使女性性功能淡漠。所以,性交时应营造良好的居室环境,有利于性生活的和谐,也是减少性功能障碍疾病的发生。

40. 服用"性药"如何才能得当

通常说的"性药"主要是指治疗阳痿、早泄、性冷淡等男性性功能障碍的药品。"性药"是在一个人对性方面有欲望,但出于身体的某种原因而不能达到其目的时,才可以有针对性地使用。我国 40 岁以上男性中,有高达 52.2% 面临着勃起功能障碍问题的困扰。这其中很多人不愿去医院,而是盲目服药,滥用保健品。甚至买回一大堆改善性功能的"药品",连说明书看也不看就随意服用。使用"性药",应在临床医师正确诊断的基础上,合理地、适宜地使用,不能滥用,否则可能会对健康产生危害。另外,如果服用假冒伪劣产品,还会出现意想不到的不良后果。

"性药"服用不当的危害主要表现在四个方面:一是在不该使

用、不需要使用的情况下使用了，消耗了大量的体能和精力，产生过分的疲劳，影响正常的工作和生活。二是男性经常靠"性药"来达到性生活延时的目的，性生活后可能出现前列腺过度充血，会阴部、睾丸坠胀等不适感。三是"性药"在满足一些生理欲望的同时，其中所含有的有害成分也会损伤身体的某些器官，如有的改善性功能的药品在扩张血管之时，会使脑血管、心血管扩张，有些人会出现头痛、头晕、恶心、视物模糊等不良反应。长期使用这类药品，还会产生依赖性，以致不服用这类药，性功能就不能正常发挥；而心脏有问题的人，则可能因心血管的强行扩张而发生危险。四是从社会角度来看，一个人如果纵欲过度，容易沉迷其中，引发家庭矛盾，甚至造成家庭解体。

41. 夏季如何休闲养生

"心乐"是保持身体健康的一条重要秘诀。人们的生活应当丰富多彩，其中包括有适当的休闲活动，用它来愉悦自己的身心。休闲活动的方式很多，属于文化型休闲的有：书法、绘画、篆刻、雕塑、写对联、赋诗填词、听音乐、练乐器、摄影、阅读、记日记、搜集整理资料、写作、集邮、收藏等；属于活动型的有跳舞、旅游、垂钓、狩猎、采集标本、参观、游园等；属于种植饲养的有种花草、制盆景、养鱼、养鸟、养昆虫等；属于工艺技术的有烹饪、裁缝、小制作、编结、修钟表、修钢笔、修自行车、装收音机等；属于竞技娱乐的有下象棋、围棋、填字游戏、扑克游戏等。虽然休闲活动的形式很多，人们只需要根据自己情况，选择参加其中的一两种或几种，以陶冶性情，自娱自乐。通过休闲娱乐，一些人很可能还会意外地发现自己具有某种过去不知道的才能。

夏季休闲养生要适应气候的特点，还得视各自的体力强弱而定，既要有利于心身健康，还要有益于陶冶情操。但夏季高温，睡眠不好，食欲缺乏，出汗又多，最易耗散人的体力，使人感到体倦乏力。由此，人们就应注意劳逸结合、玩乐要节制。正常的、适度的劳动，对人体健康是有益的，但过于劳累，则有害了。正常的休息，有利于消除疲劳，恢复体力。人体的生命活动，就是要有劳有逸，劳逸结合才有益于人体健康。正当的、有节制的娱乐，是有益于人体健康的，正当的有节制的娱乐，可以调节人的精神，使人的精神活动愉快，可以使人精神饱满，精力充沛。但是，有的人劳作起来就忘掉休息，有的人一休息就什么都不干，有的人娱乐无节制，这样对身体健康特别不利。过劳、过休、过乐，都要耗散精神，伤心脾，造成心脾两虚的虚劳证。

42. 夏季如何听音乐

夏季听歌在时间上选在下午为宜，因为下午气温高，时间长，酷暑令人心烦，焦躁，此时打开收音机，躺在沙发上，听听歌星唱歌，的确是一种享受。听歌时音量不宜过大，应选节奏缓慢、旋律轻松的歌曲，不宜选快节奏的歌曲，也不宜听高昂激扬的歌曲，更不适合听低沉抑郁的歌曲，以免损伤心身健康。

在夏季，昼长酷热，令人心烦、急躁，尤其在下午，求睡不能，此时，坐在绿色遮日的阳台，慢悠悠地低唱节奏轻快的歌曲，可解烦躁情绪，使心静神怡。漫步林荫道上，低声慢唱，进入歌曲的优美境界，烦躁情绪也悄然消除。此时，心情平和，神思飞越，全在美的世界畅游。如体力好，到附近卡拉 OK 厅去唱唱歌，可使生活充满乐趣，可解炎热带给人的烦躁，心怡神悦，不失为一乐事。回来之后洗个澡，愉快休息，也有助于睡眠。但必须注意，一是时间不宜过长，最多不要超过 1 小时，体力特别好的人也不宜超过 2 小时。二是防止感冒，因为室内温度与室外温度相差过大。三要注意卫生，防止传染病。

夏天高温、闷热,人容易出现烦躁、焦虑等心理现象,所以利用闲暇时间听听音乐,可帮助疏导情志,消除紧张,使身心得到彻底放松。在曲目的选择上,可考虑从以下几方面挑选:振奋精神,解忧除烦可选《步步高》《狂欢》《金蛇狂舞曲》《喜洋洋》《春天来了》《喜相逢》《夜深沉》《光明行》、李斯特《匈牙利狂想曲》、施特劳斯《维也纳森林圆舞曲》、莫扎特《第40交响曲(B小调)》、西贝柳斯《抑郁圆舞曲》、古琴曲《流水》、贝多芬《月光奏鸣曲》、交响曲《田园》等;镇静放松,催眠安神可选《春江花月夜》《梅花三弄》《塞上曲》《平沙落雁》《仙女牧羊》《二泉映月》《平湖秋月》《烛影摇红》《山水莲》《春思》及肖邦《bF调小夜曲》、柴可夫斯基《花之圆舞曲》、门德尔松《仲夏夜之梦》、莫扎特《摇篮曲》、李斯特《小夜曲》、德彪西钢琴奏鸣曲《梦》;明朗轻快,消除疲劳可选《假日的海滩》、小约翰·施特劳斯《蓝色多瑙河》圆舞曲、比才《卡门》、巴赫《意大利协奏曲(F大调)》《勃兰登堡协奏曲第三首》、格里格《培尔·金特》中的《潮》、门德尔松第三交响曲《苏格兰(C小调)》、亨德尔《水上音乐》组曲、德彪西《大海》管弦乐组曲等;调整心境,增进食欲可选《花好月圆》《欢乐舞曲》、泰勒曼《餐桌音乐》、莫索尔斯基《图画展览馆》等。

在欣赏音乐时,还要注意不可久坐不动,应每隔20~30分钟起身活动活动,以免影响血液循环,也可根据自身情况在运动中听音乐。饭后和睡前以听轻音乐为主,时间一般不超过1小时。老年人最好不要用耳机,以免长时间戴耳机损伤听力。

43. 夏季跳舞要注意什么

早晨可跳老年迪斯科,但要放慢节奏,体虚者宜缓慢,特别是患有心动过速的患者,就更宜缓了,否则会加速心跳,对身体不利,而缓跳、轻跳,则能锻炼身体。到舞厅跳舞,一般不宜跳快三步、快四步和摇滚舞,患心脏病,高血压病的患者,也不宜跳节奏快的舞,以防发生因出汗多或快速动作引发的旧病,出现虚脱现象。通常,夏季可跳节奏缓慢的慢三步或慢四步舞,既能活动筋脉,又能调节情绪,对养生健身有益。

夏季的跳舞时间不宜过长,最好在1小时内。要注意情绪变化,以情绪稳定为宜,如跳舞出现头晕,欲呕或心烦,就应该静下来休息。休息时,应使呼吸均匀和缓,闭目静心,不要说话,待情绪稳定,心平气和后离开舞厅。舞厅外天气炎热,而舞厅内装有冷气,室内外温差较大,体弱者易感冒,这一点也要引起注意。

跳舞虽是一项有益身心健康的娱乐活动,但对有些人却不适宜:患有胃下垂、子宫脱垂及脱肛的人不宜跳舞,否则会加重内脏器官的脱垂;经期妇女不宜跳舞,否则会导致经血量增多、经期延长、腹痛或腰痛等;妊娠早期或晚期的妇女不宜跳舞,因长时间的活动和情绪激动会造成流产或早产;患流感、肺结核、肺炎、肝炎等疾病的人不宜跳舞,否则会病情加重,并会传染别人;患严重高血压、心血管病、脑血管病的人不宜跳舞,剧烈运动或情绪激动会使血压升高,诱发心绞痛,产生脑血管意外等并发症;大量饮酒或醉酒后不宜跳舞,否则会因身体失控而容易摔倒。

44. 夏季钓鱼要注意什么

钓鱼不仅在于收获鱼,更在于怡养性情,增益身心。夏季钓鱼也是一项有益的休闲养生活动。当人们专门进行日光浴时也许会觉得时光流逝得太慢,然而钓鱼却是在不知不觉中完成了日光浴。一个经常参加钓鱼活动的人,脸色一定是黑里透红、血气两旺的。当然在强烈阳光下钓鱼,亦应准备草帽和太阳镜。钓鱼是动静结合的过程,是不平衡与趋于新的平衡的过程,能起到延缓衰老的作用。

夏季不宜在烈日下垂钓,这样不仅无益于娱乐,而且有害身体,老年人大多体弱,不堪酷日暴晒,易中暑,发生危险。夏季钓鱼,老年人要视体力而行,体力好,腿脚灵便,那就可去钓鱼,最好结伴而行,不宜单独行动。要选择好地点,既要有鱼钓,又可避暑,如有大树成荫的地方垂钓,那是最佳的地方。夏季钓鱼,坐在绿荫遮日的水畔垂钓,神态悠悠然而飘逸,静心养性,心中就会产生一种安逸之感。

45. 夏季如何旅游

我国地大物博,资源丰富,名胜古迹众多,且沿海地区海岸线很长,有不少沙滩细软、平坦广阔的海滨浴场;内陆地方群峰叠翠,湖泊星罗棋布,皆是避暑胜地。江河湖海之滨,是夏季避暑消夏的绝好去处。在宽广的水域周围,实际温度比其他地方要低2℃～3℃,特别是海滨地区为海洋性气候,空气清新,夏季较为凉爽,身临其地,令人甚感舒适。同时,宽广坦荡、烟波浩渺的大海、湖泊,能使人心胸豁然开朗,烦恼和忧虑常常随之消散。蓝蓝的天空下,水面波光粼粼、帆影点点,人们或泛舟碧波之上,或遨游海浪之中,能不心旷神怡吗?况且,游泳、划船等运动还能锻炼身体,增强抗病能力。因此,去湖海之滨旅游,既能怡情悦性、舒畅胸怀,又能强健体魄,促进新陈代谢。此外,水边柔和的微风,可对人体裸露的肌肤做轻柔的按摩,使皮肤神经及血管兴奋,这也将有益于健康。海滨的空气中还含有大量的氯化钠气雾微粒,吸入呼吸道末端,溶解于肺泡之中,有杀菌、抗炎、抗过敏、降低气道反应等作用。

名山大川,森林古寺,也十分适合夏季旅游。这里不仅气候宜人,而且满目苍翠,鸟语花香,溪水瀑漏流淌。那如诗如画的美景,常使人有身在仙境之感,能够将一切郁闷烦躁抛到九霄云外。

经过攀缘跋涉,登临绝顶时,"一览众山小"的舒畅心情,又有何事能与之相比?同时,这些地方往往有许多人文景观,在人们游玩欣赏、饱览山河秀色之余,还能增长知识,了解历史典故,对开阔胸襟、消除烦恼很有好处。森林是人类氧气的宝库,山林之中树木郁郁葱葱,大片绿色植物经过光合作用,释放出大量人体必需的氧气,故在山川林木之间,可以尽情享受免费的氧疗。并且,登山、越野本身就是一项体育运动,它能够促进血液循环,加快新陈代谢,还能调适心理,使人神清气爽。所以,适度参加这些旅游活动也是一种健康投资。

46. 夏季旅游为什么要重视保护皮肤

夏季旅游多以海滨或山野为目的地,由于日晒时间过长,脸部、颈部、手臂和下肢暴露部位的皮肤就会出现边界清楚的水肿性红斑或水疱,局部有烧灼感和刺痛感。24 小时内出现痛苦高峰,之后痛苦渐减,红斑和水疱开始渐渐消退,轻者 2 日可愈,重者 1 周后才能痊愈。这里所说的愈是指症状消失,但晒死的表皮需经较长时间才能换生。头面部受晒时间过长时,可出现头痛、恶心、呕吐、眼睑肿胀不适、眼结膜充血,甚至可由大汗淋漓到出汗减少、虚脱而中暑。精神上也有一定的痛苦。预防晒斑发生,在旅行中确实很重要。预防措施比较简单,只需旅行者谨记在心,并随时实施即可奏效。

旅游时如是阳光普照,可佩戴太阳镜,衣裤袖腿尽量放长勿卷起,另戴遮阳帽或撑开遮阳伞,就能有效地避免皮肤受日光的强烈照射。夏日旅行途中坚持涂搽防晒霜,可大大减轻晒伤的程度,因为防晒剂都能抵御紫外线-B 的照射。平时注意适当接受日光的照射,坚持多次少量地接受日晒,使自己的皮肤颜色加深而具有吸收紫外线和保护皮肤免受晒伤的作用。如果旅行中已发生晒斑,症状较轻的可置之不理,但要避免再次受晒而加重;症状较重的可用西瓜皮擦患处(吃掉瓜瓤后的皮,轻擦),有消肿、消炎、止痛的功效;至于使用药物治疗,以接受医生的指导为好,晒斑多发生在额面,最好不要自作主张地用药,以免弄巧成拙。

旅游中忽视了皮肤的卫生,易罹患一些有损于皮肤健康的疾病。痱子是由于天气炎热,出汗多,汗液潴留在汗腺管并挤入周围组织而引起的汗腺周围炎症,产生小水疱状红色小丘疹性皮疹,好发于面颊、颈项等处,夏天乘坐长途汽车及火车的乘客最易在途中生痱子。旅行前可选择几件薄而透气、凉快的衣服更换,没有洗澡条件时应注意每天用温水擦身,再喝些绿豆汤、吃些西瓜等清凉饮料可减少痱子的发生。生痱子后,使用痱子粉、痱子水有助于消退。

有些女青年在夏季旅行时喜欢戴金属项链,由于天气炎热、出汗较多,比较薄嫩的颈部皮肤受到汗水浸渍和金属项链的摩擦,容易发生接触性皮炎,引起颈部皮肤瘙痒、红肿。易患接触性皮炎的女青年以不戴为好,不易患此病的人也应保持颈部皮肤的干燥和项链的干净,以免皮炎发生。

夏季,男性游客因长途旅行、蔬菜吃得少,维生素 B_2 较缺乏,加上旅途卫生条件欠缺,汗液浸渍、污垢刺激,容易患阴囊湿疹,这是一种顽固性瘙痒性的皮肤病。预防本病的发生,可多吃些含维生素 B_2 的蔬菜与水果,争取能在途中洗洗下身,勤换内衣内裤,忌吃烟酒、浓茶、咖啡等饮料及鱼、虾、辛辣等刺激性发物。患了阴囊湿疹后更应注意局部的清洗,可吃点维生素 B_2 片和口服抗过敏药止痒,也可用地塞米松软膏外搽。

47. 夏夜如何闲聊

夏季昼长夜短,人们的活动时间较多,也有较多的休闲时间。

对老年人来说,大多数时间闲散在家,特别是夏天室外高温炎热,以室内为主要活动场所,更宜常和朋友相聚,或交流谈心,或打牌下棋,或欣赏音乐,或挥毫泼墨,或侍弄花草,岂不充满情趣,其乐融融!在谈天说地之中消除烦恼,抛却忧愁;在互相关心、倾吐衷肠之中减轻压力,获得信心。尤其是"忘年交",最能使老年人萌发青春活力,产生轻松愉快、充满希望的情绪。科学家研究发现,孤独者的免疫功能下降,很容易患感冒;而朋友较多的人,对上呼吸道疾病有较强的抗拒能力,这可能是因为较多的社会接触可促进生活的情趣和控制能力,并可改善和帮助调节免疫系统的激素水平。同时,夹杂着欢声笑语的谈话,也是一剂非常好的健康良药,它可以使嘴和大脑得到更多的锻炼,以延缓衰老。

向朋友倾诉内心积郁,朋友热心说理疏导,忧闷消散,精神舒畅,则可产生良性心理效应。益友清谈具有深刻的内涵,仔细琢磨,兴味无穷。益友包括要善于结识有益的朋友,建立良好的友谊,以及友人间要互慰互勉、相得益彰这三种含义。清谈则是说朋友间要提倡坦诚交谈,闪烁其词则令人不爽;要追求高雅之谈,低级趣味则令人生厌;要多谈时事国是,议论人非则自寻烦恼,要学会幽默风趣。总之,相互交谈要强调坦诚、清新和雅趣,这样才能达到"听君一席话,便觉精神爽"的目的。

在强调交友养生的同时,还需注意家庭生活的和睦,这也是健康长寿的要素之一。家庭成员之间和睦相处,互相体谅,常常像朋友那样畅谈,共享天伦之乐,这对老年人尤为重要。在这样的家庭里,老年人心情舒畅,精神愉快,也就必然能够长寿。老年人有时愤怒、悲哀,虽仅仅持续几分钟,但因此而造成的疾患却需要长时间的恢复和医治。

48. 夏季如何运动

运动与健康长寿有着密切关系。东汉华佗曾用"流水不腐,户枢不蠹"的警句告诫人们,经常运动可以养生祛病。运动是生命存在的特征,人体的每一个细胞无时不在运动。暑热使人多流汗,易伤心血;暑热和暑湿损伤脾胃,使脾胃运化功能减弱,不思饮食,导致人体食欲不佳,体倦乏力。因此,夏季锻炼应采取不劳形、不伤津液的方式进行锻炼,可达到健身的目的。生命之树常青的诀窍,就在于不懈的运动锻炼。现代医学研究表明,坚持健身锻炼的人,不仅新陈代谢旺盛,抗病免疫功能增强,而且内脏器官和外表的肌肤会更年轻、更充满活力。

　　运动是健康长寿之本,但运动养生却非一朝一夕所能完成,必须坚持不懈,任何事物的发展,都具有由轻微到显著的渐进性特点,人体的衰老和疾病的发生也是如此。而希望通过运动来抗衰防病、改善机体的状况,也必须经过一个长期坚持的漫长过程。运动养生不仅是形体的锻炼,也是意志和毅力的锻炼。清晨,应早起到郊外或草木丛生的园林处,跑跑跳跳,舞拳弄剑,吐故纳新,定会倦意尽除,神清气爽,精力充沛。夜幕降临之时,可外出散步,漫步在皎皎月色之中,清清花香,习习凉风可尽除一身暑热,疲劳顿消。夏日最令人惬意、最有益于身体的,莫过于扑入激流,嬉水江河,与浪花共舞,使身体各组织器官受到锻炼,心肺功能增强,血流通畅,新陈代谢旺盛,免疫力提高。

　　夏季早晨锻炼,常常遇到雷雨等恶劣天气,室外运动无法进行,可改在室内活动,如在阳台上,或者空气流通较好的房间内,室内应保持清洁明亮,地面平整,避免太滑,温度以 15℃～25℃为宜。选择活动幅度较小的运动项目,如做体操、打太极拳、原地跑步、自我按摩等活动。有条件的情况下可以借助器械进行体育锻炼,如吊环、哑铃、跑步器、功率脚踏车、按摩器等。

49. 夏季如何游泳

　　游泳是冷水浴、空气浴、日光浴三者合一的一项体育活动,与身体健康关系密切。水的导热性比空气大 20 倍,人在 12℃的水中停留 4 分钟,就能消耗 100 千卡的热量,相当在同温的空气中 1 小时消耗的热量。此外,游泳时人在水中承受的压力比在陆地上大 800 多倍。要想在水中前进,就要克服阻力,并消耗能量,从而使心跳加快,心肌收缩力加强,呼吸加深,以达到及时供血、供氧的目的。游泳时水对身体的冲击能起到周身按摩的作用,加速全身血液循环。皮肤在水中受冷后,血管很快收缩。外围血液迅速进入内脏器官,扩张后又流入身体表层,皮肤血管又随之扩张。这样增强了血管的弹性,同时也增多了冠状动脉的血流量。游泳还可加速血液中胆固醇的分解,减少胆固醇在血管壁中的沉积,对中老年人的粥样硬化及其所造成的高血压、心绞痛、心肌梗死、脑动脉硬化等病也可起到良好的辅助治疗作用。

游泳者的肺活量大,因为在水中呼吸肌必须克服较大的压力,才能吸进一定量的空气,因此在水中呼吸比在陆地上呼吸费力。一般人的肺活量是 3 500 毫升左右,而经常游泳者可达 5 000 毫升左右,因此经常游泳者从事剧烈活动或劳动时不致引起心慌气短等现象。游泳还能促进骨骼肌的发育,因为在水中游泳要受到很大的阻力,肌肉要用更大的收缩力才能完成这样的复杂动作。经常游泳能使肌肉纤维增粗,肌肉块加大,骨骼变硬变长,身体发育匀称。

人在游泳时,全身关节和肌肉不受身体重量的影响,处于舒展、松弛状态,活动起来不费力气,对鸡胸、驼背、脊柱弯曲、肌肉萎缩及小儿麻痹症可起到功能锻炼作用。在 22℃以上的水中游泳可减轻风湿痛。水压对全身淋巴液和静脉血液的流动特别有利。但是,急性关节炎和慢性多发性关节炎患者不宜游泳。游泳时人的皮肤大部分在阳光中紫外线的照射下,皮肤能合成维生素 D,促进人体对钙、磷的吸收,可以防治儿童缺钙及老年骨质疏松症。游泳还能使大脑皮质的兴奋性增高,不管是体力劳动还是脑力劳动,工作后到水中游泳一会儿,就会感到精神振奋,疲劳消失,心情舒畅,全身轻松。

轻度肥胖者在饮食调节的同时,坚持游泳 4～6 个月,体重可降至接近正常。据测定,每游泳 45 分钟,体重可减轻约 300 克。肥胖者大多是局部肥胖,造成体型不协调,故不同的人应采取不同的游泳方式。腹部肥胖者以仰泳、蛙泳为好;背部肥胖者以自由泳、蝶泳为好;臀部肥胖者以立泳、趴泳为宜。因为游泳时全身各部分肌肉都要参加活动,尤其是上肢的运动量较大,因此常年坚持游泳者可造就健美的体型。但是,游泳不是一种特别强的消耗运动,一般需要坚持半年以上才能见到健美效果。

游泳时,人体应在水中成水平位,充分吸气以增加人体的浮力,四肢克服水的阻力,向前划动。不会游泳者应借助于救生圈进行练习,并应做好准备,不可贸然下水,以防不测。每次游泳时间不宜超过 1 小时。炎热的夏天,酷热难忍,如能在碧水清波中畅游一番,不仅使人暑热顿消,而且能锻炼身体,增添生活情趣。游泳是一种有益于身体各部分的运动,应当尽量抽空去游泳,每周去 1～2 次,每次 0.5～1 小时。当然,游泳次数也可适当再多一点。游泳不仅能运动全身的肌肉,还能让腿部线条更匀称。

游泳是一种全身性的锻炼项目,对增强心血管功能和呼吸功能,改善新陈代谢,提高免疫力都十分有益。游泳前要做好准备活动,使肌肉关节活动开,入冷水前要先用冷水擦身。由于游泳是在水中进行,有一定的危险性,所以如果选择游泳作为锻炼,应做好游泳前的准备工作:一是到医院检查身体。如患有严重疾病,则不能参加游泳;二是入水前做好准备活动,如做徒手操、肢体伸展运动等,把参与活动的所有肌肉和关节充分活动开,使肌肉弹性及力量增加,防止运动创伤和意外的发生。一天之中,早晨的气温最低,水温往往更低,选择游泳作为锻炼,应充分考虑水温这一因素。夏季早晨的水温较低,入水前要充分用冷水擦身,以使机体适应冷水的刺激,防止抽筋等意外的发生。

50. 夏季游泳要注意哪些禁忌

(1)忌饭后立即游泳:饭后立即游泳会使血液过多地集中在四肢的肌肉里,流经胃和肠道的血液相对减少,这不利于食物的消化。此外,装满了食物的胃在水里剧烈运动后,会受到水的压力和其他内脏的挤压,容易引起胃痛。因此,饭后至少休息30分钟后再下水游泳。

(2)忌空腹游泳:游泳需要较多的能量,而在感到饥饿时,身体里的血糖较低,可供身体利用的能量不多,当能量消耗而无法补充时,容易失去知觉而发生虚脱、溺水,应当慎重对待。

(3)忌酒后游泳:酒后之人,常常语无伦次,行动失控,如果下水游泳,无法控制行动,便会发生不堪设想的后果。

(4)忌大量出汗后立即游泳:大汗淋漓后,人们常常会希望跳到水中游个痛快。但这样做是危险的。因为出汗时突然受到冷的刺激,身体的抵抗力会下降,呼吸道里的致病菌、病毒就会乘虚而入,大量繁殖,使人患感冒。在大量出汗和很热的情况下跳入水中游泳容易抽筋,因为水的温度比陆地气温低得多,表皮的毛细血管遇水之后就立即猛烈收缩变窄,使得表皮的供血量大大减少,因而容易发生抽筋。因此,满身大汗之人,宜在水边先凉快一下,让身上的汗干一干,再往身上洒一点冷水,等身体逐渐适应后再下水游泳不迟。

(5)忌带病游泳

①高血压、心脏病患者症状较重不宜游泳,平素劳动时心跳在每分钟120次以上者,极易诱发心绞痛和心脑血管意外。倘如无明显心功能不全或心绞痛的轻度高血压或冠心病者,游泳后无怔忡、气喘等症状,可适当参加锻炼,这样有利于改善心血管功

能,减轻高脂血症,从而限制冠心病的发展。

②癫痫患者无论轻重均不宜游泳,切莫抱有侥幸心理,盲目游泳,一旦遇大脑异常放电,可因抽搐而发生溺水死亡。

③肺结核和急、慢性肾炎患者,因抵抗力差,游泳消耗体力较大,会加重病情,故也不宜游泳。

④患有中耳炎或耳聋的人如果游泳,可因池水流入耳道而加重中耳炎症状,或因听觉有误而发生事故。

⑤各类肝炎、皮肤病、急性结膜炎、细菌性痢疾等传染病患者在疾病尚未痊愈前,切勿游泳,以免污染水源,扩大传染病的流行。

⑥某些妇科疾病患者,如真菌性阴道炎、滴虫阴道炎等,在未治愈前不宜游泳,以免传染他人。

⑦妇女月经期游泳会使污物容易进入子宫而引起子宫内膜感染;刚做过人工流产、输卵管结扎术、上节育环及分娩后,均需要休息一段时间后才能参加游泳。

51. 夏季游泳如何护眼

游泳池和自然水域都会受到病菌或化学物的污染。人的眼睛是比较娇嫩的,如果游泳时不注意保护眼睛,有可能引起急性结膜炎。本病多由急性结膜炎杆菌、肺炎双球菌感染引起,灰尘及化学物质的刺激也可引起发病。患者发病快,眼红,分泌物多,早晨起床睁不开眼,但擦洗分泌物后视力并不受影响,一般不痛,1～2周可自行恢复,不留后遗症。有些人游泳后会染上"游泳池性结膜炎",很快就眼睛发红、怕光、流泪,并有异物感和疼痛、眼分泌物增多等症状,翻开眼皮可看到许多红色圆形的颗粒。这些症状虽和急性结膜炎差不多,但致病原却不一样,本病是由一种滤过性病毒引起的。这种病毒平时藏在人的尿道里,游泳时,经池水侵入人的眼结膜，经 2～3 日繁殖后，使眼睛发炎，约需 2 周左右才能好转痊愈。流行性角膜炎也是一种由病毒经游泳池水传染的眼疾，症状比游泳池性结膜炎严重，即使红肿消失后还可在角膜上发生许多小点状炎症浸润，疼痛、流泪、怕光等现象也较明显。由于角膜上往往留下不同程度的点状薄翳，经年不退，对视力有一定的影响。沙眼衣原体也可通过游泳池水传染他人，使健康人罹患沙眼。

发生上述传染性眼病时，应及时治疗，并停止游泳，以免加重症状和传染他人，还要防止通过洗脸用具传染家人，故应引起足够重视。为防止游泳性眼疾的发生，应做好以下几点：游泳前应进行体检，凡患沙眼、结膜炎者，未治愈前禁止游泳；游泳池应定期消毒、换水；每次游泳后应用清水洗头、洗脸；游泳者在游泳前后可用 0.25％ 的氯霉素或 10％ 磺胺醋酰等滴眼剂滴眼；游泳时戴上护眼罩对减少眼疾也有一定作用。

52. 夏季散步为何要选在早晨

散步不拘形式，不受环境的限制。散步时听任双脚随意而行，或走或立，或快或慢，无拘无束，自由自在，一派悠闲洒脱之态。散步时全身放松，神应舒，心应静，步履应缓，注意力应集中，手臂要自然摆动，呼吸要随缓步而进行，用鼻吸进清新空气，口吐出体内浊气，可使气血流畅，五脏六腑功能协调，有益于身体健康。所以，每天进行散步的人不在少数，它不受年龄的限制，老少咸宜。纵观古往今来的老寿星，许多人都养成了长期散步的习惯。唐代的孙思邈、现代的苏局仙，散步是他们生活中不可缺少的一部分。《老老恒言》中指出："饭后食物停胃，必缓行数百步，散其气以输于脾，则磨胃而易腐化。"在行走过程中以手摩腹则可增加其效果。每夜欲睡时，绕室行千步，始就寝；善行则身劳，劳则思息……这是古人对睡前散步好处的论述。睡前散步环境安静，使人心情宁静，感觉舒适。入睡困难者，可以快步行走15分钟；对情绪尚在兴奋之中者，则以慢步为佳。久而久之可起到较好的安神效果。散步养生要取得效果，最关键的一点就是持之以恒，日久天长，才能达到祛病养生、延年益寿的功效。

夏季早晨凉爽清新的空气，宁静舒适的环境，可使人神清气爽。散步时脚步宜轻缓，信步行来，不要刻意用力。并且，散步时要心平气和，不要把不愉快的事放在此时思考争论，可以边走边听悦耳的音乐，欣赏周围美丽的景物。散步的运动量也要根据自己的身体状况而定，不要过于劳累，最好循序渐进，做到形劳而不倦。散步的方法，目前较多采用的有三种，即逍遥步、缓步和快步。逍遥步是指散步时随意而行，不拘速度，较适用于年老体弱和病后复原之人。缓步指步履缓慢，稳健而行，每分钟行走60～70步。这种散步可以稳定情绪，促进胃肠蠕动，帮助消化吸收，一般健康人都可采用，亦可作为饭后的散步活动。快步是指以较快的步伐行走，每分钟行100～200步，但必须正确掌握运动量，应以自我感觉良好，稍觉疲劳，多能在短时间内恢复为宜。大家可针对自身的情况，酌情选择不同的散步方式。

53. 夏季锻炼如何避免中暑

炎夏季节在气温高的环境中锻炼容易中暑。因为锻炼时，体内的温度不易散发出去，体内产热增多，体温就会明显升高达39℃～40℃，当体内产热量高于散热时，中枢神经系统及其内脏器官的活动就会失调而引起中暑。

夏季天气炎热，即使在早晨，有时天气仍然十分闷热，如果长时间在闷热环境中进行锻炼，便很容易引起中暑。人体的温度一般维持在36.5℃～37℃，不发生特别情况经常是不大变动的。体温的这种恒定性,是由于人体内具有一种调温的功能,而这种功能是靠散热与产热的平衡来维持的。为了保持体温在正常范围之内,人体可以通过辐射、对流、排汗等方式将体内产生的热量散发出去。如果锻炼在闷热气候下进行,周围温度、湿度均较高,人体的热量便不容易散发出去,结果就会导致体温升高、引发中暑。发生中暑时,患者会感到头晕头痛、全身无力、烦躁心慌、恶心呕吐、口干舌燥,继则面色发红、全身抽搐、呼吸急促,严重者可出现虚脱,甚至死亡。

如果天气太热,体内的温度就不易散发出去;又如在较长时间运动时,身体产生的热量急剧增加,体温的调节作用一时不能把过多的热量散发出去。在这两种情况下,都可能使体内的热量慢慢地积累起来,体温就会显著升高。在夏季,特别是闷热的天气,气温既较高,热的散发力又较小,长时间运动时体温可能升到39℃～40℃。体温这样剧烈升高,会引起身体的整个功能,特别是大脑的功能发生障碍,可能引起中暑。中暑时的症状是头痛、头晕、眼发黑、心慌、心跳、气喘、口渴、恶心、皮肤发烫、抽搐等,严重的会昏迷,不省人事。另外,在夏天强烈日光下照射时间太长,对身体也会产生不良影响,这就是常说的日射病。日射病又是怎样发生的呢?原来,日光中有一种红外线,这种光线在夏天太阳光中格外强烈,长时间受日光照射时,这种光线就能透过人的毛发、皮肤、头骨射到脑膜和脑细胞,能引起大脑发生病态变化,也能引起类似中暑的症状,但只要夏季锻炼中注意防暑就可以避免了。

为避免夏季锻炼中暑,应采取以下方法和措施:避免在 11:00～16:00 炎热的时间里进行锻炼,减少外界的高温直接辐射在身体上。如果必须冒热远出、行军、划船,或是参加其他运动,以及劳动时,最好戴上遮阳的白帽或草帽,以防日光直射,穿的衣服最好是浅色或白色,质料轻松、宽大、透气,以利热的散发。在运动中,应增加休息次数，每次 10～15 分钟。并设法在阴凉、安静处休息，锻炼时间不宜过长，每次 30～40 分钟。这一点对于没有锻炼习惯的人来说，更应该注意。夏天进行锻炼，出汗很多，体内的水分和盐分随着汗水的排出而减少。这时，体温的调节功能同其他功能暂时失去联系，所以很容易引起中暑。如果间歇时，饮淡盐水或清凉祛暑饮料（绿豆汤、果汁、金银花水等），不但可以补充体内因出汗而缺少的盐分，还可以限制住部分水不至于大量排出，对身体很有益。夏季锻炼后，立即用温水洗澡，对避免发生中暑也有很大的好处。切忌用冷水浇身，更不能大汗淋淋的时候跳入冷水之中。浴后进行 5～6 分钟自我按摩，达到消除疲劳的效果。夏季锻炼时，应对中暑有所警惕，心绪不好、年老体弱者在天气十分闷热时，可暂停几日或在室内通风处锻炼。一旦出现上述中暑表现时，应停止锻炼，患者到阴凉通风处坐下，喝些凉盐开水，呼吸新鲜空气，脱卸运动服，松解衣扣，并在头额部或腋下进行冷敷。对头晕、头痛、恶心呕吐的人可服用人丹、藿香正气水或十滴水等祛暑药物，此后很快便能恢复。若经此处理不见好转，则须请医生诊治。

54. 夏季锻炼出汗后为什么不能洗冷水澡

夏天锻炼出汗后，不能立即洗冷水澡，因为夏季气温较高，锻炼时身体产热增加，通过汗液蒸发及皮肤血管扩张是身体散热的重要途径。锻炼刚结束时，人体仍处于代谢旺盛、产热增加、皮肤血管扩张的状况，这时如果立即洗冷水澡，皮肤受到冷水刺激，会通过神经反射引起皮肤血管收缩，结果可使出汗散热受阻，反而使散热困难、体温升高、不利于锻炼后的恢复。同时，皮肤血流量减少使回心血量突然增加，会增加心脏负担。还有，机体从热环境一下子进入冷环境，来不及适应及调整，常常容易患感冒或者引起胃肠痉挛等,锻炼后肌肉疲劳、紧张度增加,这时再受到冷刺激,还可能引发抽搐。夏季锻炼出汗后应先适当饮用一些盐开水,然后休息 1 小时左右,做一些准备活动再洗凉水澡。如果条件允许,最好洗温水澡。

55. 夏季如何防止肠道传染病

夏季是细菌性肠道传染病的高发季节,此类疾病发病突然、症状严重,并且常常造成许多人同时患病,影响很大。可采取以下预防措施。

(1)食堂和家庭采购副食品要严格把好质量关,切不可为贪便宜而购买变质的禽、蛋、肉和水产品。

(2)菜要烧熟煮透,吃剩的菜放在冰箱里过夜再次食用时应重新回锅热透。

(3)购买易生虫的蔬菜(如鸡毛菜),如菜叶鲜嫩无虫眼,应留意是否被违规使用了剧毒的甲胺磷农药,购回家摘去黄叶后,应用水浸泡 30 分钟以上,中间换水 2~3 次,然后再烹调,但注意不要切碎后浸泡,以免蔬菜中的水溶性维生素流失。

(4)冰箱内储存食品或使用刀、砧板加工食品时,都应该生熟分开。

(5)不喝生水,也不去夜排挡就餐和购买无证经营的盒饭。

(6)饭前用流动的水洗手。

(7)发现食物有异样或异味应立即弃用,不要指望再煮沸烧透能保证安全。

(8)洗干净的碗筷应由其自然干燥,不要擦干后存放。

(9)夏季多吃些醋和大蒜,有助于预防肠道传染病。

(10)一旦发生家庭中同时有三人以上出现呕吐、腹泻等肠道传染病症状,应及时去医院就医,并向疾病控制中心汇报。

56. 夏季如何预防痱子

痱子是夏季常见的一种皮肤病,婴幼儿尤易发生。除手心、脚底以外都可发生痱子,常发生在头皮、前额、颈、胸、臀部、肘弯等皱襞和容易出汗的摩擦部位。

痱子的发生多因气温高、湿度大,加之汗液分泌过多,汗液蒸发不畅,致汗孔阻塞,而阻塞的汗腺还在分泌汗液,这样淤积在表皮汗管内的汗液使汗管内压力增加,导致汗管扩张破裂,汗液外溢渗入周围组织,在皮肤上出现许多针头大颗粒的小水疱。一旦生了热痱子,切忌用手搔抓,以防感染,可在腋下、脖颈处、前胸后背及胯下涂擦一些热痱粉或热痱水。用热毛巾治热痱子也是一个不错的办法,使汗腺一通,痱子就消了。用热水浸湿毛巾,温度以皮肤能耐受为度,敷于起痱子之处,毛巾凉了再换热的,隔2～3小时敷1次,一般敷2～3次就见效。

要防止痱子的发生应注意以下几个方面:居室环境要通风凉爽,尽量减少出汗;烈日当头时应避免外出活动,更不能长时间在烈日下暴晒或进行过于激烈的运动;保持环境及皮肤清洁卫生,经常洗澡和换洗内衣,衣着要柔软宽松,避免穿戴尼龙化纤制品;少吃大鱼大肉等过热及辛辣食物,多吃些冬瓜、苦瓜、西瓜等新鲜蔬菜、瓜果;出汗较多时应及时补充水分,多喝一些绿豆汤、菊花茶、地骨皮水、清凉饮料等,但切记不要过甜,必要时可适当地补充些淡盐水。

57. 夏日如何防治热疖

中医学认为,婴幼儿禀质稚弱,脏腑娇嫩,抵抗外邪的能力差,易为病邪所侵。如果暑热天气婴幼儿居住处通风差、闷热,或护理不当,皮肤不洁,毛孔闭塞,体内之热不能外泄,内外热毒交阻于皮肤，就会产生疖肿。另外，婴幼儿哺食过饱和过饥，哺喂无定时定量；母亲乳汁过浓或过于辛辣、油腻或患病仍给孩子哺乳等，都可导致婴幼儿脾胃受损，中脘积滞不化，郁结成热，耗灼气血湿浊郁于肌腠，也是诱发疖肿的重要因素。

要想预防孩子生"热疖"，首先应当注意避免上述诱发因素。此外，可让小儿多饮用一些家常清暑饮料，如西瓜汁、绿豆薏苡仁汤、蔬菜汤等。用中草药自制饮料也有良好效果，如鲜荷叶1角，杭白菊3克，生薏苡仁9克，加水400毫升，煎成250毫升药汁灌入奶瓶，待凉后给婴儿饮用，每日数次，直至秋凉。还可以用市售的金银花露；或用金银花9克，杭白菊9克，生甘草1.5克，煎汤代茶饮。

如果已患疖子，可用草药洗敷，既简便，疗效也很好。土大黄15克，丝瓜叶30克，加清水1000毫升煎汤，凉透后用纱布蘸洗患处，可清热解毒，收敛排毒，减轻患儿痛楚。若疖肿灼热疼痛，患儿哭闹不休，可用新鲜干净的西瓜翠皮贴敷于患处，瓜皮干脱即换新鲜的。此法可使小疖消隐，即使已化脓的，也可促其自然排脓，且疮口愈后无瘢痕。

疖肿频发的，还可口服六神丸，1岁1粒，最多不超过10粒。倘伴有发热，应请医生诊治，加用抗生素。

58. 夏季如何警惕结节性痒疹

结节性痒疹是一种皮肤病，临床上以伴有剧痒的疣状结节为主要特征。病因尚不明确，可能与昆虫叮咬、胃肠功能紊乱及内分泌障碍有关。结节性痒疹多见于成年女性，皮损好发于四肢，也可见于腰臀部，最多见于小腿伸侧。皮损初起为淡红色丘疹，以后演变为黄豆至蚕豆大小的半球形坚实结节，表面粗糙呈疣状，为红褐色或灰褐色，可有抓痕及血痂，皮损数目不定，孤立存在。病程慢性，常年不愈，自觉剧痒。

结节性痒疹在临床并不少见。此病非常顽固,不仅对患者身体造成伤害,而且对患者的精神折磨也很残酷。目前,西医采用内服抗组胺药物及镇静安眠药物,严重时可使用乙双吗啉、沙利度胺、雷公藤及糖皮质激素等药物。局部外用糖皮质激素类软膏封包或硬膏外贴,也可局部封闭、冷冻治疗。中医采用中药洗浴等方法,但是效果都不是太理想。

夏天防蚊虫叮咬时,注意不要过度抓挠叮咬之处,以免引起感染和疾病。

59. 夏季如何防毒虫蜇伤

夏季常有被蜂、蝎、蜈蚣蜇伤的事发生,除会引起蜇伤局部疼痛、奇痒、红肿或发生荨麻疹样改变外,严重时还会引起头晕、眼花、发热、恶心、呕吐等症状,个别人甚至出现抽搐、昏迷,可危及生命。

蜂蜇伤后,应立即在蜇伤部位用放大镜寻找蜂刺,并设法取出。随即用肥皂水清洗伤口,再涂上10%氨水或5%小苏打水。也可用青苔、鲜夏枯草或野甘草鲜叶捣烂后涂搽与敷于伤处。

蝎蜇伤后,局部疼痛比较严重,为了帮助毒液排出,一般要用10%氨水或1:5000的高锰酸钾溶液清洗。如伤口肿胀,局部还得用刀切开引流。毕后,伤口上涂以10%氨水,或涂用食醋调制的胆矾。

蜈蚣蜇伤后,也要采用肥皂水、10%氨水或5%小苏打水等碱性溶液清洗,接着将等量雄黄、枯矾混合研粉,用白酒调匀后外敷,也可取新鲜桑叶汁或白矾加水研汁涂患处。

无论蜂、蝎、蜈蚣哪种蜇伤,在完成上述局部伤口处理后,还应观察是否出现全身性中毒症状,患者必须大量饮水,并服用解毒的中药。常用处方是半边莲15克,紫花地丁15克,蒲公英12

克,生甘草 3 克,用水煎服,直至症状消失,如有六神丸或各种蛇药片,也可服用以帮助解毒。全身中毒症状严重时,必须去医院治疗。

60. 黄梅天如何防心绞痛发作

在秋高气爽的季节里,人们常感精神振奋,心旷神怡,然而到了又闷又热又湿的黄梅季节,即使健康人也会感到胸闷气短,而冠心病患者更容易发作心绞痛。

为何在黄梅天容易发生心绞痛呢?这要从心绞痛发作的机制及黄梅天时的气候特点来分析。黄梅季节气压较低,就好像人爬到高山顶上时氧气稀薄,因此使冠心病患者容易发生冠状动脉供氧不足,以致心肌缺血缺氧而产生心绞痛。此外,黄梅季节湿度大,常常是毛毛细雨,地板墙壁潮湿不干,因此人体就不易通过出汗蒸发来散热,故常感闷热不适。在这种气候环境下,冠心病患者稍稍活动就容易发生心肌需氧量明显超过冠状动脉供氧量的情况,从而诱发胸闷与心绞痛。

要改变黄梅天的气候目前是不可能的,然而冠心病患者采取一些措施来预防心绞痛的发作是值得尝试的。在黄梅天季节,首先应保证充足的休息与睡眠,防止过劳与情绪激动,这样身体就会有抵抗力来适应气候的变化。其次,在工作与居住环境保持通风与干燥,每晨做深呼吸或呼吸体操,这样就增加了肺活量,避免发生缺氧与闷、热、湿的不适之感。再次是服用必要的中西药物来防止心绞痛发作。

61. 湿热天气如何防生癣

癣是浅部真菌病的简称,主要侵犯表皮角质层、毛发和指(趾)甲,是我国最常见的传染性皮肤病。引起癣的真菌常见的有

10余种,不同菌种感染不同的组织和部位,可产生不同的表现。头癣常由黄癣菌、铁锈色小孢子菌、断发癣菌或紫色毛癣菌等所致,而手、足、体、股和甲癣等多由红色毛癣菌、石膏样毛癣菌、絮状表皮癣菌等引起。这些致病真菌寄生于人体皮肤可从中获得必需的营养成分,在适宜的温度和湿度下可大量生长繁殖,温度最能影响真菌的生长和繁殖,浅部真菌生长的最佳温度为22℃~28℃。其生长亦需要一定的湿度,最佳湿度因菌种而异,一般真菌在中等湿度的环境里生长较好。因此,长江以南在梅雨季节或夏秋季由于天气温暖潮湿,适宜真菌生长繁殖而更易生癣。

　　头癣是真菌感染头皮和头发所引起的一种传染性疾病,临床上可分为白癣、黑点癣和黄癣。白癣多见于儿童,到成年时可自愈,常侵犯头顶部,初起时于患部产生白色鳞屑,以后侵犯毛囊,产生毛囊性丘疹,皮肤损害呈点状离心性扩大,常为圆形,无明显炎症,毛发除干燥、失去光泽外,常因变脆而折断,形成参差不齐的秃发区,近毛发的发干上附有白色鳞屑,易拔除。黑点癣也多见于儿童,初起患部有炎性淡色斑,数天后出现细薄的鳞屑,边缘可有小水疱及少量结痂,皮肤损害可逐渐扩大,病发灰暗无光,发脆易断,一般头发出头皮后即折断,使患处呈黑点状。黄癣主要侵犯头皮,初起时毛囊口周围有炎性红斑、脓疱及少量鳞屑,数天后皮肤损害逐渐扩大,皮损处有典型的黄癣痂,其表面呈蜂蜜样色,经空气氧化后呈灰白色,边缘翘起,中心微凹陷,有一根或数根头发穿过,捏之如豆渣。去掉黄癣痂后可有少量出血,并露出表面溃疡。患处头发枯黄,失去光泽或逐渐脱落。由于毛囊被破坏,愈后遗留永久性瘢痕性脱发。局部治疗应在去除病灶、清洁头皮的基础上进行。可用5%硫黄软膏外搽整个头皮,每日1~2次,连续5~7周;2%~5%碘酊外搽整个头皮,每日1~2次,连续5~7周。有细菌感染且糜烂明显时,可先用1∶8 000的高锰酸钾溶液清洗后涂金霉素软膏或甲紫糊剂,每日1~2次,感染控制后再用 5% 硫黄软膏涂搽整个头皮。全身治疗可服酮康唑、伊曲康唑和灰黄霉素。

手足癣是指由真菌感染而引起的皮肤损害，有一定传染性，可自身传染及传染给别人。由于手足部角质层厚、多汗和无皮脂，有利于皮肤真菌的生长繁殖。因此，青年人和成人的手足癣发病率高。手足癣在临床上分为汗疱型、糜烂型和鳞屑角化型。汗疱型好发于一侧或两侧指（趾）尖端屈面或手掌及足底部，起初为厚壁饱满的小水疱，继而融合成大疱，疱液透明，周围无红晕，抓破后常因继发感染并发丹毒、蜂窝炎或淋巴管炎。糜烂型好发于第四趾间潮湿、浸渍发白或起小水疱，干涸后脱屑，剥去皮屑为湿润、潮红的糜烂面，患者有奇痒，容易继发感染。鳞屑角化型多见于手掌、足跟或足底侧缘，初起常无明显水疱，为小片鳞屑，病程很慢，常多年不愈，皮肤失去弹性，触之粗糙。预防手足癣，应注意卫生，平时要减少化学性、物理性、生物性物质对手足皮肤的不良刺激，不用公共拖鞋及毛巾，鞋袜、脚布要每日清洗，定期灭菌，保持足部清洁干燥，夏天尽可能不穿胶鞋。真菌是一种条件致病菌，当人体免疫功能旺盛时便不易患病，而在人体抵抗力下降时便易染病。对已确诊的患者应及时治疗，如能经常做到保护皮肤，养成良好的卫生习惯，坚持用药，手足癣是能够治好的。

股癣是一种常见的浅表性皮肤真菌感染，常发生于腹股沟部靠阴囊的皮肤，可单侧也可双侧同时发病，皮损呈环状或半环状斑片，为淡红色。其上有脱屑，边界清楚，略为高起，上面有丘疹、水疱、结痂。特点是由内向四周呈环形蔓延扩展，中央部分可自愈而变得平坦，略有色素沉着或脱屑。患者自觉瘙痒，损害向后扩展可累及会阴和臀部，损害向前则可累及阴囊、阴茎或阴阜部。搔抓可使表皮破损、渗出和结痂，甚至继发感染而引起毛囊炎和疖疮等。股癣如不治疗可反复发作，日久后局部皮肤发生浸润、增厚呈苔藓化，并有色素沉着，使病情更加复杂，治疗困难。股癣患者男性比女性多，尤其是男性青壮年，这可能与这部分人群活动量大、局部摩擦出汗多、清洁程度差有关。体胖、局部多汗的刺激，以及穿紧身衣裤等，都是促发股癣的主要因素。由于股内侧及腹股沟部皮肤嫩薄，多汗潮湿，加之衬裤覆盖，使局部不易散热，汗液不易蒸发，一旦卫生条件不好，最容易招致真菌侵袭而发病。家庭或同宿舍人员共同应用浴盆、浴巾，或互穿内裤等，是股癣主要的传染来源。本人或共同生活人员中患有其他部位的癣，如足癣、手癣或体癣，也可通过手或间接物体传播而产生股癣。许多股癣患者大多是由本人的足癣或手癣感染而来的。夫妻之间的密切接触，可以通过直接或间接的方式引起另一方的感染。长期口服或局部应用大量广谱抗生素或糖皮质激素，以及糖尿病患者、股部神经性皮炎患者等都易患股癣。炎热、潮湿、不通气的工作及生活环境、穿紧身和不透气的衣裤、体力劳动者、出汗过多和卫生习惯较差等，都是促发股癣感染的因素。防治股癣，首先要对患者原有的手癣和足癣进行积极的治疗。夫妻双方都患股癣者，应同时治疗。避免使用公共和他人的浴盆和毛巾，集体生活的人更应注意避免交叉感染。治疗期间应勤洗内裤，勤洗澡，保持患部清洁和干燥，尤应注意衣裤勿要过紧。股癣的治疗目前仍以局部用药为主，可使用 3‰克霉唑、2‰咪康唑、1‰益康唑、1‰联苯苄唑等霜剂，效果较好。同时应治疗其他部位的癣，在损害消退后还应继续治疗 1 周，以巩固疗效。

62. 如何预防小儿夏季热

小儿夏季热为婴幼儿特有的热性病，表现为夏季长期发热不退，口渴多饮，多尿，汗闭或少汗等，多发生于 5 岁下的幼儿，尤以 6～24 个月的小儿为多见。发病与气候炎热密切相关，自盛夏起发热，可持续 1～3 个月。小儿夏季热比较顽固，发热患儿需卧床休息,居室空气要流通,但不要使风直接吹在患儿身上,室内光线不宜过强,最好挂上淡色窗帘。夏季,可在室内地面洒些冷水或在床下放置两盆冷水,以降低室温。

由于小儿对体温的调节功能差,故预防本症的发生,就在于增强小儿体质,改善居住条件,特别是在集体儿童机构,更要注意居室的通风、凉爽,不要过于拥挤。本病预后良好,但如果持久发热,身体抵抗力低下,容易造成各种并发症,因此需要采取综合治疗措施,注意营养和护理,防止并发症。

63. 夏季如何预防热感冒

引起夏季感冒的一个重要原因是人们过度贪凉,有的人是空调或电风扇猛吹,开着空调睡觉,洗冷水澡;有的人出入写字楼,温度忽冷忽热;还有的人吸入真菌、花粉引起过敏似感冒症状或疲劳所致抵抗力下降。此外,夏季出汗多、消耗大、食欲缺乏、人体营养摄入不足也容易感冒。

夏天感冒与冬春感冒的症状和治疗各不相同。暑天感冒俗称热感冒,从医学的角度讲,是上呼吸道感染。大多数患者表现为中度以上发热,体温可达 38.5℃～40℃,咳嗽,咽痛,咳痰,鼻塞,流涕,全身乏力,酸痛伴有沉重感,头沉,头昏脑涨,时有恶心呕吐。

中医学认为,热感冒有风寒、暑湿两种类型。从西医的角度讲,感冒又分细菌和病毒感染。如果出现打喷嚏、流鼻涕、高热等感冒,最好到医院化验血常规,白细胞数偏低可能是病毒性感染,使用板蓝根冲剂、感冒清热冲剂、双黄连口服液等都能对症。如果白细胞总数或中性白细胞总数升高,可能是细菌感染引起的,如患者体温超过 38.5℃,几天不退,合并细菌感染者,除了服用常规感冒药,还要加服抗生素。

热感冒治疗时间长,药物应以中药为主。倘若是暑湿引发感冒,对症的药可选用藿香正气水或胶囊、银翘解毒片,也可以使用一些除湿、解表、祛暑的中草药。倘若是风寒袭表,可选用通宣理肺丸,同时配合抗过敏、止咳、祛痰的药物。如果病情发展到下呼吸道感染,要及时到医院就诊,以免引发肺炎。

64. 如何应对苦夏

"苦夏"并不是一种器质性病变,而是由于气温高、湿度大等气候因素,导致自主神经功能紊乱而引发。"苦夏"之"苦",始于胃肠。人们常常先感到食欲缺乏、腹胀、便秘或腹泻或两者交替,继而出现全身倦怠无力、心悸、出汗、失眠、多梦等神经衰弱症状,女性和老年人居多。一些女性还可有月经不调、白带增多等妇科症状。

"苦夏"现象,轻者一般不会影响身体发育和健康,不至于带来不良后果,且在夏季过去天气转凉后可自行缓解。故对大多数朋友而言,对"苦夏"无须用药。对症状较重者,可在医生指导下,服用谷维素、维生素 C 和复合维生素 B,以利于调节自主神经功能,消除"苦夏"症状。

在高温环境中,人体的胃肠往往变得非常"脆弱",突出表现为消化液分泌减少,胃酸降低,这可能是食欲神经中枢被抑制的结果。由此,合理调理饮食并及时补充水分就显得非常重要。

饮食上要食物种类多样化,注意色、香、味、形、质等的搭配,以刺激食欲。可使用蒜泥、姜末、食醋等调味品,以增强食欲。但不提倡食用过多辛辣食物或调味品来刺激胃口,这样做往往适得其反。多食用绿豆粥,可起解热、止渴的作用。多食用新鲜蔬菜和水果,每日保证 500 克蔬菜和 2～3 个水果。可多选用苦味蔬菜,如苦瓜等。应注意的是,粗纤维过高的蔬菜,如韭菜等,不宜食用过多,以免导致消化不良和胃肠不适。多食用鱼类等,减少或避免肥腻的动物食品。每日保证饮水 6～8 杯,纯净水和矿泉水等均可。从营养学角度看,煮沸后自然冷却的凉开水较易透过细胞膜,促进新陈代谢。习惯于饮用白开水的人,体内脱氢酶活性高,肌肉内乳酸堆积少,不易产生疲劳。因此,鼓励人们夏季多饮用凉开水,并养成定时饮水的好习惯。不提倡过多摄入甜的饮料,更不可用饮料替代水。不可食用过多冷饮,对老年人和胃肠功能弱的人,一次饮用大量冷饮,不仅难以起到防暑降温的目的,还会导致急性胃肠炎。

另外,睡眠的质量对解除"苦夏"十分重要。夏季,成年人每天睡眠时间应达到 8 小时,儿童要睡足 9 小时。夏季昼长夜短,加之燥热,一般夜间睡眠时间短,睡眠质量差,入睡困难者,临睡前 1 小时左右,可采用食疗催眠,如喝点牛奶等。

65. 夏季如何预防红眼病

如果觉得眼部痒、有异物感或灼热感,特别怕光,结膜充血,有脓性或黏液性分泌物,十有八九是得了红眼病。此病传播迅速,除了立即求医外,此时你应该自觉不光顾泳池、浴室、理发店、餐馆等公共场所,避免将病毒传播给他人。

红眼病,医学上称为急性结膜炎,往往发生在夏秋季。初起时,患者眼部有痒感、异物感或灼热感,特别怕光,结膜充血,有脓性或黏液性分泌物。红眼病具有发病骤、传染性强、传播迅速的特点,主要通过手、毛巾、水等接触传染,在公共场所、家庭、同事之间进行传播。预防红眼病应注意用眼卫生,不与他人共用脸盆毛巾,患者所用的脸盆、毛巾、手帕等要煮沸消毒,以切断传播途径。游泳池、浴室、理发店、餐馆等公共场所要禁止红眼病患者入内。

患了红眼病,要赶快到医院治疗,注意休息,不要揉擦眼睛,否则容易使手和手帕上的病菌带入眼球加重感染。不要热敷宜冷敷,红眼病患者使用热敷,会导致血管扩张,加重出血。同时由于眼内温度升高,致使病原体生长活跃,加重病情。急性发作期冷敷眼球,可促进血管收缩,减少出血或缓解症状。不宜戴眼罩或包扎患眼,可通过佩戴墨镜来缓解眼部的刺激症状。不要长期使用氯霉素眼药水,这是因为红眼病多由病毒感染引起的,用氯霉素眼药水滴眼治疗无效。急性期不宜使用眼膏,尤其是眼内分泌物明显增多时,涂用眼药膏,会黏附眼内分泌物,使之不易排出。红眼病患者如果到游泳池游泳,不仅可能把病毒传播给他人,而且会引起重复感染。

66. 女性夏季如何预防尿道炎

尿道炎是女性在夏季中的一种多发性病症。尿道炎之所以爱在夏季找女性的麻烦,这是因为女性的尿道较短,尿道口在会阴部附近,细菌本来就容易侵入尿道,加上夏季气温高,人体出汗多,女性的外阴部汗腺又特别丰富,如果穿的内裤因面料质地选择不当,就易使外阴局部长时间潮湿,此时细菌会繁殖得特别快,并乘虚而入,引起尿道发炎。

尿道炎是可以预防的。夏季,在大量出汗以后,女性要补充足量的水分,以免因饮水不足而造成尿量少而浓,以致不能及时把细菌等有害物质排出体外。在夏季,为避免因过度劳累而降低身体对疾病的抵抗能力,哪怕是再繁忙,也应保证充足的睡眠。夏季穿的内裤不宜过小或太紧,也不能用化纤织品做内裤,面料应以吸湿性、透气性均好的棉、麻织品为佳。要注意个人卫生,勤洗澡,勤换内裤,排便后手纸应由前向后抹拭,以免污染尿道。如果尿道炎在夏季中反复发作,就应去医院检查治疗。

尿道炎初起时服药疗效不错,注意不要在自觉症状刚消失的时候立刻停药,以免讨厌的尿道炎去而复来,又一次复发。

67. 夏季喝什么好

由于夏季人体出汗多,可以经常喝点含盐的水,如淡盐水、盐茶水、盐绿豆汤等。世界卫生组织曾给出科学吃盐的建议,即每人每天不宜超过 6 克,但夏天可以适当增加一些。之所以要喝这些含盐饮料,是因为其中含有大量的钠、钾等矿物质,可以补充人体因大量出汗而带来的矿物质流失。出汗后如果单纯补充水分,会越喝越渴,既达不到补水的目的,又可能导致体温升高、小腿肌肉痉挛、昏迷等"水中毒"的发生。此外,喝盐水时最好适量加些糖,以补充机体的能量消耗。

夏季如果不是大量出汗,平时可以喝白开水和茶水。白开水中富含多种矿物质和微量元素,这是普通饮料所无法达到的。喝水的方法也有讲究,大口豪饮虽然一时痛快,却使排尿和出汗量增加,导致更多的电解质流失,还增加了心血管、肾脏的负担,容易使人出现心慌、乏力、尿频等症状。水喝得太快太急,容易与空气一起吞咽,引起打嗝、腹胀。合理的喝水方法应该是少量、多次、慢饮,特别是夏季户外活动结束后,不宜立即饮水,应稍作休息,不要一次喝得太多。

夏季出门在外,比较适合饮用乳酸菌饮料和茶饮料。乳酸菌饮料的含奶量比较低,在总体营养价值上不如酸奶,但喝起来更解渴,其中的活性乳酸菌对人体非常有益,能促进营养的吸收、调节胃肠道功能。有些乳酸菌饮料还添加了人体所需的钙和维生素,可以起到一定的补充营养作用。清新爽口的茶饮料则具有利尿、防暑降温的功效,还有抗氧化、抗疲劳的作用,也适合夏季饮用。同时,茶饮料和茶水一样,其中含有维生素 A 和维生素 E,有助于保护皮肤,减少紫外线辐射的影响。

至于年轻人非常喜爱的碳酸饮料,虽然解渴,但几乎没有什么营养成分,而且含糖量比较高,多喝容易引起肥胖和糖尿病,尤其不适合儿童饮用。

68. 盛夏吃冷饮要注意哪些禁忌

夏季,由于高温的影响,人体会产生一系列生理反应,导致精神不振、食欲缺乏。这时,若能在膳食上合理安排,适当吃些冷饮,不仅能消暑解渴,还可帮助消化,使人体的营养保持平衡,有益于健康。然而,有的人在吃冷饮时往往不注意卫生,暴饮暴食,以致诱发食物中毒、痢疾、病毒性肝炎等。

(1)冷饮吃得过多,会冲淡胃液,影响消化,并刺激肠道,使蠕动亢进,缩短食物在小肠内停留的时间,影响人体对食物中营养成分的吸收。特别是患有急慢性胃肠道疾病者,更应少吃或不吃。

(2)6个月以下的婴儿胃肠道功能尚未发育健全,黏膜血管及有关器官对冷饮的刺激尚不适应,因而不要多食冷饮,否则会引起腹泻、腹痛、咽痛及咳嗽等症状,甚至诱发扁桃体炎。

(3)老年人消化道功能已明显减退,对冷饮的耐受力也大大降低,如吃了过多的冷饮,不仅会引起胃肠道消化功能紊乱,还可能诱发更为严重的疾病。特别是体质虚弱的高龄老年人,最好禁用冷饮。

(4)夏食冷饮要适量,以"色清、味美、品鲜"的为佳,要认真查看冷饮是否卫生、新鲜。一般的果汁类饮料应没有沉淀,瓶装饮料应该不漏气,开瓶后应有香味。鲜乳为乳白色,乳汁均匀,无沉淀、凝块、杂质,有乳香味。罐头类饮料的铁筒表面不得生锈、漏气或漏液,盖子不应鼓胀,如果敲击罐头时呈鼓音,说明已有细菌繁殖,也不能食用。

(5)糖尿病、十二指肠溃疡、慢性胃炎、慢性结肠炎、胆囊炎、消化不良、龋齿、牙本质过敏、高血压病、冠心病、动脉硬化、咽喉炎、支气管炎、支气管哮喘、关节炎、肾病、肥胖症等患者更应注意禁忌食用，以免影响健康。

69. 夏季为什么要多吃四类蔬菜

（1）多吃含水量多的瓜类蔬菜：夏季气温高，人体丢失的水分比其他季节要多，需要及时补充水分。冬瓜含水量居众蔬菜之冠（高达96％），其次是黄瓜、金瓜、丝瓜、佛手瓜、南瓜、苦瓜、西瓜等。这就是说，吃了500克的瓜菜，就等于喝了450毫升高质量的水。另外，所有瓜类蔬菜都具有高钾低钠的特点，有降低血压、保护血管的作用。

（2）多吃清热祛湿的凉性蔬菜：夏季对人体影响最重要的因素是暑湿之毒。暑湿侵入人体后会导致毛孔张开，过多出汗造成气虚，还会引起脾胃功能失调，消化不良。吃些凉性蔬菜，有利于生津止渴，除烦解暑，清热泻火，排毒通便。夏季上市的凉性蔬菜有苦瓜、丝瓜、黄瓜、菜瓜、西瓜、甜瓜、番茄、茄子、芹菜、菊花脑、生菜、芦笋等。

（3）多吃解火败毒苦味蔬菜：科学研究发现，苦味食物中含有氨基酸、维生素、生物碱、苷类、微量元素等，具有抗菌消炎、解热去暑、提神醒脑、消除疲劳等多种医疗保健功能。现代营养学认为，苦味食品可促进胃酸的分泌，增加胃酸浓度，从而增加食欲。常见的苦味蔬菜有苦瓜、苦菜、蒲公英、荷叶等。

（4）多吃抗炎杀菌的蔬菜：夏季气温高，病原菌繁殖较快，是人类疾病尤其是肠道传染病多发季节。这时多吃些"杀菌"蔬菜，可预防疾病。这类蔬菜包括大蒜、洋葱、韭菜、大葱、香葱、青蒜、蒜苗等。葱蒜类蔬菜中，含有丰富的植物广谱杀菌素，对各种球菌、杆菌、真菌、病毒有杀灭和抑制作用,其中作用最突出的是大蒜。近年研究查明,大蒜的有效成分主要是大蒜素。由于大蒜中的蒜酶遇热会失去活性,为了充分发挥大蒜的杀菌防病功能,最好生食。

70. 夏季食海产品如何注意卫生

海产品味道鲜美,营养丰富,老少皆宜。夏季气候炎热,吃海产品要讲究科学,如果食之过度或不注意饮食卫生,则对身体有害。

大部分海鲜食品含有丰富的嘌呤成分,如果经常过量摄入往往会引起体内尿酸过高。其中有 2/3 可经尿液排出体外,余下的 1/3 则会促使血中尿酸浓度增高,使过多的尿酸沉积在关节周围或组织内,可引起急性肠炎反应、关节退行性病变,症状严重时可出现关节僵硬或畸形。研究表明,这些症状多发生在 40 岁以上的男性,尤以肥胖者最明显。临床也证明,在大部分病例中,或多或少都伴有不同程度的高血压。突出症状为:90％的患者踇趾关节出现突发性的、难以忍受的剧烈疼痛,数小时内发展至高峰。患者关节及其周围组织明显红、肿、热、痛,周身不适,发病突然,去得也迅速。

夏季食用海产品,如果操作不洁,还会引起急性副溶血性弧菌食物中毒,这是一种常见的细菌性食物中毒,最大特点是在无盐的情况下不生长,当盐的浓度在 3‰～35‰,环境温度在 30℃～37℃时繁殖最快。该菌是海洋性细菌,在海洋生物中广泛存在,它最怕热,在 100℃水中会很快死亡。普通食醋对它也有杀灭作用。

食用受副溶血性弧菌感染的海产品,一般在食后 12 小时左右发生中毒现象。典型症状是上腹部或脐周呈阵发性腹绞痛、腹泻,先出现水样便,继而出现脓血便。同时,还伴有恶心、呕吐,体温在 38℃～39℃,个别患者可达 40℃ 以上,甚至发生休克、昏迷。如抢救不及时,可造成死亡。

预防的方法是不要吃生的,或半生不熟的,或外熟内生的海产品。对海产品定要烧熟煮透,螃蟹要蒸 30 分钟,大虾要煮沸 10 分钟,才能保证该菌体被全部杀死。吃海产品要现吃现做,做熟后盛装在经过消毒的容器内。剩下的或存放时间过长的海产品,下次食用前一定要充分加热。盛装过海产品的容器、用具、炊具及操作人员的手应经过彻底洗刷消毒后,才能接触熟食品。

71. 夏季食苦味有什么好处

中医学认为,夏季心火易亢,苦味能泄暑热、燥暑湿。夏令适当吃些苦味食品能恢复脾胃纳运功能,增进食欲。

(1)苦瓜:苦瓜是夏季常见的家常菜肴,还可泡制凉茶饮料,制作蜜饯,苦瓜也是一味良药。明代李时珍认为,其性寒,味苦,有降邪热、解疲乏、清心明目、益气壮阳之功效。现代医学发现,苦瓜内有一种活性蛋白质,能有效地促使体内免疫细胞去杀灭癌细胞,具有一定的抗癌作用。苦瓜含有类似胰岛素的物质,有显著降低血糖的作用,被营养学家和医学家推荐作为糖尿病患者的理想食品。

(2)苦菜:苦菜属多年生草木菊科苣族植物,含有丰富的维生素和矿物质,营养价值较高。据分析,苦菜还含有甘露醇、蒲公英甾醇、蜡醇、胆碱、酒石酸等多种成分。中医学认为,苦菜性寒,味苦,主要作用在于清热、凉血、解毒。现代医学证实,它对金黄色葡萄球菌、铜绿假单胞菌及大肠埃希菌有较强的抑菌作用,对白血病细胞也有抑制作用,外用时抑菌作用更强,而且还有强烈的收敛作用。

(3)苦丁茶:苦丁茶中含熟果酸、β-香树脂醇、蛇麻脂醇、蒲公英赛醇、β-谷甾醇等五环三萜物质,还有茶多酚、皂苷、儿茶素、咖啡碱、氨基酸、维生素等营养成分。据历代医学应用和现代医学临床实践证实,苦丁茶具有清热解毒、杀菌消炎、止咳化痰、健胃消积、提神醒脑、明目益思、减肥防癌和降血脂、降低胆固醇等功效。

(4)苦杏仁:苦杏仁营养十分丰富,含脂肪酸、蛋白质和各种游离氨基酸,矿物质含量也很高。其中钙、镁、磷含量分别为牛奶的 3、4、6 倍。不过苦杏仁含有约 3% 的有毒成分——苦杏仁苷,在食用前,须采用水煮等方法加以去除后才能食用,且一次食用不宜过多。

72. 夏季食凉拌菜如何注意卫生

夏季,气温高,出汗多,胃液分泌量减少,往往食欲缺乏。因此,人们喜爱吃些新鲜的凉拌菜,不但清香可口,还有开胃消暑的作用,如芹菜拌粉皮、黄瓜拌粉皮、生拌绿豆芽、辣白菜等。不过在做这些凉拌菜的时候,一定要注意制作卫生。蔬菜在生长、采摘、运输、销售过程中,会受到各种污染,表面不可避免地沾有病菌、寄生虫卵,可能还有农药残留。如果不认真洗干净,不进行必要的消毒,生吃凉拌菜就可能得肠道传染病或寄生虫病。因此,制作凉拌菜时要挑选新鲜的蔬菜,择去烂叶,彻底冲洗干净,最好用开水烫一下,使表面的细菌被杀死。切菜用的刀和砧板应洗净,用开水烫一下,不要用未经消毒的刀和砧板来切菜。此外,还要放些食醋,不仅能调味,还有杀菌作用。凉拌菜要吃前制作,当顿吃完,防止隔顿变质,以免引起食物中毒。

73. 夏季糖尿病患者如何补充热量

夏季,酷热难耐,人们消耗的热量和营养成分较多,若不及时补充,就可能发生代谢紊乱。尤其是糖尿病患者,如不重视补给,很可能诱发糖尿病并发症。

(1)多补青菜和瓜果:因出汗使绝大多数的水溶性维生素 C、维生素 B_1、维生素 B_2 都随着汗液排出,所以除一日三餐多吃些含纤维素、维生素、微量元素多的油菜、生菜、小白菜、莴苣、茴香、芹菜、小红萝卜、西葫芦、冬瓜、苦瓜、绿豆芽、菠菜、圆白菜、菜花、韭黄、不辣的青椒外,还应生吃些黄瓜、西瓜、番茄、苹果等,以补充丢失的营养。

(2)及时补水:由于血糖过高,必须增加尿量,把糖分从尿中排出体外。同时,体内的水分随汗液排出也会造成口干等现象。为此,糖尿病患者要养成不渴而饮水的习惯。但要注意在高温天气里补水要少量多次,以免冲淡胃液。

(3)适当补盐:缺盐就会无力、恶心、呕吐、嗜睡、神志淡漠,甚至昏迷。糖尿病患者应注意适当补盐,每天最少也要摄入盐 5~6 克。

(4)动物性食品:由于汗液中排出最多的赖氨酸多存在于动物食品中,糖尿病患者必须注意适当吃些瘦肉来补充赖氨酸。

(5)有意识补钙:缺钙会对稳定血糖不利,尤其是老年糖尿病者。为锻炼神经传导和肌肉收缩、维持毛细血管渗透压保持血液酸碱平衡,要有意识地注意补钙。除了日常食补如牛奶、虾皮、海带和各种新鲜蔬菜来补钙外,也要适当吃些钙质补品。

74. 炎夏虚证如何清补

盛夏时节,天气炎热,人体出汗多,睡眠少,体力消耗大,消化功能差。许多人一到夏季,体质都有所下降,常常是"无病三分虚"。一些平素阴虚体弱者,更易产生精神疲惫、食欲缺乏、口苦苔腻、脘腹胀闷、体重减轻等"疰夏"的征象。因此,炎夏时对体虚者尤须重视饮食调补。

中医学认为,"脾主长夏、暑必夹湿"。脾虚者夏令养生,可采取益气滋阴、健脾养胃、清暑化湿的清补原则,饮食调养宜选用新鲜可口、性质平和、易于消化、补而不腻的各类食品。入夏应市的蔬菜、水果甚多,如茄子、冬瓜、丝瓜、番茄、黄瓜、芹菜、豆制品、西瓜、葡萄等,可轮换配套食用。老年人食补可选用羹、莲子汤、荷叶粥、绿豆粥、豆浆粥、玉米糊等消渴生津、清热解暑之品。对患有高血压、高脂血症的老年人,还可用海蜇、荸荠等量,洗净后加冰糖适量煮成"雪羹饮",每日分 3 次食用。若伴有消化不良、慢性腹泻者,用鲜白扁豆 100 克,粳米 50 克,加水适量煮粥吃,也可收到食疗之效。

清补,当忌辛辣生火助阳和肥甘油腻、生痰助湿类食品,但并非禁忌荤食。阴虚体弱者在安排膳食时,可选择猪瘦肉、鸭肉、兔肉、白斩鸡、咸鸭蛋、清蒸鲜鱼等富含优质蛋白质的食品,以增加蛋白质的摄取量。

为了提高食欲、增加营养,还可适当吃些带苦味的食物。现代营养学研究表明,苦味食物中含有许多生物碱类物质,具有消炎退热、促进血液循环、舒张血管、清心除烦、醒脑提神及调整人体阴阳平衡的作用。

夏令清补虽说多以清淡寒凉的食物为主,但生冷及冰冻食品还是不宜过多食用。特别是婴幼儿、年老体虚、久病初愈或脾胃虚寒者,更应少吃或不吃冷饮食品,以免过度刺激胃肠黏膜毛细血管收缩,影响消化道腺体分泌。一旦脾胃受损,便可导致消化不良,食欲缺乏,重者可出现腹痛、腹泻等症状。这样伤及元气,对安度炎夏有害无益。

75. 夏季食酸味食品有哪些好处

一般来说,夏季多食酸味食品,有以下几方面的好处。

（1）敛汗祛湿：夏季出汗多而易丢失津液，需适当吃酸味食物，如番茄、柠檬、草莓、乌梅、葡萄、山楂、菠萝、杜果、猕猴桃之类，它们的酸味能敛汗止泻祛湿，可预防流汗过多而耗气伤阴，且能生津解渴，健胃消食。

（2）杀菌防病：夏季喜食生冷，用醋调味既可增进食欲，又能够杀死菜中的细菌，可预防肠道传染病。

（3）增强胃液杀菌能力：持续高温下及时补充水分很重要，饮水可维持人体充足的血容量、降低血黏度、排泄毒物、减轻心脏和肾脏负担。但饮水多了会稀释胃液，降低胃酸杀菌能力。吃些酸味食品可增加胃液酸度，健脾开胃，帮助杀菌和消化。

（4）利于营养素的吸收：夏季最需全面均衡营养，在高温环境里，人体营养物质消耗相当大，除了一日三餐外，还要注意从蔬菜、水果、饮食中额外补充维生素 C、维生素 B_1、维生素 B_2 和维生素 A、维生素 D，钙丢失多的人还要补充优质钙制剂。多吃点酸味水果和食品可以增加和帮助钙等营养素的吸收。

食品中酸味的主要成分有醋酸、乳酸、柠檬酸、酒石酸、苹果酸等。市场上的食醋一般含醋酸 3％～5％，食用醋精含醋酸 30％，是使用广泛的酸味剂。乳酸是酸奶中的一种物质，故称乳酸。其他酸类大多数存在于柠檬、苹果、葡萄等水果之中。夏季吃些酸味食品，对消暑很有好处。

76. 夏季如何多吃凉性蔬菜

夏季对人体影响最重要的因素是暑湿之毒，暑湿侵入人体后会导致毛孔张开，出汗过多，造成气虚。还会引起脾胃功能失调，食物消化不良。加上近年肉类等动物性食物消费量增加，体质呈酸性，多内热，吃些凉性蔬菜有利于生津止渴，除烦解暑，清热泻火，排毒通便。在夏季上市的瓜类蔬菜中除南瓜、金瓜属温性外，苦瓜、丝瓜、黄瓜、菜瓜、西瓜、甜瓜等都属于凉性蔬菜。此外，番茄、茄子、芹菜、菊花脑、落葵、生菜、芦笋、豆瓣菜等都属于凉性蔬菜。这些蔬菜正值旺产期，不妨经常食用。

77. 夏季如何预防水中毒

炎炎夏日，人体难免流失大量水分，需要经常补充。可是，喝水不当可能会引起"水中毒"。

"水中毒"的原因跟人体的盐分丢失有关。人在酷热天气身体出了很多汗以后，不仅丢失了水分，同时也丢失了不少盐分。如果此时一次喝进大量白开水，水分经胃肠道吸收后，又经过出汗排出体外，随着出汗又失去一些盐分。这样，血液中的盐分就越来越少，吸水能力随之降低，一些水分就会很快被吸收到组织细胞内，使细胞水肿，人就会感觉头晕眼花等，有"水中毒"的症状。

防止"水中毒"的办法很简单，掌握正确的喝水方法。正确的喝水方法应该是：先用水漱漱口，润湿口腔和咽喉，然后喝少量的水，停一会儿，再喝一些，这样分几次喝，就不会因"水中毒"而损害健康了。当然，大量出汗后，如能及时补充点淡盐水，则更利于身体健康。若不习惯于喝含盐饮料，则应将菜炒咸一点食用。另外，要保持体内有适量的水分，就要"主动饮水"，即在口未感到渴时就要喝水。

当一个人处于"水中毒"状态时，应立即为其喂入大量豆浆，使胃中的盐卤与豆浆发生作用，生成豆腐，可解除盐卤的毒性。如果没有豆浆时，先灌入米汤，再灌入温开水，用手指刺激患者的咽后壁，进行催吐洗胃，反复数次。病情严重者应立即送医院进行抢救。

78. 夏季为什么不能随便喝凉茶

凉茶起源于我国南方。起初,凉茶以茶叶为原料,后来为了增强茶叶清热生津的作用,或增加祛湿消滞、解表发散等功效,于是人们在凉茶中添加了一些中草药。发展到后来,不少凉茶虽有茶之名,实际上全部是由中草药组成。随着凉茶概念的不断延伸,凡是能起到清热解暑、祛湿消滞、生津止渴、提神醒脑、养颜护肤等作用的中草药饮料,都已被人们称为凉茶。有些人认为,无论何种凉茶,都是有病服之能治病,无病服之能防病,甚至天天喝凉茶。其实,这种说法是不科学的。

凉茶不能滥服,更不能作为一般饮料长期饮用。如果随意服用,可能会产生不良反应。过量喝凉茶易伤脾胃,如果服用者本身脾胃较差,或者患有胃溃疡、胃出血、慢性胃炎等病,容易导致病情加重或复发。过量喝凉茶还可能阻碍消化功能,使人的胃口变差,胃部胀满不适,甚至会出现腹痛、腹泻等症状。

凉茶中的大部分药物都偏寒,按照中医学的理论,少量服用能起到清理湿毒的作用,但如果服用过量,则"苦寒者必伤阴",所以凉茶不可喝得太多,而且要因人而异。对于一些体质强壮、易上火,经常咽喉肿痛、便秘、舌红苔黄的人来说,不妨喝些凉茶来祛火,以安度盛夏。对于体质较弱者和婴幼儿说来,长期服用凉茶,易导致疲倦、面色苍白、多汗、易感冒等问题。尤其是婴幼儿,由于身体发育尚不成熟,长期喝凉茶反而影响他们的健康成长。对于大多数健康成年人来说,在湿热的季节里,可以选择适量喝凉茶预防上火。

79. 中暑后的饮食有哪些禁忌

人在中暑之后常常很虚弱,在恢复的过程中应吃些较为清淡、容易消化的食物,适量补充水分、盐、热量、维生素、蛋白质等,同时注意以下饮食禁忌。

(1)忌大量饮水:中暑患者应采用少量多次的饮水方法,每次以不超过 300 毫升为宜,切忌狂饮。因为大量喝水不仅会冲淡胃液,影响消化功能,还会引起反射性排汗亢进,使体内水分和盐分进一步大量流失,严重时可导致热痉挛。

(2)忌大量食用生冷瓜果:中暑患者大多脾胃虚弱,大量食用生冷瓜果和寒性食物会进一步损伤脾胃阳气,重者会出现腹泻、腹痛等症状。

(3)忌偏食:中暑患者应以清淡饮食为主,但可适当佐以鱼、肉、蛋、奶等,以保证人体所必需的营养成分。

(4)忌吃大量油腻食物:中暑后应少吃油腻食物,以适应夏季胃肠的消化能力。油腻食物会加重胃肠的负担,并使大量血液滞留于胃肠道,导致输送到大脑的血液相对减少,人会感到头晕、疲倦。

(5)忌盲目进补:中暑之后暑气未消,虽有虚证,但过早进补会使暑热不易消退,或使已经逐渐消退的暑热复燃。

三、秋季养生

1. 秋季如何养生

秋季,始于农历立秋,止于立冬,包括立秋、处暑、白露、秋分、寒露、霜降六个节气,并以中间的秋分为季节气候的转变环节。《管子》中记载:"秋者阴气始下,故万物收。"从秋季的气候特点来看,初秋由于盛夏余热未消,秋阳肆虐,气温较高,故有"秋老虎"之说。但"白露"之后,北方寒气逐渐南下,由热转寒,早晚温差较大,万物随寒气增长逐渐萧落。此时,阳气渐收,阴气渐长。人体的生理活动也适应自然环境的变化,从"夏长"到"秋收"的阴阳变化,人体的阳气随之内收。因此,秋季养生必须注意保养内存之阳气,凡精神、起居、饮食、运动等养生皆不能离开"养收"这一原则。

《黄帝内经·素问·四气调神大论》中指出:"秋三月,此谓容平。天气以急,地气以明,早卧早起,与鸡俱兴,使志安宁,以缓秋刑,收敛神气,使秋气平,无外其志,使肺气清,此秋气之应,养收之道也。逆之则伤肺,冬为飧泄,奉藏者少。"意即秋天三个月是万物成熟的收获季节,金风渐入劲急,暑湿已去,天气开始转凉,人们应当早起早睡,像鸡一样天亮就起身,天黑就睡觉,借以缓和秋天肃杀之气候对人体的影响。要收敛神气,避免秋天肃杀之气对人体的侵害,使肺气得到匀整这就是调养秋收之气的道理。如果违背了这个道理,就要损伤肺气,到了冬天会发生消化不良的泄泻病。这就是说,秋季收养的基础薄弱,供给冬天潜藏之气的能力就差了。

秋季,天气日趋凉爽,气温开始下降,气候变得干燥,人体内夏湿过渡到秋燥。从寒露到霜降,气温骤降,人们容易一时不能适应而感受风寒,引起疾病。尤其是老年人代谢能力较差,既怕冷,又怕热,对剧烈变化的气候往往难以适应,病邪极易侵入机体,从而导致燥咳、气喘、胸痛等疾病。平素就患有慢性支气管炎或哮喘的老年人,这时容易旧病复发。此外,像风湿病、胃病、心血管病等疾病,也极易在这一季节诱发或使病情加重。因此,做好秋季的养生保健工作,对老年人的身体健康是十分重要的。

2. 秋季如何重视精神养生

秋季养生要十分注意精神的保养,精神包括喜、怒、忧、思、悲、恐、惊等情态的变化,精神好是人体健康必备的条件。要培养乐观情绪,以平素兴趣所好,尽情玩乐宁志,自释精神负担。可登高远眺,饱览胜景,以陶冶情操,稳定情绪,提高机体的防燥、免疫能力。

秋季虽会给人以萧瑟之感,但也是金风送爽、硕果累累的季节。人们可以辩证地看待自然界的季节交替,静思其收获的喜悦,培养乐观情绪,常常登高远眺,饱览胜景而心旷神怡,不要悲伤忧思,以收神敛气,为冬令阳气潜藏作准备。秋季要使人情志安宁,以缓和秋天的肃杀之气对身体的影响,降低兴奋程度,减少活动,守护元气,使秋气和平,不要让情志外驰,使肺气清静。这是适应秋天天气的方法,护养"收气"之道。我国历代民间有重阳节登高赏景的传统习俗,登高远眺,饱览奇景,有心旷神怡之感,可调节秋季不稳定的情绪,使一切抑郁顿然消失,且能调剂生活,更能调摄精神。秋季的精神调摄,对提高人体抗病能力,减少冬季疾病是有重要意义的。

　　一般来说，秋季人的情绪不大稳定，心情烦躁，也易产生悲愁忧伤之感。尤其是草枯叶落、花木凋零的深秋，常在一些人心中引起萧条、凄凉、垂暮之感，产生悲伤忧愁的情绪。悲忧最易伤肺，故宋代养生家陈直指出："秋时凄风惨雨，老年人多动伤感，若颜色不乐，便须多方诱说，使役其神，则忘其秋思。"因此，秋季养生首先要培养乐观情绪。特别是退休、离休在家的老年人，对不良刺激的耐受性下降，而对此情此景，常常频忆旧事，更易生垂暮、忧愁之感，甚至引起抑郁症的发生或加重。

3. 秋季如何宁心安神

　　人的情绪与自然环境和生活环境有密切关系，而人的理智与意志可以调节、平衡情绪。秋季气候干燥，使人咽干唇干，皮肤干燥而发痒，甚至干裂而出血，这样就使人心烦而急躁，并影响到心脏功能正常活动而致病。清静养神法是古代精神养生的最基本方法。《医钞类编》中指出："养心在凝神，神凝则气聚，气聚则形全。若日逐攘忧烦，神不守舍，则易于衰老。"所以，要保持精神清静，摒弃烦扰，排除杂念。唐代孙思邈曾指出："多思则神殆，多念则智散，多欲则智昏，多事则劳形。"这些都说明思想纯正、情绪乐观、精神内守、内无杂念能够强身益智而不得病。

　　《黄帝内经·素问·上古天真论》中指出："夫上古圣人之教下也，皆谓之虚邪贼风，避之有时，恬淡虚无，真气从之，精神内守，病安从来。是以志闲而少欲，心安而不惧，形劳而不倦，气从以顺，各从其欲，皆得所愿。故美其食，任其服，乐其俗，高下不相慕，其民故曰朴。是以嗜欲不能劳其目，淫邪不能惑其心。愚智贤不肖不惧于物，故合于道。所以能年皆度百岁，而动作不衰者，以其德全不危也。"这段话的意思是：古代一些精通养生之道的人们教导人们时都说，要适时回避自然界的虚邪贼风，情志要安闲清静,体内的真气就会调达顺畅。对物质生活不苛求,对名誉地位不妄想,更不被嗜欲、淫邪所困扰,适当劳动而不过度疲倦,全身气机调达顺畅,每个人的要求能得到满足,每个人的愿望都能实现。不论粗细食物吃时都觉得甘美,穿着随便而不讲究,随俗入习自得其乐,不因地位高低之分而起羡慕之情,因此百姓们称赞他们质朴真诚。一切嗜欲都不能让他们眼花缭乱,淫邪不能诱惑他们的心境,不论是愚呆的、聪明的、贤明的、不贤明的,这些人都对外界诱惑毫无惧色,这符合于养生之道。所以,他们的年龄都能达到100多岁,而动作没有一点衰老的样子,这是因为他们掌握了养生之道,涵养道德真气,使之内守不受危害的缘故。

秋季精神养生要保持着与世无争、自乐其中的心理状态,这与饱食终日、无所用心有着根本区别。这里所说的精神清静,是指思想纯正,不存邪念而言。保持精神清静,很重要的是要有事业责任心和崇高的生活目的,这是每个人的生活基石、精神支柱。而整日百无聊赖、生活懒散、无所事事,就不可能有真正意义上的健康。

要宁心安神,就要在思想上认识到秋燥虽可伤人,但人是可以防燥治燥的。只要静心养气,就可以使人体的适应功能增强,以适应秋天气候的变化。可练静坐功,垂目养神,调息敛气,清心去烦,以稳定情绪,保持良好的心境,老年人尤应宁心安神,养气健身防燥。可饮清心润燥和安神的药茶或食用滋阴润燥的食物,以增强人体适应功能,可以尽快地适应秋季气候。

4. 为什么不能让"秋愁"上心头

秋风萧瑟,秋雨凄凉。的确,在秋三月里,红衰翠减,百花凋零,容易让人触景生情,忧愁缠心。因此,秋季养生忌让"秋愁"上心头。

　　当然,秋风秋雨易使人忧愁,并不完全是审美和心理方面的原因,也有着一定的生理原因。研究表明,在人的大脑底部有一种叫松果体的腺体,能分泌出一种"褪黑激素"。这种激素能诱人睡眠,使人意志消沉,生出抑郁不欢的情绪。在夏季里,由于阳光充足,褪黑激素分泌较少。入秋以后,由于日照时间减少,强度减弱,这种激素会有较多的分泌,人的心情自然就容易低沉消极,精神也容易萎靡不振。这就是古人说的"天昏昏兮人郁郁"。

　　此外,气候规律表明,每一次秋风秋雨,往往伴随着一次冷空气的活动,所谓"一场秋雨一场寒"。在低温条件下,人的新陈代谢和生理功能处于受抑状态,容易产生内分泌功能紊乱,从而进一步导致情绪低落、注意力不集中,甚至还会出现心慌心悸、失眠多梦等症状。这就是人们常说的"低温抑郁症"。

　　预防或减轻"秋愁"这种不良情绪的办法是:起居要有规律,注意体育锻炼。要多吃些高蛋白的食物(如牛奶、鸡蛋、肉类和豆类等),在情绪低落时,可适当饮些咖啡、绿茶,吃些香蕉、巧克力等,从而兴奋神经系统,改善心境。在秋雨连绵之时,要增加光照,从而抑制褪黑激素的分泌。

　　不过,"秋愁"既然是一种"心病",心理调节就非常重要。在秋季里,要少看一些感情缠绵、充满失意情绪的小说和电视剧。同时,要少一些怀旧情绪,多想想美好的未来,多参加一些有意义的活动,以丰富自己的业余生活。外出游玩,不宜去那些草木枯黄的荒凉旷野,宜多登高远眺,饱览秋日美景和硕硕果实,定会心旷神怡,百愁皆消。

5. 秋季如何重视起居养生

　　秋季除了在温度上与夏季有明显的区别外,秋季的干湿度与夏季也有区别。秋季是由夏季向冬季过渡的季节,也是冬季风取代夏季风的过渡季节。冬季风干燥寒冷,密度大;夏季风暖热湿润,密度小。每到秋季,冬季风形成暴发南下取代夏季风的过程,是从近地面的大气层开始,这样下层为冷空气控制,上层为副热带所控制,大气层结构稳定,形成秋高气爽的天气。

秋季,自然界的阳气由疏泄趋向收敛,起居作息要相应调整。人们要早点睡觉,早点起床。因为,秋天晚风凉肃,人由夏时而来尚不能完全适应,故而早卧既顺应阳气之收,又避凉气入中。早起使肺气得以舒展,助防收之太过。生活在初秋,暑热未尽,凉风时至,天气变化无常,即使在同一地区也会有"一天有四季,十里不同天"的情况。因而,应多备几件厚薄不一的秋装,酌情增减。

秋季摆脱了暑热,人的食欲大增,此时容易饮食过量,造成消化不良,引起或加重胃病。因此,各人应根据自己的身体状况,调节饮食。秋季空气比较干燥,人易损伤津液,出现口渴、音哑、鼻腔和皮肤干燥等症状。因此,要适量吃些苹果、梨等水果,多喝茶、牛奶等饮料,以满足机体对水分、营养的需要,提高抗病能力。深秋,体内精气开始封藏,进补已易于吸收储藏。因此,体质虚弱的人可以开始对症选食一些清平的补品。

秋季温度低,风力较大,人体汗液蒸发很快,皮肤容易干燥,甚至出现口干唇焦等秋燥症状,并同时失去一部分水溶性维生素,如 B 族维生素和维生素 C,根据"燥则润之"的原则,秋季的营养和饮食应以养阴清热、润燥止渴、清心安神的食物为主。常见的滋养润燥的食物有花生、乳类、梨、苹果、香蕉、芝麻、蜂蜜等。注意多补充水分和维生素,每天都要喝些汤水、稀粥、果汁和牛奶。脾胃虚弱或消化不良者,可以食用具有健脾补脾健胃作用的莲子、扁豆、大枣等。老年人和儿童不要再食用生冷食物,以避免秋泻伤身。

秋季气候干燥,常使人皮肤干裂,口干咽燥,毛发易脱落,大便易秘结,宜保持室内一定湿度,多饮水,防秋燥。秋季天气多变,衣服增减要适时,体质好的中老年人,可稍穿得少些,提高身体御寒能力。注意不要捂得太严,民间的春捂秋冻就是此意。暮秋,气温较低,风寒邪气易伤人,应及时增加衣服,谨避伤寒。

6. 秋季如何避免"气象过敏症"

秋季,大约有1/3的人程度不同地患有思想不集中、记忆力下降、困倦乏力、抑郁焦虑、头痛晕眩、恶心、失眠、多汗、心跳加快、血压增高等。气象专家认为,当气象变化时,气温、湿度等气象要素的刺激通过皮肤感受反映给下丘脑,下丘脑又支配脑垂体去调整人体内分泌功能,以保持天气变化前后的生理平衡。这一过程需要一定的时间,如果天气变化剧烈,人体所需要的适应时间不能满足,则会导致上述症状的发生。秋季是两种气象条件变化都很显著的季节。一方面,与夏季相比,秋季的气温和湿度有所降低,气压则有所升高,这势必影响人体细胞的摄氧量;另一方面,秋季也是天气变化比较大的季节,冷暖空气时常交替入侵,气象要素变化比较剧烈和频繁,最易引发较为严重的"气象过敏症"。因此,入秋之后,要注意天气预报,及时增添衣服,同时要注意增强营养和进行体育锻炼,保持天气变化前后的生理平衡,尽可能地避免"气象过敏症"的发生。

7. 秋季晨起为什么不能着凉

秋季,从季节变化的角度话保健,早晨起床忌忽视身子着凉。因为,秋晨风凉,人们睡在床上,身体中的新陈代谢与各器官活动大大降低了,降至只能维持内脏活动的程度。当然,体温也有所下降。所以,要依靠被单、毛毯之类保温。在此情况下,如果一跃而起,没有披上外衣,跑到盥洗室,很容易受晨风着凉。如果着了凉,出现轻微咳嗽,认为过几天就会好的,而不去理会它,从保健的角度讲,这样做对身体健康不利。

秋季最容易罹病的部位就是呼吸系统,如受风寒,吃燥热食物,都很容易导致气管发炎,出现咳嗽、咳痰。最初是干咳无痰,不久就会吐白色的稀痰,以后的痰会逐渐变成黄色而且黏稠。如果不予及时治疗,炎症可能会向下蔓延,引起支气管炎或肺炎,那麻烦就大了。

有些人经过治疗,病情有了好转,接近痊愈时,便不再重视,就在将愈阶段停止了治疗,等待它自己痊愈。结果,往往病患拖出一条长长的尾巴,把身体缠得好苦。这条尾巴很可能就是慢性支气管炎。有人说支气管炎是秋天送给疏忽者的礼物,这话一点也不错。

支气管炎分为急性和慢性两种。急性支气管炎,一发病时就出现鼻塞、流鼻涕、打喷嚏、喉咙痛、头痛、头晕、四肢酸痛、倦怠无力等;同时还伴有咳嗽,有时是阵发性的,有时是连续性的;严重的还有胸部发闷、胸痛、食欲缺乏等症状。发现急性支气管炎时,首先要注意的是不可使身体继续受凉,早晨起床最好穿上外衣,吃容易消化的流质食物,多饮开水,症状较严重时应及时求医诊治。

8. 秋季睡觉为什么不能贪凉

立秋之后,金风送爽,人们都感到舒适。临睡之前,都喜欢开窗而卧,在凉爽的气温里进入梦乡。然而,初秋时节正是寒暖交替、冷热交锋之际,冷空气开始活动。前半夜暑去爽来,很是宜人;后半夜寒邪下注,室内暑湿上蒸,两者相交在一起,寒湿之邪便常常同时侵袭人体。一年之中的换季阶段,对人体健康干扰甚大。

入秋以后,人体为了适应新的气候,功能就需要发生相应的变化,从而使体温和其他生理功能保持正常。秋季天气凉爽,人体毛孔张开不再排汗,湿气内留,人们为了贪图凉快,晚上开着门窗睡觉或久居阴凉潮湿之处,都是感受寒湿的原因。一般来说,常见症状有全身酸重,肌肤麻木,脘腹痞满,便溏下痢,四肢无力,周身关节疼痛等症状。夏秋之交,湿热氤氲,再夜受寒邪,因而发病时常见上述症状。

所以,入秋天气转凉时切莫贪凉。入睡之前,一定要关窗闭户,以防止寒湿之邪入侵,保持健康。国庆佳节将至,欢庆之余更要注意身体保健。

9. 为什么要重视秋乏

天高云淡、金风送爽的秋季,正是工作、学习和开展多种室外活动的好时机。然而,不少人却往往感到倦怠乏力、昏昏欲睡,干什么都提不起劲儿来,这就是老百姓所说的"秋乏"。那么时至秋令,人为什么会感到倦怠呢?

从生理学的角度分析,"秋乏"产生的原因与夏季气候环境对人的影响有关。盛夏季节,天气炎热,人体为了适应炎热的气候产生了一系列生理变化,如大量出汗使机体水盐代谢失调。此外,持续的高温使神经系统的兴奋性增高,加速了新陈代谢的进程,从而使体内能量的消耗相对增加;加之夏季炎热的气候使人难以入睡,致使过度消耗的能量得不到及时适度的补偿,进入9月以后,气温不寒不热,冷暖适中,人体的消耗逐渐减少,机体各生理系统也随之发生变化,如出汗减少,体热的产生和散发及水盐代谢恢复平衡,消化功能恢复常态,心血管系统的负担减轻等,这样人体就进入了一个生理性休整阶段。特别是秋分之后,白天的日照时间逐渐缩短,基本达到"阴阳各半,昼夜均等"。秋季的夜晚晾爽宜人,容易入睡,且睡眠效果好,致使不少入清晨醒来还想再睡下去，大有倦怠之感。"秋乏"是补偿盛夏季节与气候环境给人带来的超常消耗的一种保护性反应，也是机体在秋季这个宜人而又舒适的气象环境中得以恢复体力的保护性措施。换句话说，它是机体达到新的平衡的一种过渡现象。

要克服"秋乏"，就要加强营养，适当增加蛋白质和糖类摄入，但糖类摄入过多会造成身体发胖，因此可通过饮食调节含糖类食物的摄入量，不宜直接食用大量的食糖，而应多吃一些新鲜蔬菜和水果。还要科学安排好生活，养成早睡早起的习惯，注意劳逸结合，使机体得以休整而获得新的活力；再则，要加强体育锻炼，进行轻松愉快的有氧锻炼，如登山、游泳、散步、慢跑、打太极拳、跳健美操、健身舞等，以使机体适应寒来暑往的气候变化。

10. 秋季如何重视气温变化

秋季，冷暖两大气团交锋会有一段秋雨，因为冷空气势力较强，天气显得干燥爽快。大多数人都喜欢秋季，可是对体温调节功能较差的人来说，刚刚经历了炎热的夏季，冷空气来临，常常一时不能适应，便会发生一些疾病，最突出的便是哮喘病发作。秋季也是一些植物的开花季节，会有秋季花粉症。风湿病的发生则以秋季为多。而一些传染病，如伤寒、细菌性痢疾、病毒性肝炎、乙型脑炎、钩端螺旋体病发病并未减少，所以秋季天气虽好，人们还是要注意养生保健。

入秋以后，北方冷空气活动频繁，绝大多数冷空气在南下时有一次降水过程，因此有"一场秋雨一场寒"之说。转凉时既要逐渐增加衣服，也要适度经受寒冷锻炼，"春捂秋冻"对提高皮肤和鼻黏膜的耐寒力有利，对人体适应气候变化也有帮助。当然，"冻"也要适度，秋季早晨、夜间凉意甚浓，要注意保暖，尤其是腹部。"白露"以后，阴气渐重，天气明显转凉，人们的衣、食、住、行得适时调整。秋分时节,秋雨期已基本结束,我国大部分地区雨量明显减少,长江中下游地区下旬平均降水量为 20 多毫米,比中旬减少 1/2,甚至 2/3。秋分以后,则天高气爽,蟹肥菊黄,是美好宜人的时节。

从夏季与冬季的平均温度之差来看,要相差 30℃左右,这 30℃是在秋天季节里渐渐降低的。我国南方地区雨水要比北方多,在秋季中往往是下一场雨,气温要下降几度。此外,秋季的日平均温差也要比其他月份为显著,如果在山区,中午热,一早一晚凉则更为明显,有时日平均温差可达 20℃以上。

人体对不同气温适应的能力是有限度的,太热了人会中暑,太冷了人会受寒,入秋以后稍不注意就会感冒。因此,在气温多变的秋季里,应该积极参加体育锻炼来增强体质,并且要进行各种耐寒锻炼。例如,坚持用冷水洗脸、洗鼻孔、洗脚,如果能坚持冷水浴则更好。还可以做赤脚锻炼,每日 2 次,每次 1 小时,以提高皮肤、鼻腔、脚对温度变化的适应能力,加速这些部位的血液循环和新陈代谢,增加身体的抗寒能力和抗病能力,以预防感冒、气管炎等疾病。

由于冬季人们易于受风受寒,我们就应重视体育锻炼和耐寒锻炼,提高对严寒的适应能力,这样才能收到冬病秋防,防患于未然的效果。体育锻炼、耐寒锻炼是重要的,但是还要同时注意天气变化,早晚注意添加衣服,特别是脚和背部不要受寒,并且注意膳食营养,多吃些高蛋白、高维生素的食物;劳逸结合,生活规律,防止疲劳和过劳的发生。

11. 秋季如何搞好环境卫生

秋季是传染病多发的季节,乙型脑炎就是由蚊子为传播媒介的;秋季痢疾,也是由于食了不洁腐烂变质之物所引起,清洁卫生不可忽视。现代城市住宅区,人口过密、设施杂乱、交通拥挤、噪声干扰等,给人们生活带来痛苦和烦恼,甚至带来各种疾病。因此,要注意美化环境,力求保持生态平衡。根据人的心理和社会需要,搞好住宅的绿化与环境美化,创造一个清新、安静、风景优美、建筑物高度与色彩协调的舒适环境。清洁卫生的家庭环境,也同样有益于身心健康,有利于事业成功。与此相反,不讲卫生或被污染的家庭,对人的健康和事业都有影响。良好的卫生习惯,符合人体内部生理活动规律,不但使人们适应自身的生物节律性,而且能对大自然的环境做出适应性的调节,人们因而能够获得"形与神俱",也就是得到身心健康,而享受天年,达到健康长寿。不良的生活起居习惯,则违背了自身生理活动规律,不仅破坏了自身的生物节律性,而且对周围环境不能作调节性的适应,则往往因"不知持满""不时御神"而"耗散其真",势必"半百而衰"。

居室每天要开窗通风透气,每天采用湿法清扫地面,这样室内扬尘较少。天天清理桌面,揩灰。每周一次小扫除,每月或在季节交换时进行一次大扫除。床是睡觉的地方,干净的床铺舒适而柔软,有利于睡眠。垫被应随季节变化而冷增热减。床单、被单、被套、枕巾要经常清洗或暴晒。起床后不要立即整理被褥,应把被里朝外翻放在床上,打开窗子让人体散发的各种气体蒸发干净,待洗漱后或者是用完早饭后再叠被子。

厨房里的不卫生会引起食物污染。因此,食品柜要保持清洁,餐具、茶具要常洗,要消毒。食品要保持新鲜、清洁、卫生,清洗时要采用流水,或用淘米水或弱碱水浸泡。生熟食品用的菜刀、菜板要分开,以免发生交叉感染。使用过的刀板要刮净、洗净。切过生鱼、肉、禽的刀板,要先用冷水冲洗干净后再用开水烫洗或放碱水中烫洗彻底。餐具、饮具最好用洗洁剂或碱水洗刷,然后再用自来水冲洗干净。一个未经消毒的碗,有病菌 3 000 多个。一根未经消毒的筷子上有 1 600 多个病菌。一块普通的洗碗布上,每平方毫米上竟藏有细菌 1 000 万个,所以用后要洗净,还要经常晒晒。

个人卫生是保证身体健康的重要手段,个人卫生要从小做起,养成良好的卫生习惯可终身受益。床单、窗帘、衣裤、鞋袜要清洁。枕巾、被单等要勤洗,被子要勤晒。一双手在其不足指甲大的手掌皮肤上,可聚集 3 500 个细菌,每个指甲缝内有痢疾杆菌和肝炎、沙眼病毒 30 余种。用肥皂冲洗可减少 90% 以上,因此人人应做到饭前、便后要洗手,勤剪指甲,勤洗澡,内衣、内裤、袜子要勤换勤洗。定期理发、剃须;早晚各刷牙 1 次,保持口腔的清洁。注意着装整洁。除此之外,人人还要养成良好的公共卫生习惯,如不随地吐痰,不乱扔纸屑,不乱倒垃圾,不往楼下扔东西。卫生间是家庭成员排泄的场所,要每天开窗通风。抽水马桶要经常洗刷,便后及时冲洗,才能保持卫生间无臭味。

室外环境卫生也很重要。经常清除下水道的污渍,使污水流去不停积。不要乱扔垃圾,不要乱泼污水,瓜皮果壳等要放入垃圾桶内。在阴暗角落、阴沟等处,喷射杀虫剂,消灭蚊子、苍蝇、老鼠。此外,不要焚烧落叶,以免污染空气和引发火灾。

12. 秋季如何重视居室的健康环境

秋季气候宜人,湿度相对比较适中,对人体健康有利。但秋季风大,气候干燥,容易使人产生口干、咽燥、便干等水分缺乏的现象,要注意保持室内有一定的湿度。空气湿度＜30% 时,上呼吸道黏膜的水分会大量散失,因而使呼吸道的防御功能减低,并使人感到咽喉干燥。空气湿度达到 80% 以上时,则使人感到沉闷。尤其是高温高湿,使人体的蒸发散热受阻,就会感到闷热而难受,这就是中医学认为的"长夏"季节,也就是夏季向秋季过渡的时节,此时容易产生湿热症。当低温高湿时,体温散失加速,又使人感到异常寒冷。如果湿度太低,人感到闷热时,可以适当浇点水,利用湿毛巾揩室内家具,用潮湿布条拖室内地板,以适当增加室内湿度。如湿度太高,则可以开窗通风,或用换气扇将室内潮湿空气排到窗外,以减少室内的湿度。夜间睡眠时最好打开天窗,否则人在睡眠中呼出的水蒸气无处散发,会使室内湿度增加,玻璃窗上就会有很多水珠,人就会觉得软弱无力。

室温对人体的平衡有很大影响。秋季气温变化较小,一年中室内温度相对稳定。不像冬春两季室内温度变化较大。当室温过高的时候,人在屋里会因为散热不良而引起体温升高,血管扩张,脉搏加快,血液循环增加,血容量暂时减少,甚至发生循环障碍等现象。相反,如果室内温度太低,对老年人的健康不利。因此,要从多方面努力,如用通风取暖等措施,为自己创造适宜的居室温度。生活在热带地区的人比较耐热,生活在寒冷地区的人耐寒力则比较强。但是这种适应能力是有限的,超过人的适应能力则容易产生病变。长期生活在南方的人到北方生活,由于不习惯北方的寒冷气候,往往易患呼吸道感染和"寒痹";长期生活在北方的人到南方生活,忍受不了南方的炎热和潮湿,易患"热痹"。因此,适当调节室温还是必要的。

居室的门窗上应采用能透光的玻璃,让阳光能照射到室内。阳光中的紫外线可杀死室内空气中的致病细菌,能促进钙、磷的吸收,有利于骨骼的发育。居室中每天最少有 2 小时日照,否则就会影响健康。

室内布置要适应秋季气候特点,符合人的心理需求,才能达到保健的目的。客厅既要有很好的通风设施,又要注意室内适当的湿度,使人不会感到干燥,也不会使人感到湿气过重。书房的布置要宁静,有利于看书、工作,还要注意凉爽,久坐而不会感到疲倦,使人感到舒心爽神,精神饱满。卧室布置宜去其躁扰,让人爽身心怡,能够睡得好,这是秋季卧室布置的主旨和要求。秋季色彩的选择要得当,使人感到天高气爽,心情愉快。

13. 秋季如何重视洗理护肤

秋季,风干物燥,易使人皮肤干裂,正确的洗脸方法有助于养生健身。在洗脸之前,要认真洗净双手(平时尽量少用手摸触面部),然后才能用手除去脸上的化妆品。洗脸用水最好是软水,软水含矿物质较少,对皮肤有软化作用,最理想的是用雨水和泉水,凉开水也比直接从水龙头里接的冷水软得多。每天最好洗脸 2 次以上,至少也要 1 次。肥皂应选用中性的,儿童香皂对保护皮肤大有益处。老年人皮脂腺渐趋萎缩,皮肤的润滑剂减少,洗脸过勤会使皮肤干燥,因此老年人在秋天洗脸不宜多,宜用中性肥皂。洗完后,将双手掌揩干,对搓至发热,然后两手揉摩脸和颈,以感到舒适为度,并擦上润滑剂。

秋季,为了保持全身肌肤的清洁,保护皮肤功能,需要经常洗澡。洗澡能清除污垢和汗臭,使汗毛孔通畅,保持皮肤良好的排泄功能,调节体温,还能使皮肤和肌肉的血液循环加快,促使机体的新陈代谢。洗澡有助于消除疲劳,精神爽快,身体舒服。人体皮肤与外界环境直接接触,受到的污染最重,并常沾染尘垢和细菌,即使不大量流汗,人的身体每天都要从皮肤表面和汗腺排泄出 600～700 毫升水,这叫无感性出汗。而且身体表皮还有经常脱落的皮屑。洗澡可以洗掉这些污垢,清洁皮肤,促进出汗,有效地调节体温。另外,洗澡时通过水的温度会对身体产生多种生理作用。科学地洗澡能促进新陈代谢、消除疲劳和改善睡眠,反之则会危害健康。

热水洗澡能够刺激兴奋过程,提高中枢神经系统的紧张度,从而增强全身各器官的功能。人们经过热水浴后感觉精神振奋、心情愉快就是这个道理。热水浴能使调节体温的神经中枢受到锻炼，并能影响心脏功能，加速血液循环，增加心脏每搏输出量，使呼吸加深，肺换气量增大。但热水浴后如出现皮肤潮红，有烧灼感、瘙痒、皮肤发痛，应减少或停止热水浴，最好等皮肤恢复正常后再开始热水浴。热水浴时间不宜过长，一般为 10～16 分钟，水温以 37℃～42℃为宜。

老年人在秋季洗澡不宜过勤，否则有损于健康，尤其是体弱者更应注意。对于老年人来说，洗澡是一种较强的体力劳动，尤其在浴室里，氧气少，往往容易出现呼吸急促，心跳加快，眼前发黑，甚至晕倒的情况。患心脏病、高血压等病的老年人应特别引起注意，防止不幸的事件发生，即使不是心血管病的人，也容易导致疲劳。因此，老年人要选择体力和精神好的时候洗澡，注意时间不宜过长，最好在 20 分钟左右就洗好。注意安全，防止因受凉而引起感冒。此外，老年人的皮肤干燥，再生能力减弱，若用洗衣服的碱性肥皂洗澡，会使皮肤表面损伤，破坏日益减少的皮脂腺，对皮肤保健不利。应选用刺激性较小的檀香皂、硼酸皂、卫生皂等。肥皂擦身后，要用清水冲洗干净。

14. 初秋养生如何药浴

药浴是中医学的一种外治方法，适用于内科、外科、妇科、儿科等各科多种疾病的治疗。近年来，经过科学改良的健身药浴，已走进了普通人的生活，在我国许多大城市开始"火"起来。

从中医学角度看，秋季气候多变，早、午、晚室内外的温差较大。人体的肺脏因直接与外界相通，易不断受到乍暖乍寒的刺激。中医学认为，"肺为娇脏、肺主皮毛"，最容易受自然界气候变化的影响，进而发病。用现代的通俗语言解释，就是呼吸道黏膜不断受到刺激，使抵抗力减弱，给各种细菌、病毒提供了可乘之机。这也就是为什么一进入秋天,患伤风感冒、扁桃体炎、气管炎、肺炎的人较多,支气管炎、哮喘等慢性病容易复发的原因。

初秋之时,洗药浴不仅可以促进血液循环,让人体及早适应温度变化的刺激,进一步提高耐受能力,而且还可驱除体内残留的暑气,缓解因酷暑带来的紧张、焦虑情绪。如果能根据体质及患病状况,灵活配伍适合每一个人的药浴处方,那就既能治病,又可健身。

所以,又有人说药浴是通过药物、水、温度的结合,达到药疗、热敷和水疗的三重效果。而加入的药物所散发出的芳香气味与沐浴时的畅快心情,除了让身心能得到放松,更可对某些关节、肌肉损伤的复原有正面帮助。所加入的药物,可经皮肤、毛孔渗透到体内,再随气血运行到全身各处,达到治病、健身的效果。

现在常用的保健药浴有温泉硫黄浴、香茅草浴、艾叶浴、当归浴、川芎浴、红花浴、薄荷浴、藿香浴、紫苏浴等许多种类。一般来讲,健康人群只要选择 1～2 种功效不同的药物入浴即可。硫黄浴可止痒杀虫,香茅草浴则适合各种体质人群,艾叶浴可祛风湿,当归浴可活血通经,川芎浴辛香走窜止头痛,红花浴可祛瘀血,薄荷浴可除疲劳,藿香浴可驱内湿,紫苏浴可治感冒等。

家庭药浴的制法也很简单。可购买适量药物,以常规煎药法滤出药汁后放入浴缸,注入适量温水稀释即可洗浴。

15. 秋季如何重视穿衣

由于各人的体质不同,对暖冷变化反应的敏感性也会有所不同。秋季七、八、九三个月各自都有特点,七月(阳历八月)前半个月,仍然是三伏暑天,白天气温仍然很高,常在 35℃～38℃;后半个月,雨水多(也秋旱),湿气重,或旱情重,秋阳似火。八月,暑热已消除,气候转凉,凉风袭人。九月,天高气爽,气候干燥,气温下降。秋季的白天与黑夜的温差变化很大,上午 6:00～7:00、14:00～17:00、20:00～21:00 气温都有变化,白天的两头气温低,中间气温高,晚间的温差也有一定的差别。

穿着符合心理需求,人就会感到愉快,便可以起到养生作用。穿着要适体,无论男女老少,无论春夏秋冬,都有这种要求的。穿着不适体,就会感到不舒服。在秋季,思想上有了负担,这样就加重了因秋燥引起的烦躁情绪,进而影响身体健康。因此,秋季穿着要特别重视适意,首先在选择质料上要多注意,应选择有益于润滑皮肤的质料做衣裤;其次要注意衣裤宽松,不宜过于紧窄。无论男女老少,对于穿着都要求美观大方。年轻的男性讲究美观,穿着讲究潇洒,可显出男子汉的气魄。年轻的女性更讲究穿着上的美丽,秋季女装应于艳丽中露出淡雅,与秋季的特点相吻合。老年人的体态,与青壮年时期比较,往往发生很大的变化,有的人"老来瘦"就需借助穿着的美观来掩饰形体的不足,起到"藏拙"的作用。这样可以调节心理上的平衡,使老年人感到愉快,有益于身心健康。

16. 为什么要重视"秋冻"

所谓"秋冻",是指虽然到了秋凉的时节,但也不必忙于加衣服。即使是晚秋,穿衣也要有所控制,做到有意识地让机体冻一冻。因为,这一"冻",可以避免因多穿衣服而导致的体热出汗、汗液蒸发、阳气外泄,顺应了秋季阴精内蓄、阳气内收的养生需要。因此,秋季养生忌忽视秋冻。

古往今来,"秋冻"是中医学一直强调的一种养生方式。中医学早就提出"天人合一"的观点,强调人和大自然和谐同步,生命才能有序。

大自然不仅为人类的生存提供了丰富的营养物质,还蕴藏着使人健康长寿的宇宙奥秘。专家们的研究结果表明,由于人类的进步,医学的发展,生活水平的提高,一些人产生了懒惰、贪图安逸的心理,对大自然的适应能力正在逐渐减弱,有的甚至成了"温室之花",一旦回到大自然的怀抱,反而容易罹病。

人们应该重视对大自然的适应性。秋季是人们锻炼御寒能力的最好时机,通过对外界气温突然变化的逐渐适应,进一步提高机体的适应能力,使自身抗病能力不断加强,有效地预防上呼吸道感染、肺炎等各种疾病的发生,即使患病,症状也较轻,恢复也较快。同时,加强"秋冻"锻炼,还能提高肌肉和关节的活动能力,促进血液循环,使流向四肢骨骼的血液也随之增加,以提高抗寒能力。"秋冻"既是顺应自然的养生需要,也是预防疾病的良方。

17. 哪些人不宜秋冻

(1)"老寒腿"患者:现代医学研究认为,"老寒腿"患者常反复发作,久治不愈的腿部酸、麻、胀、痛或沉重感,在受寒时症状加重。"老寒腿"属中医学痹症范畴,相当于现代医学中的风湿性关节炎、类风湿关节炎、骨性关节炎等骨关节病。受累的关节以膝关节为主,常出现关节疼痛,有时伴有肿胀,上下楼或蹲立时疼痛加重。患有本病的老年人,从秋季开始就应注意腿部的保暖,自然忌"秋冻"。

(2)心血管病患者:深秋时节的低温和多风是心脏病的诱发因素。因为人体要抵抗低温,必须把血液从皮下血管送到身体内部保存能量,这就导致血管紧张,血压增高,心脏搏动加快,势必加重心脏的负担,使原本就有病变的心脏缺血、缺氧加重。如果此时再逆风行走的话,就会使心脏的冠状动脉更加缺血、缺氧,造成冠状动脉收缩,附壁血栓或者动脉硬化栓子脱落或破裂,从而阻塞冠状动脉血流,导致心肌梗死的发生。所以,患有心血管疾病的老年人忌受冻或长时间逆风行走。

(3)脑血管病患者:患有脑血管病的老年人,更忌受冻。因人体受寒冷刺激后,常导致交感神经兴奋,全身毛细血管收缩,血液循环外周阻力加大,血压升高,脑部负荷加重,容易引发脑出血或脑血栓形成。

(4)支气管炎、支气管哮喘患者:现代医学研究认为,这类疾病患者忌"秋冻"的原因是,深秋的寒冷空气会对他们的气道产生不良刺激,从而诱发气管、支气管或者小气道的痉挛,使得这类疾病复发或加重。

(5)溃疡病患者:患有溃疡病的老年人忌"秋冻"。因为,人体受寒冷刺激后,血液中的组胺增多,胃酸分泌旺盛,胃肠发生痉挛性收缩,使原有的胃溃疡再次发作,甚至引起胃出血、胃穿孔等严重并发症。所以,患有胃溃疡的老年人到了秋凉时节,就应注意保暖。

18. 怎样秋冻才算适当

初秋之时,暑热未消,气温仍然较高,过了处暑才表示暑热天气的结束。中秋常有暖空气活动,出现温和天气,故民谚有"十月小阳春"之说。一般说来,每隔4～5天日平均气温下降1℃,且一日内气温变化幅度更小。"秋冻"是一种值得重视的秋天养生方法,通俗地说就是"秋天不忙添衣"。秋天气候转凉了,不要一下子穿得太多,捂得太严。晚秋之时,穿衣也要有所控制,有意识地让机体"冻一冻"。

"秋冻"是为了避免多穿衣服产生的身热汗出,汗液蒸发,阴津伤耗,阳气外泄,顺应了秋季阴精内蓄、阳气内收的养生需要。由于秋季气温逐渐降低,不忙添衣,能使人体的抗御功能得到锻炼、激发,使机体能逐渐适应寒冷的气候环境,御寒能力增强。冬季的严寒气候常常会诱发支气管哮喘、慢性气管炎、支气管扩张、胃和十二指肠溃疡、风湿病、甲状腺功能亢进、心肌梗死、脑卒中、高血压等,秋季坚持"秋冻"锻炼,提高机体抗寒能力,无疑对这些病症的发生会起到积极的预防作用。当然,"秋冻"还要根据天气变化来决定,只不过衣服不宜添得过多,裹得太紧,以自己感觉不过于寒冷为准。

老年人和儿童对温度的变化较敏感,在秋季尤其要注意衣服的增减,尽量避免汗渍或受寒而导致感冒等疾病的发生。睡觉时应避风,早晚应穿夹衣,不宜露臂露腿,民间有"白露身不露"之说,但不要一下子穿得太多,否则易削弱机体对气候转冷的适应能力,容易受凉感冒。早晚可多穿点,但要避免天刚凉就加厚衣服,这会降低人体的抗病和御寒能力。深秋由于强冷空气的影响,气温骤然下降,这时如再偏执"受冻",不添衣服,那就有违"秋冻"之原意了。总之,对于"秋冻"应正确对待,要视人的体质强弱而定。体力强,抗病能力强,"冻"的时间可长些,衣可少加些;如体弱多病者,就不宜"秋冻"了,否则会生病。提倡"冻一冻",是要逐渐加衣,不要一次加衣过多。由此可见,秋季防凉保暖较为困难,而多加小心,多留点神为好。

19. 秋季如何护肤

秋季是让皮肤生养、恢复娇嫩的大好时机。但秋季气候干燥对人体皮肤有一定影响,尤其是手、面部和颈部等处的皮肤。这些部位与外界直接接触,气候干燥会导致这些部位的皮肤在通过毛孔对外呼吸时,水分散失而干燥,有的还会引起瘙痒,甚至开裂。嘴唇也是暴露在外的,而且比较娇嫩,所以当秋燥袭来之时,嘴唇开裂的情况时有发生。除此以外,还包括对鼻黏膜的影响。

在秋燥的影响下,皮肤表皮细胞开始萎缩,水分逐渐减少,变得越来越干燥。欲在金秋季节保持肌肤健美,就得给皮肤以充足的水分,最简单的办法就是每天坚持洗脸、洗脖子。应先把香皂涂到专用的圆形软毛小刷子上,然后用刷子刷洗脸部和脖子,顺序是从脑门到锁骨,用画小圆圈的动作刷洗。要不时地用水冲洗刷子,重新涂上香皂,这样既清洗了皮肤,也对面部和颈部做了轻微的水按摩。然后较长时间地用冷水冲洗面部。最后用干净的毛巾敷在脸上,吸干脸上和脖子上的水。洗过脸,当面部皮肤还湿润的时候,用手指蘸上营养霜,厚厚的涂到脸上和脖子上。不必每天都用营养霜,让皮肤有呼吸新鲜空气和自排分泌物的时间。

浴后的肌肤暖和松滑,这时涂上润肤露最容易吸收,并在皮肤上形成一层保护膜,以防止皮肤水分的蒸发,使皮肤不干燥而充满活力。对于干性皮肤,要注意选择油性护肤霜,并且应特别仔细地涂搽按摩肘、膝、踝等最易干燥的部位。含维生素E的洗浴液能在皮肤上自然形成一层膜,皮肤不太干燥的人用这种浴液,浴后可不用涂润肤露,对爱美而又懒得动手的人最为合适。

干性皮肤因油脂分泌较少,秋季用一些含油性、营养成分较高,能够充分滋养肌肤的护肤品为宜。干性皮肤者化妆时要尽量避免使用含粉质高的化妆品及护肤品。因为粉质化妆品本身就是干性的,往往容易将面部具有润肤作用的皮脂吸去,所以长期使用粉类的女性皮肤显得特别干燥,久而久之会出现细小的皱纹。油性皮肤因皮脂分泌旺盛,以使用清爽、油性小的化妆品为佳。混合性皮肤在较容易出油的部位擦清爽性护肤品,较干燥部位用油性较大的护肤品。

20. 秋季为什么要多梳头

古时有"栉头理发"之说,"栉"就是梳的意思。从医学角度看,梳理头发可以改善头皮营养,调节皮脂分泌,促进头皮血液循环,有清醒头脑、消除疲劳、促进局部新陈代谢的功效。一般人把梳头理发只看作是为了清洁美容,其实也具有养生健身的作用,经常梳理头发,能疏通经络、活血化瘀、改善头皮及颅内营养。用脑过度感觉疲倦时,梳头数分钟,则会感到轻松舒适。"发为血之余",常梳发还可使头发根部血液循环加快,毛母角化细胞和毛母色素细胞得到充分营养,会使发根坚固、发色黑润。此外,梳发对偏头痛、神经性头痛、顽固性失眠症,以及颈部酸痛等病症也有一定疗效。

梳理头发可以清除头发里面的尘土、污垢及皮脂腺和汗腺的分泌物,以及夹杂在其中的微生物及病菌,使头部保持清洁,促使头部皮肤表皮质层的皮脂腺分泌,正常地发挥其功能,促进头部皮肤的新陈代谢。将过长的头发剪短,过乱的头发修齐,可使人们精神振奋,仪容整洁美观,在工作中展现出健美向上的精神风貌。

古代的"养生十六宜"中就有"发宜常梳"的论述。"头为诸阳之会",头部分布着众多重要的穴位,梳头时梳子反复经过百会、率谷、上星、太阳、玉枕、风池、翳风、翳明等穴位,可起到良好的按摩刺激作用,能平肝息风,止痛明目。因此,古代养生家十分重视梳理头发。北宋文学家苏东坡被贬到边远地区后,由于严重的精神创伤和生活骤变,使他面容憔悴,精力衰退,未满60岁已须发苍白,牙齿松动,老态龙钟了。为了使精神和体力迅速恢复过来,苏东坡除了每天坚持不懈地锻炼外,还经常在明月下散开发髻,用木梳反复梳理头发,一种清凉快感流遍全身肌骨,令人心旷神怡。仅半年多时间就逐渐从精神压抑和体力衰退中恢复过来。

梳头一般以顺经络的走向为宜。从额前正中开始,以均匀的力量(不感到疼痛为宜)向头顶、枕部、颈项顺序梳划,然后再梳划左右侧头顶,并使梳齿与头部表面垂直,动作稍快为好。一般每次梳 100 下左右,如头皮发痒或出现少量脱发,可每次增加 100 下。使用的梳子以木制品最好,梳齿应疏密适中,南方产的以竹为原料的密齿梳子,秃顶者使用效果更好。梳头时用力要适中,不要硬拉,以免损伤毛囊,使头发折断、脱落。

21. 秋季如何节欲以养精

"肾为先天之本",肾精之盈亏,影响人的生长、发育、衰老,乃至死亡的全过程,为此中医学一直强调"节色欲以养精"是健康长寿不可缺少的条件。《黄帝内经》有"醉以入房,以欲竭其精……故半百而衰也。"的记载。精为生命的根本,纵欲耗精,使得肾气亏损,令人未老先衰,甚至夭折。一年四季中,人在春季性功能比较旺盛,而秋季性功能则明显减弱,故应当注意节制性生活,以免肾精耗竭。有节制的性生活可保养真精,养好正气,元阳不亏,则气与神俱旺。中医学认为,肾藏精,五脏六腑之精气皆源于肾,人身的元阴、元阳以肾为根本。肾脏亏损,则五脏六腑、气血阴阳都要受到影响,致使百病丛生。人们可以观察到,纵欲无度的人,往往会出现面色晦暗、头晕耳鸣、心悸健忘、思想迟钝、形寒肢冷、腰膝酸软、精神疲乏、小便频数及男子阳痿、遗精、早泄,女子月经不调、白带增多等全身虚弱症状,这些都是肾脏受损之故。因此,养生不能不保养肾脏。

房事应注意保持适当的频率,根据年龄大小、体质强弱、身心状态,以及季节气候等合理掌握。一般而言,每周不要超过 2 次。性生活过频,即使目前没有什么影响,从长远考虑还是有害的,因为损伤是在不知不觉之中日积月累的。在另一方面,性欲也不可强行抑忍,只有当性生活后日间出现明显的疲劳感时才有进一步控制的必要。

22. 秋季为什么要重视休闲养生

休闲可以舒心畅怀，怡性乐神，使生活充满乐趣，让人更加热爱生活，能潇洒地活着。秋季，气候干燥，风燥侵入，令人鼻咽干燥，口干唇裂，皮肤干燥、瘙痒而皲裂，令人烦躁沉闷。深秋季节，自然界是一片萧条景象，容易引起人们不快，尤其老年人见景易生垂暮之感，令人寡欢抑郁。人的心情不舒畅，就容易引起人体内部气郁血滞，导致人体生病。秋季休闲养生是为了解除人们心中烦闷，改善人们的不良情绪，使身体健康。有益的休闲能娱悦精神，运动肢体关节，还能锻炼大脑细胞，使人摆脱烦恼，增长知识，提高文化艺术素养，培养高尚情操。

现在的生活条件比古人好得多，一周休息两天，若每个人都能善用这宝贵的闲暇时光，将会产生比古代多得多的诗人、哲人和科学家。然而有的人在闲暇时，不是放下身心好好休息，以迎接新的工作和挑战，也不是从事文艺、体育等各种对身心有益的休闲娱乐活动，而是成天泡在烟雾弥漫的舞厅中，或者长期坐在麻将桌前，将宝贵的光阴白白地浪费了。所以，应大力提倡休闲文化，这可以帮助人们提高品位，更好地度过闲暇的时光。孔子在2 000多年前就曾说过"游于艺"，游，就是玩，把艺术拿来玩，这比玩什么都好。譬如，玩古董、玩字画、玩盆景、听音乐、玩山水等。真正善于休闲的人，是很会玩的人。玩得不伤人，玩得不一定费钱。"惟江上之清风，与山间之明月，耳得之而为声，目遇之而成色"。休闲养生可以使人心平气和，心境良好。现代生活节奏是紧张有余而松弛不足，休闲的目的是要有一会儿彻底放松的时间。

人到中年是多事之秋，更应注意劳逸结合，如果太拼命，很可能患疲劳症或出现过劳猝死的痛事。在繁忙和快节奏的今日社会，中年人因工作压力和家庭负担过重而患病的人数在增加。有益的休闲能愉悦精神,运动肢体关节,还能锻炼大脑细胞,使人摆脱烦恼,增加知识,提高文化艺术素养,培养高尚的情操。但是休闲要适度,不能"妄而作劳",把好事变成坏事,以致损心劳神。

23. 秋季如何休闲听音乐

刚开始欣赏音乐的人可以多欣赏中国音乐。中国音乐中的戏曲音乐、曲艺音乐、广东音乐、江南丝竹等有鲜明的民族特色,容易使人理解并产生共鸣。音乐作品和文学作品一样,有一套表情达意的体系,它的表现力虽不像文学作品的语言那样具体,却有更丰富的内涵和想象力。在感性理解的基础上,人们还应该从理论上去学些音乐知识。为了能够深刻理解作品,最好对作品的作者、时代背景、创作风格、民族特征、曲式结构、体裁、标题、艺术表现手法和效果等作一全面的了解。如果有兴趣,还可以多观摩一些音乐团体的演奏会,多看一些通俗的音乐辅导读物,收听收看一些电台、电视台举办的音乐讲座。

烦闷时听一首二胡独奏曲《二泉映月》,可被优美悦耳的琴声带入清幽宁静的天地,泉水叮咚,月色溶溶,秋水明净,水月交辉,给人以美的享受,令人心静神安,气血和畅,无比的适意,把秋燥的苦楚扔进水里流去。广东音乐颇有特色,音色清脆响亮,曲调流畅优美,节奏活泼明快,感到不适意时听一曲《步步高》,就会感到心情舒畅了。江南丝竹乐曲是流行于苏南、浙江一带的丝竹音乐,格调清逸秀丽,曲调委婉流畅,富有情韵,人在感到不如意时,听一曲《欢乐歌》或《四合如意》,就会欢乐起来,感到如意。

听音乐可根据不同情况有针对性地选择:如进餐时,听轻松活泼的乐曲较为适宜,有促进消化吸收的作用;临睡前,宜听缓慢悠扬的乐曲,有利于入睡;工间休息时,可听欢乐、明快的乐曲,有利于解除疲劳等。在练习、演奏乐曲时,要心闲气静,方能达到养生健身的目的。情绪波动、忧伤恼怒之时,以暂不弹奏为佳。要使音乐养生更好地发挥作用,一方面要不断提高对音乐的鉴赏能力;另一方面要研究不同的音乐对人体所产生的作用,从而根据各人的经历、性格、音乐爱好和修养,以及病情和各种音乐的作用特点,精心选择音乐曲目。

24. 秋季如何运动

秋高气爽,正是健身锻炼的大好时光。气候宜人的秋季既无夏的炎热,亦无冬的严寒,机体容易适应气候变化,而且容易养成锻炼的习惯。入秋以后,近地面的大气层全在冬季风带来的冷气流控制下,大气为上暖下冷,呈现稳定状态,天气极少变化,常形成风力微弱、阳光灿烂的秋高气爽的天气。适度的秋练对人有益,可增强人体的新陈代谢,使机体各器官充满活力,从而推迟各器官的衰老进程。秋练可提高心血管系统的功能,使心肌血液充盈,收缩有力,保持血管的弹性,增加心脏的搏出量。运动还可以提高人的大脑皮质神经活动的强度、灵活性和均衡性,使神经细胞得到充足的营养物质,尤其是氧气供给充分,可使头脑保持清醒,精力旺盛。秋练使得通过肺泡进入血液的氧得到增加,这对于人体各器官尤其是中枢神经系统是极为有利的。秋练还可使老年人的肌肉萎缩和退化性变化速度减慢,骨质疏松时间推迟。参加秋季锻炼还可使胃里分泌的消化液增多,胃肠蠕动加快,提高对食物的消化和吸收能力,从而能满足人体对各种营养物质的需求,增强机体的抵抗力,减少疾病发生。随着社会的进步,人的体力消耗却在逐渐减少,这会消极影响人体发育、健康和劳动能力。它使人肌肉萎缩、弹性降低和张力减弱,人体脂肪增多,关节灵活性下降。肌肉活动贫乏是导致患许多种慢性内脏疾病和出现新陈代谢失调、供血不足、乳酸堆积等症的主要原因之一。要消除体力活动不足的危害,保持身体健康和高效率的工作能力,最好的方法就是系统地、合理地进行锻炼。

秋季锻炼能明显改善肺的通气功能,肺活量和最大通气量则是反映肺通气功能的两个重要指标。肺活量是深吸气后做最大呼气的气量,正常值男性3 470毫升,女性为2 440毫升。60岁以后随增龄而减少,男性年均减少24~29毫升,女性年均减少20~25毫升。最大通气量是单位时间内所能呼吸的最大气量,正常值男性约为每分钟104升,女性约为每分钟82升,而老年人每分钟平均减少0.86~1.23升。经常锻炼的人,胸廓呼吸差可由6~8厘米增加到9~16厘米,肺活量可达4 000~5 000毫升,最大通气量可达每分钟130升。同时,呼吸频率也有改变:正常人呼吸频率为每分钟14~16次,长期坚持锻炼者呼吸频率可减少到每分钟8~12次,这就使通气功能的潜力大为增加。如果要准确地测试自己的呼吸功能,最好到医院肺功能室进行,如能进行秋练前后的对比则更好。

25. 秋季如何慢跑

时至金秋,人体的生理活动也随着自然环境的改变而处于"收"的阶段,阴精阳气都处在收敛内养的状态。所以,运动养生也要顺应这一原则,才能顶住干燥的气候。"养收",即在运动中注意避免运动过剧,防止汗液流失,阳气伤耗。所以,慢跑是最理想的秋季运动方法。

保持跑步姿势,头正颈直,上身微向前倾,双目平视,两手自然握成空心拳,前臂弯曲90°。采用自然呼吸,先是鼻吸口呼。但仅靠鼻吸不够用,感到憋气时,改用口鼻同时呼吸,宜口唇微微张开,舌抵上腭,让空气通过齿缝出入,呼吸宜均匀深长。跑步时要全身放松,保持愉快心情,面带微笑,意守丹田,摒弃一切杂念,只想跑步是强身健体的有效手段和方法。通过跑步,可使自己精神振奋,体力、脑力增强,祛除病痛,健体益寿。

跑步之前,先原地站立或缓慢行走,放松肢体,调节情志,调匀呼吸。有了心理准备后,再迈开两腿,缓慢小跑。在跑步时,步子可逐渐地迈得大一些,但是每一步都要踏得稳,两臂随之前后摆动,尽量用脚尖着地,以增加锻炼效果。

跑步结束后,要继续行走一段,做做深呼吸,两手胸前画弧,让全身肌肉彻底放松。

26. 秋季如何进行冷水浴的锻炼

所谓冷水浴,就是用5℃~20℃的冷水洗澡,秋季的自然水温正是在这一范围内。冷水浴可以加强神经的兴奋功能,使得洗浴后精神爽快,头脑清晰;冷水浴可以增强人体对疾病的抵抗能力,被称作是"血管体操";洗冷水浴还有助于消化功能的增强,对慢性胃炎、胃下垂、便秘等病症有一定的辅助治疗作用。

冷水浴锻炼必须采取循序渐进的方法:秋季气温逐渐降低,人体对寒冷和冷水也逐渐适应,以至于到了深秋和冬季,洗冷水浴也不感觉太冷。冷水浴应循序渐进,包括洗浴部位由局部到全身,水温由高到低,以及洗浴时间由短到长。

常见的冷水浴有头面浴,即以冷水洗头洗脸;足浴,双足浸于水中,水温可从20℃左右开始,逐渐降到5℃左右;擦浴,即用毛巾浸冷水擦身,用力不可太猛,时间不宜太长,适可而止;淋浴,先从35℃左右温水开始,渐渐降到用自来水洗浴。

必须说明的是,冷水浴并非对每个人都适合。有些人的皮肤对冷水敏感,遇到冷水就会产生过敏症状,如起疹子、生紫斑等,这类特异体质的人就不能进行冷水浴的。此外,患有严重高血压、冠心病、风湿病、空洞性肺结核、坐骨神经痛,以及高热患者都不可进行冷水淋浴。

27. 秋季登山如何防病

登山是一种向上攀登的行走运动,对全身的关节和肌肉有良好的锻炼作用,尤其是对下腰部及下肢肌肉群。登山可提高心肺功能,提高身体的代谢能力,由于登山消耗的能量较大,因而也具有较好的降低血脂和减肥作用。山林的自然环境和攀登动作对大脑有良好的调节作用,登山还有促进消化,增强食欲等作用。所以,登山是一项非常有益的健身运动,适用于耐力训练和减肥,还适用于防治高脂血症、神经衰弱、消化不良、慢性腰腿病、动脉硬化等疾病。

虽然登山旅游不会像高原旅行那样出现高原反应,但也有不少问题是值得注意的。登山要量力而行,不是任何人都可以登山旅游的,心脏病、高血压、急性支气管炎、慢性支气管炎、肺气肿、活动性慢性肝炎、肝硬化、肾炎、贫血、肺结核、发热、急性感染、结石活动期等患者就不宜登山。如果硬挺着去登山,轻则病情加重致使半途而退下山,重则后果不堪设想。登山时要根据个人的体力和身体素质而行,不要逞强好胜地一鼓作气爬上去,把自己搞得精疲力竭。须知登山既是一项有益身心、锻炼意志的运动,同时也是劳骨伤筋的辛苦活动,而且有诱发潜在疾病的因素。名山多在 1 000~2 000 米的海拔高度,山顶与山脚的温差较大,山的高度每上升 100 米,温度就下降 0.7℃~0.9℃,而且山顶雾气弥漫、晴雨无常。在这种气候条件下,登上山顶,如果所带衣物不足,极易受凉感冒。

山上有葱郁的林木,空气较湿润,地面多湿滑。因此,上山前一定要穿防滑性能好的鞋,如旅游鞋、运动鞋、深齿橡胶底鞋。这类鞋既能防滑倒,又能防止踝部扭伤,还可防蛇、蜈蚣等毒虫咬伤。高跟鞋、皮鞋、塑料底鞋、凉鞋及新鞋都不适合登山穿,这类鞋不仅不能防滑,而且因其较硬无弹性很容易扭伤脚,又因其不能消除与地面接触的震动而易震伤大脑。登山发生外伤的事是很平常的,一般在出发前须备些止血贴、三角巾或急救包、红汞或碘酒、清凉油或莪术油、季德胜蛇药,以应急用。

28. 秋季锻炼如何早动晚静

秋季锻炼应做到动静结合,以早动晚静为要。早晨,动的锻炼以打太极拳等为最佳项目,目前群众性的太极拳有简化 24 式、42 式和 48 式等套路,加上准备运动,每天早上的运动时间大约在 1 小时。太极拳提倡"心静无杂念,用意不用力",非常适合于中老年人,它不但以平稳舒展的姿势展示了美的造型,而且以前后贯穿,连绵不断,完整一气,轻松柔和的动作令人感到协调、自然。每当锻炼结束,就会感到浑身舒服,精神焕发,步履轻松;长期坚持,则对于一些慢性疾病,如高血压、动脉硬化、期前收缩的、肺结核、胃溃疡等都有较为明显的疗效。晚上,以静养打坐为锻炼的最佳形式,最好是在就寝之前,时间长短要视自己的能力而定,循序渐进,逐步提高。静坐的姿势是把左脚放在右腿上,再把右脚搬到左腿上,双脚背放在股上,双脚底朝上方。静养打坐的要领是:端然正坐,腰直头正,不前俯后仰,不左歪右斜。摆正坐势之后,调整身体,双手合十于胸前,然后眼观鼻、鼻观口、口观心;调匀呼吸,不急不缓,令其自然;思想集中,用一个念头抵制其他杂念的干扰,强迫自己入静。长期坚持静养打坐,不仅可以锻炼自己的忍耐能力(如忍腰酸腿痛、忍冷忍热)和意志,而且可以锻炼自己排除杂念,心神专一。静养打坐,表面看似乎文静不动,实际上是外静内动,体内血液循环加强,肺活量增加,新陈代谢加快,所以能起到抗病防病的作用。只要持之以恒,对于修身养性,养生健身,效果是非常显著的。

29. 秋季如何养肺保健

中医学根据季节的变化对人体影响的规律,总结出了秋季易损肺气的理论,提示人们应注意适应天气的变化,好好保护肺气,避免发生感冒、咳嗽等疾病。

(1)摩鼻、浴鼻:不少人鼻腔黏膜对冷空气过敏,秋季一到便感冒、流涕。除去必要的治疗外,在夏秋交季之时,经常按摩鼻部很有好处。将两手拇指外侧相互摩擦,有热感后用双手拇指外侧滑鼻梁、鼻翼两侧上下按摩 30 下左右,然后按摩鼻翼两侧的迎香穴 15～20 下(迎香穴位于鼻唇沟与鼻翼交界处)。每天摩鼻 1～2 次,可增强鼻的耐寒能力,亦可治感冒、鼻塞不通。如果每日清晨或傍晚,用冷水浴鼻则效果更好。方法是将鼻浸在冷水中,闭气不息,少顷,抬头换气后,再浸入水中,如此反复 3～5 遍。亦可用毛巾浸冷水后敷于鼻上。

(2)冷水浴:冷水浴对提高身体耐寒能力,促进周身血液循环是十分有益的,可以预防感冒、支气管炎,也可以改善心血管及神经系统的功能。进行这种锻炼可在夏末开始,先用温水,逐渐改用冷水,同时用毛巾擦身。长期进行这种锻炼,精神清爽,皮肤润泽,不易感冒。

(3)躬身撑体:端坐,全身放松,调匀呼吸,然后两腿自然交叉,躬身弯腰,两手用力支撑,使身体上抬 3～5 次为 1 组。可根据个人体力,反复做 3～5 组。注意:两臂支撑要用力,同时闭息、不呼吸。身体上抬时,要尽量躬身;双腿自然交叉,是为了避免借下肢的力量支撑身体。所以,要用臂力,腿不要用力。这种方法可以通达肺气,疏通肺的经脉,具有调养肺气的作用,对风邪伤肺及肺气虚损均有调养的功效。

(4)捶背:端坐,腰背自然直立,双目微闭,放松,两手握成空拳,反捶脊背中央及两侧各捶3～5遍。捶背时,要闭气不息。同时,叩齿5～10下,并缓缓吞咽津液数次。注意:捶背时,要从下向上,再从上到下,沿背捶打,如此算1遍,先捶脊背中央,再捶左右两侧。这种方法可以畅胸中之气,通脊背经脉,预防感冒着凉,同时具有健胃养肺的功效。

(5)摩喉:上身端直,坐立均可,仰头,颈部伸直,用手沿咽喉部向下按搓,直至胸部。双手交替按搓20遍为1次,可连续做2～3次。注意:按搓时,拇指与其他四指张开,虎口对准咽喉部,自颏向下按搓,可适当用力,具有利咽喉,具有止咳化痰的功效。

(6)按天突:用拇指按压天突穴10～15次,具有止咳平喘的功效。

30. 秋季健身要注意哪些禁忌

(1)忌运动拉伤:因为人的肌肉和韧带在气温较低的情况下会反射性地引起血管收缩,黏滞性增加,伸展度降低,关节的活动幅度减小,神经系统对肌肉的指挥能力下降,锻炼前若不充分做好准备活动,会引起关节韧带拉伤、肌肉拉伤等。准备活动的时间和内容可因人而异,一般以做到身体发热为宜。

(2)忌受凉感冒:秋季清晨气温低,不可穿着单衣去户外活动,应根据户外的气温变化来增减衣服。锻炼时不宜一下脱得太多,应待身体发热后,方可脱下过多的衣服。锻炼后切忌穿着汗湿的衣服在冷风中逗留,以防身体着凉。

(3)忌运动过度:秋季是人体阴精阳气正处在收敛内养阶段,故运动也应顺应这一原则,即运动量不宜过大,以防出汗过多,阳气耗损。运动宜选择轻松平缓、活动量不大的项目。

(4)忌忽视秋燥:秋季气候干燥,温度较低,是肝气偏旺、肝气偏衰的季节,易引起咽喉干燥、口舌少津、嘴唇干裂、鼻出血、便秘等症。对于运动者来说,每次锻炼后应多吃些滋阴润肺、补液生津的食物,如梨、芝麻、蜂蜜、银耳等。运动后还要多补充水分,多吃甘蔗、苹果、乳类、新鲜蔬菜等柔润食物,以保持上呼吸道黏膜的正常分泌,防止咽喉肿痛。如运动时出汗过多,可在开水中加少量食盐,以维持体内酸碱平衡,防止肌肉痉挛,补充时以少量、多次、缓饮为准则。此外,如进行长跑锻炼,还要饮用适量的糖开水,以防低血糖,出现头晕、出虚汗、四肢乏力等不良反应。

31. 秋季早晨为什么不适合跑步

跑步属于有氧运动,需要新鲜的氧气。早晨空气上下流通不畅,汽车尾气排放及各种有害物质不容易扩散,人体吸入后易产生呼吸道疾病。此外,如果早晨的雾气比较大,也不要跑步,因为这些雾气往往会把空气里的杂质,甚至一些细菌致病性的微生物吸着到人的上呼吸道,在人体抵抗力下降的情况下,造成呼吸道感染。因此,建议在空气不好或雾大天气最好不要进行晨跑。同时,秋季早晚温差大,当气温下降时,耐寒力、抗寒性比较差的人最好不要晨跑,以防造成上呼吸道感染。一些有动脉粥样硬化的人最好不要晨跑,因为冷空气的刺激会诱发心绞痛。

32. 鼻炎患者秋季晨练为什么不能太久

秋季是过敏性鼻炎的高发季节。根据发病时间,过敏性鼻炎分为常年性和季节性两种,如今比较多见的是季节性鼻炎。季节性鼻炎又称花粉症,发病有着明显的季节性,多在春秋两季发生,且以秋季为多。不少人一到立秋时节就会发病,而过了10月份,就不治"自愈",几乎年年都是这样。

秋季过敏性鼻炎发作比较多,主要是因为从8月末到10月,

197

秋高气爽,空气中飘浮着大量的蒿草、五行草和涂草等植物的花粉。而且秋季比较干燥,鼻腔容易受到外来刺激物的影响。

不少过敏性鼻炎患者往往对自己的病不了解,因为其症状主要是流鼻涕、打喷嚏,患者会以为自己只是感冒,随便吃些感冒药或者是抗生素,就糊弄过去了。这样不仅达不到治疗的目的,长此以往,还会对药物产生耐药性。到了秋季,如果长时间出现流鼻涕、打喷嚏的情况,最好先去医院耳鼻咽喉科检查一下。

刚入秋,患过敏性鼻炎的人加强对鼻子的保护,应该从以下几方面做起:随时保持鼻腔清洁;尽量减少户外活动,尤其是 5:00～10:00 是花粉扩散高峰时间,最好不在户外久待;外出回家后及时淋浴,对去除身体上的过敏源会有帮助;保持室内空气的湿度,或是使用空气过滤器,不要让鼻子太过干燥;及时更换、清洗床单、被罩,防止螨虫及其分泌物诱发过敏性鼻炎;香水、化妆品等都会刺激鼻腔黏膜,也要尽量避免接触;戒烟限酒,减少对鼻腔黏膜的刺激。

33. 秋季如何避免"气象过敏症"

秋季,大约有 1/3 的人程度不同地患有思想不集中、记忆力下降、困倦乏力、抑郁焦虑、头痛晕眩、恶心、失眠、多汗、心跳加快、血压增高等。气象专家认为,当气象变化时,气温、湿度等气象要素的刺激通过皮肤感受反映给下丘脑,下丘脑又支配脑垂体去调整人体内分泌功能,以保持天气变化前后的生理平衡,这一过程需要一定的时间。如果天气变化剧烈,人体所需要的适应时间不能满足,则会导致上述症状的发生。秋季是两种气象条件变化都很显著的季节。一方面,与夏季相比,秋天的气温和湿度有所降低,气压则有所升高,这势必影响人体细胞的摄氧量。另一方面,秋季也是天气变化比较大的季节,冷暖空气时常交替入侵,气象要素变化比较剧烈和频繁,最易引发较为严重的"气象过敏症"。因此,入秋之后,要注意天气预报,及时增添衣服,同时要注意增强营养和进行体育锻炼,保持天气变化前后生理平衡,尽可能地避免"气象过敏症"的发生。

34. 秋季如何预防咳嗽

秋风起,秋风燥,不少人又开始了感冒,咳嗽经久不愈,一些人一直要咳嗽到第二年开春,吃药打针,都不见效。有些本来身体很好的人也会喉痒咳嗽,干咳无痰。根据临床统计,秋季患咳嗽的人要比夏季多 2～3 倍,秋季是最易犯咳嗽的季节。由于秋季气候干燥,空气中缺乏水分的湿润,常可使人的咽喉、鼻有干燥之感。加上秋风阵阵,凉意袭人,使人的皮肤收缩。人的肺脏十分娇嫩,不耐痰湿和干燥,古人比喻为悬挂的金钟,稍有外邪犯肺,金钟就会报警,出现咳嗽。由于秋令与肺相应,秋燥之邪更易通过口鼻呼吸道或皮毛而侵犯于肺,影响肺脏清润宣肃的功能。所以,秋季的咳嗽,多以燥性咳嗽为特征。

秋天的燥咳,可有温燥与凉燥之分。一般以中秋节(阴历八月十五日)为界线。中秋节以前有暑热的余气,故多见于温燥。中秋节之后,秋风渐紧,寒凉渐重,故多出现凉燥。当然,秋燥温与凉的变化,还与人的体质和机体反应有关。温燥咳嗽是燥而偏热的类型,常见症状有干咳无痰,或者有少量黏痰,不易咳出,甚至可有痰中带血;兼有咽喉肿痛,皮肤和口鼻干燥,口渴心烦,舌边尖红,苔薄黄而干;初起时,还可有发热和轻微怕冷的感觉;治疗宜清肺祛风,润燥止咳。凉燥咳嗽是燥而偏寒的类型,常见怕冷,发热很轻,头痛鼻塞,咽喉发痒或干痛,咳嗽,咳痰不爽,口干唇燥,舌苔薄白而干;治疗宜祛风散寒,润燥止咳。

秋风阵阵,秋凉乍起,要注意体质的锻炼和保护,及时添加衣服,预防感冒。秋季生梨上市,每天吃1~2个,可养肺润燥、预防咳嗽。此外,金橘有很好的止咳作用,可每次吃5~6颗,每天3次。

35. 秋季如何预防支气管哮喘

支气管哮喘是一种常见的呼吸道变态反应性疾病,多于秋冬两季发病,是一种以气道高反应性和可逆性气道狭窄为特征的疾病。临床特点为发作性呼气性呼吸困难、咳嗽和哮喘。本病可因特异性和非特异性刺激所激发,前者多为吸入性抗原,如花粉、螨尘及真菌等;后者如组胺、乙酰胆碱、冷空气及运动等。本病常常突然发作,可先有鼻痒、流涕、胸闷或连续喷嚏等,如不及时治疗,可迅速出现喘息。支气管哮喘急性发作时气急、哮鸣、咳嗽、呼吸困难、多痰,患者常被迫采取坐位,两手前撑,两肩耸起,额部出现冷汗,痛苦异常。哮喘持续状态表现为呼吸困难,发绀,大汗,四肢冷,脉细数,两肺布满哮鸣音,严重缺氧时可出现意识障碍,呼吸衰竭。支气管哮喘可分为感染性(内源性)、吸入性(外源性)、混合性三种类型。

"寒露""霜降"也正是谷物收割的季节,加上秋风瑟瑟,叶落草枯,空气中过敏物质增加。哮喘患者内在的过敏体质和外界的过敏源接触,就容易旧病复发。此外,秋凉后人们睡觉必须增加被褥,而被褥中可藏有大量尘螨,死螨,螨粪和螨的分泌物是哮喘致病的过敏源。有人对某些哮喘患儿的调查中发现,屋内灰尘和尘螨的皮肤试验阳性率可高达80%。深秋之后,尘螨的量最多,这也是"寒露""霜降"易发哮喘的重要因素。

临床上观察到,过敏体质者的体内免疫球蛋白A的含量较正常人低,这可能与遗传等因素造成机体内免疫球蛋白A的形成能力低下有关,而免疫球蛋白A是机体黏膜抵抗感染的重要物质。过敏体质患者支气管黏膜免疫球蛋白A不足,防御功能减弱,致使变应原容易侵入机体产生变态反应。引起支气管哮喘的外界变应原有植物花粉、动物皮屑及羽毛、尘埃、粉尘、鱼虾，以及化学药品等。除此之外，病毒、细菌等微生物亦是支气管哮喘发生的重要因素，其中以呼吸道感染与哮喘发生的关系最密切。交感神经和副交感神经功能平衡对维持支气管平滑肌的正常状态十分重要。当体内β肾上腺素能受体功能低下时，副交感神经功能相对亢进，形成支气管的高反应状态，对刺激容易产生反应。情绪波动、冷空气刺激、剧烈运动，以及多尘环境，均可成为支气管哮喘发作的诱因。

有支气管哮喘病史的患者要保持轻松愉快的情绪，避免剧烈运动。寒露、霜降前后，要注意气候变化，当心冷暖，慎防感冒而引发哮喘。要注意增强体质，呼吸操、养生功可以改善呼吸功能，提高抗病能力。要注意御寒保暖，外出要增加衣服，戴好帽子、围巾。感冒流行季节少去公共场所，外出要戴口罩。室内要保持空气流通、洁净。切忌吸烟，烟雾刺激可以降低呼吸黏膜抵抗力，易引起细菌感染，烟雾刺激还可引起呛咳、支气管痉挛而哮喘发作。居室要清洁卫生，夏天放在柜里的被褥最好在有太阳的日子晒透后再使用，尽量减少尘螨的致敏因素。哮喘患者应积极去除诱发因素，防感冒，宜戒烟，避免辛辣食物刺激，适当控制进食过咸、过甜、过凉。季节交替、寒暖变化时要慎防受凉。如痰过多者，应注意祛痰，保持呼吸道通畅。平时适当进行体育锻炼，避免接触过敏物质，避免吸入刺激性气体和尘埃，及时治疗过敏性鼻炎、上呼吸道感染等疾病，防止哮喘的发作。

哮喘患者往往多痰，痰黏不易咳出则哮喘加剧，而且容易发生急性感染。萝卜有化痰止咳功效，哮喘患者可适当多吃一些。荸荠与海蜇一齐煎汤饮服，对哮喘痰多也有一定疗效。梨润肺化痰，咽干剧咳患者可多吃些，或嫩梨加冰糖炖服。体弱长期卧床的患者，应经常变换体位，由家属自上而下轻拍背部，有利于痰液的排出。痰液黏稠不易咳出者,可用茶杯进行蒸气吸入,使痰液湿化易咳出。要鼓励患者多饮水,每天不少于 1 500～2 000 毫升,以免痰液浓缩。在服用化痰药物时,不要滥用镇咳药。

36. 秋季如何预防支气管炎

支气管炎多发于寒冷季节或气候骤变时,常先有上呼吸道病毒感染,使呼吸道免疫力降低,病毒得以向下蔓延,继而并发细菌感染,使支气管黏膜充血、水肿,分泌物增加,纤毛上皮细胞损伤、脱落、炎性细胞浸润。炎症消退后,支气管的黏膜结构可恢复正常。本病通常由上呼吸道感染、鼻炎、流行性感冒等未治愈,病毒或细菌向下蔓延而引起,当炎症累及气管、支气管炎黏膜时,则出现咳嗽、咳痰,先为干咳或有少量黏液性痰,后转为黏液性或脓性痰,痰量增多,咳嗽加剧,偶见痰中带血。如果发生支气管痉挛,可出现程度不等的气促,伴胸骨后发紧感。体检两肺呼吸音增粗,散在干、湿性啰音,啰音的部位常不固定,咳嗽后可减少或消失。本病的全身症状一般较轻,可有发热,体温 38℃左右,多于 3～5 日降至正常,咳嗽、咳痰一般要延续 2～3 周才消失。如果急性支气管炎迁延不愈,日久则可演变为慢性支气管炎。

患者要注意保暖,根据气候变化随时添减衣服。还要注意休息,及时服药或就医,保证充足的睡眠。多饮水和进易消化富有营养的饮食。患者要戒烟,加强体育锻炼,提高机体抗病能力。注意气候骤变,预防感冒、流感的发生,加强个人劳动保护,防止烟雾、粉尘和刺激性气体对呼吸道的影响。如果合并细菌感染,咳脓性痰时,可在医生指导下酌情选用抗生素以控制炎症。

37. 秋季如何预防咽炎

咽炎有急、慢性之分。急性咽炎多由细菌、病毒感染所致,初期有咽部干燥不适,逐渐出现咽痛,吞咽时加剧,严重时有发热、头痛、全身不适等症状;检查可见舌腭弓、咽腭弓、悬雍垂、软腭等处弥漫性充血,咽后壁淋巴滤泡常见红肿,但扁桃体表面无渗出,颌下淋巴结可有肿胀、压痛。慢性咽炎可因急性咽炎反复发作所致,也可能是鼻炎、鼻窦炎时经常张口呼吸或分泌物自后鼻孔流下而刺激咽部黏膜引起炎症,或烟酒、粉尘、化学气体刺激所致;临床以咽部有异物感、干燥、发痒、灼热、微痛等各种不适感为主要表现,其病程时间很长,症状顽固,不易治愈。

患者要注意口腔卫生,戒烟酒,忌食辛辣刺激性食物,多饮用清凉饮料及食用荸荠、石榴、生梨、西瓜、无花果等水果。平时要加强锻炼,提高机体抗病能力。

38. 秋季如何预防急性扁桃体炎

急性扁桃体炎又有急性充血性扁桃体炎和急性化脓性扁桃体炎之分。急性充血性扁桃体炎,亦称急性卡他性扁桃体炎或急性单纯性扁桃体炎,多为感冒、流感或副流感病毒所引起。此病炎症只侵及扁桃体黏膜及其表浅组织,全身和局部症状均较轻,发热(体温常在38℃以内)。扁桃体充血肿胀,但表面无脓性分泌物。同时常伴有鼻腔、鼻咽与喉部黏膜的炎症,因此与急性上呼吸道感染不易区分。急性化脓性扁桃体炎由致病菌自外界传入,平时潜伏于扁桃体小窝内并不发病。但在人体因劳累、受凉,抵抗力减弱时,病菌就大量繁殖产生毒素、侵入扁桃体而发生炎症。此时,扁桃体充血肿胀明显,表面有黄白色脓点,脓点也可融合成白色膜,但易于擦去而不留出血创面,两侧颌下淋巴结亦肿大疼痛。急性化脓性扁桃体炎,多为突然发病,患者全身不适,恶寒发热,体温可达38℃~40℃,甚至40℃以上,头痛、背痛和四肢酸痛。并常伴有便秘和食欲缺乏。婴幼儿可有腹泻,体温过高时会发生抽搐。同时患者自觉咽部干燥、疼痛，吞咽时加剧、进食与讲话均感困难。并常感到咽部有黏痰而不易咳出。因舌咽神经的反射作用，会发生同侧耳痛。若无并发症发生，经 1 周左右时间，即可治愈。

急性扁桃体炎发病率甚高，对人体健康有很大影响，因此要加强卫生宣传。首先，要加强体育锻炼和适当的体力劳动，以提高身体抵抗力，增强体质。其次，重视个人卫生，勤洗澡，勤换衣，注意口腔卫生，改善卫生条件，卧室应经常开窗，使空气流通，光线充足，保持适宜的温度和湿度，减少空气中尘埃和化学气体刺激咽喉黏膜。第三，注意饮食卫生，餐具要彻底消毒，对急性扁桃体炎的患者，尽可能隔离，以免传染。积极治疗慢性扁桃体炎，反复发作者应做手术切除，对口腔病、鼻病应积极治疗，否则将降低呼吸道黏膜的抗病能力。

39. 秋季如何预防便秘

由于各种原因而导致 48 小时以上不排粪便者称之为便秘，长期有便秘者称为慢性便秘，又称为习惯性便秘。便秘只是一个症状而不是一种病。便秘的病因众多：饮食中纤维素含量过低、排便姿势不当、老年人因腹壁、肠壁松弛，排便动力不足，或因失水，失血以后体内水分减少。或经常服用抗胆碱药，解痉药，氢氧化铝凝胶等药物均可导致便秘。慢性便秘的主要表现为腹胀、胃食欲缺乏、恶心、口苦、精神萎靡、头晕乏力，部分患者还有贫血、营养不良等。慢性便秘治疗的原则是针对病因，以改变患者不良生活、饮食和排便习惯，帮助患者中止服泻药或灌肠，恢复正常排便为主，辅以必要的药物治疗。预防便秘要注意下列几个方面。

（1）要养成定时排便的习惯，在每天清早或餐后排便。在繁忙的日常生活中，力争改变不良习惯，如发现肠蠕动和排便感，就应如厕,不要因故控制排便。最好是早餐后排便,如能早餐后坚持如厕,经一段时间即可养成早餐后定时排便的好习惯。

(2)饮食调理很重要,要合理安排饮食结构,多吃富含纤维素的食物,正常人需90～100毫克/千克体重纤维素来维持正常排便。便秘者应适当增加其摄入量,多吃些含纤维素的蔬菜、水果和谷物,如芹菜、韭菜、菠菜、丝瓜、香蕉、鸭梨及杂粮等。在食物中,蜂蜜、脂肪类食物也有较好的通便作用,特别是植物油,如花生油、豆油、芝麻油、菜子油等。重视早餐的摄入量,以促使清晨的胃肠大蠕动。足量饮水,使肠道得到充足水分利于肠内容物通过,起床后或早餐前半小时喝一杯凉开水,有轻度通便作用。牛奶中含有易被消化道分解的乳糖等润便成分,如能早餐前喝一杯,既可通便,又富营养,对老年人、病后便秘者尤为适宜。但不宜过多吃糖,因高渗糖利尿后易使大便干燥。

(3)运动可增加腹肌张力和增强胃肠道蠕动,改善排便动力不足。早晨散步、慢跑、做深呼吸、活动腰肢等,有良好的促进消化和排便作用。

(4)保持豁达健康的精神情趣,避免抑郁的精神状态,多参加一些有益于健康的活动。

(5)许多药物在发挥治疗作用的同时,也可引起便秘。如氧氟沙星、土霉素、庆大霉素等都可引起药物性便秘。有慢性炎症的患者更应密切观察自己的大便变化,及时更换药物。

(6)必要时可在医生指导下服用一些中成药,如麻仁丸等。但长期服用泻药,可引起大肠功能障碍,使肠壁神经感受细胞应激性降低,即使肠内有足量粪便也不产生正常蠕动和排便反射,成为泻药依赖性顽固便秘,还可引起结肠和直肠形态学改变。

40. 秋季如何预防婴儿腹泻

秋季是婴幼儿腹泻的好发季节,其中由轮状病毒引起的腹泻最为常见，又称为"秋季腹泻"。秋季腹泻的患儿起病急，早期常有流涕、发热、不适、食纳不香、大便次数增加，部分患儿有腹泻、呕吐症状。大便呈米汤样或蛋花汤样，少则数次多则数十次，大便无腥臭味。患儿常有哭闹不安、口干尿少、干哭无泪、皮肤弹性差等脱水症状，严重的患儿常因呕吐、腹泻次数多而引起脱水、电解质紊乱。更严重者甚至可出现低血容量休克，危及生命。

秋季腹泻往往来势凶猛，有时可出现局部流行。患儿发病后，如果家长能及时给小儿少量多次喂口服补液盐或在开水中加少许糖和盐，多次喂服，可以补充从大便中损失的水分和电解质，不仅能预防脱水，还能减轻脱水症状。少部分脱水严重和喂食糖盐水困难的患儿，就需要到医院静脉输液来纠正脱水。抗生素对轮状病毒引起的秋季腹泻是无效的，如果应用广谱抗生素还会引起婴幼儿肠道菌群紊乱，严重者引起条件致病菌肠道感染，变成药物较难控制的肠炎。

秋季腹泻病程一般在 5～7 日。在医生的治疗和指导下，家长要精心护理，一般会自然痊愈，顺利度过疾病期。除了按医嘱给患儿治疗外，应注意以下几方面：严重腹泻有脱水症状的患儿应及时到儿童医院诊治，必要时应住院或输液治疗。饮食方面不必严格禁食，可以适当减少喂奶次数，给以喂食糖盐水，减轻胃肠道负担。患儿恢复饮食时，可喂饮米汤或稀释的牛奶，逐步恢复到正常饮食。秋季腹泻病程中患儿应休息，避免去托儿所和其他公共场所，以免传染他人。腹泻患儿要做好隔离，防止交叉感染，保持环境清洁，避免继发感染。

预防小儿肠道疾病，应注意饮食及喂养，提倡母乳喂养，母乳中不仅有符合婴儿需要的各种营养素，还含有免疫球蛋白，特别是分泌型的免疫球蛋白，能保护小儿肠黏膜不被病毒和细菌侵入。添加辅食不宜太快，品种不宜太多，不吃黏腻及生硬食物，婴儿避免在夏季断奶。注意饮食用具清洁。注意寒热变化，避免过热或过凉,随着气候变化加减衣被。对有营养不良、佝偻病、维生素缺乏易患慢性腹泻等疾病的患儿,应早期治疗和预防,并加强小儿体格锻炼,增强体质。

41. 秋凉时如何预防胃病

(1)防止腹部受凉:俗话说"一场秋雨一场寒,十场秋雨要穿棉"。要随气候的变化,适时增加衣服,夜间睡觉时要盖好被子,以防止腹部着凉,导致胃病复发。

(2)加强体育锻炼:金秋时节,是体育锻炼的大好时光,参加体育锻炼有利于改善胃肠道血液循环,增强人体素质,提高对气候变化的适应能力,减少发病的机会。

(3)注意饮食调养:胃病患者的饮食应以温、软、淡、素为宜,做到少吃多餐、定时定量,使胃中经常有食物中和胃酸。同时,还应注意进食时细嚼慢咽,以利于消化吸收,减轻胃肠道负担。

(4)讲究心理卫生:人们要经常保持精神愉快,情绪乐观,心理健康,避免焦虑、恐惧、紧张、忧伤等不良因素的刺激。

(5)避免药物刺激:临床实践证明,某些中西药物的刺激,可使溃疡面扩大,病情加重。因此,应禁服泼尼松、地塞米松、阿司匹林、保泰松、吲哚美辛及某些中药(如防风、威灵仙等)对胃黏膜有强烈刺激性的药物。如因病需要服用这些药物时,应饭后服用,或同时加用治疗胃病的药物,如雷尼替丁、西咪替丁等。

42. 秋凉时节如何保护"老寒腿"

秋季由炎热渐渐转变成凉爽,这时"老寒腿"的老毛病说不定就会悄悄来到身边。"老寒腿"也就是膝关节骨性关节炎。

人的膝关节是个活动范围很大的负重关节,几乎承受着全身的重量。人到老年以后,膝关节由于长年的磨损,是最容易老化的。老化后的膝关节往往容易发生骨性关节炎,造成行动不便。

膝关节引起的骨性关节炎,主要是关节软骨由于某些原因而发生退行性病变。随之而发生关节及周围韧带松弛失稳,关节滑膜萎缩或增生,分泌的滑液减少或增加,引起关节肿胀、疼痛等。有时骨关节面下骨质疏松,或有小的囊性变化,这种变化可使软骨深层营养中断,而使骨关节炎发生或加重。

膝关节骨性关节炎的发生,与气候发生关系密切,因此老年人到了秋季应特别注意膝关节的保健。首先应注意膝关节的保暖防寒。其次要进行合理的体育锻炼,如打太极拳、慢跑、做各种体操等,活动量以身体舒服、微有汗出为度,贵在持之以恒。有些老年人经常以半蹲姿势,做膝关节前后左右摇晃动作,进行锻炼。因半蹲时髌骨压力最大,摇晃则更会加重磨损,致使膝关节骨性关节炎发生,所以这种锻炼方式是不可取的。另外,一旦发生膝关节骨性关节炎,应及时到医院治疗,以免病情加重。

43. 秋季饮食为什么应当少辛增酸

"少辛增酸"是中医营养学的一个原则。所谓少辛,就要少吃一些辛味的食物,这是因为肺属金,通气于秋,肺气盛于秋,少吃辛味,可以防肺气太盛。中医学认为,金克木,如肺气太盛可损伤肝的功能,故在秋天要"增酸",以增加肝脏的功能,抑制肺气的亢盛。

其实"少辛增酸"这一原则,同现代医学的认识是很一致的。秋季气候干燥,空气湿度小,汗液蒸发快,很容易出现口舌生疮、鼻腔和皮肤干燥、咽喉肿痛、咳嗽、便秘等"秋燥"现象。这些症状都与体液分泌失调,特别是与胃肠道消化液的不足有关。辛辣的食物会消耗人体的大量体液,而酸味的水果和蔬菜中所含的鞣酸、有机酸、纤维素等物质,可起到刺激胃肠道消化液分泌、加速胃肠道蠕动的作用。而胃肠系统的正常运作,可促使人体内的各种体液分泌正常,从而使各组织器官功能正常,也就是中医所说的滋阴润燥作用。

秋季是水果丰收的季节,一些酸味水果就特别有滋阴润燥的作用。其中含酸性物质种类最多的当数山楂,味酸、甘,性微温,含有山楂酸、柠檬酸、酒石酸、苹果酸等。这些酸性物质,能刺激胃肠道各种消化酶的分泌,有助于消化,防止脂肪堆积,对延缓衰老大有裨益。葡萄味甘、酸,酸甜适口,除了含有大量葡萄酸外,还含柠檬酸、苹果酸等,具有生津止渴、开胃消食,滋养强壮,补血,强心利尿的功效。柚子味酸,性寒,其所含的有机酸,大部分为枸橼酸,具有消除人体疲劳的作用。而石榴,入口齿根生水,酸中泌甜,也含有丰富的苹果酸和枸橼酸,有杀虫收敛,涩肠止痢等功效。苹果中所含的苹果酸,具有生津润肺,除烦,开胃醒酒等功效,患有消化不良、气壅不通者,可挤汁饮。

44. 秋凉进补为什么要先调脾胃

秋天一到,气温逐渐下降,人们便习惯地想到要调补。因为人们经过炎热的夏季,身体耗损大,而进食较少,当天气转凉时节,调补一下身体是很有必要的。不过,该怎样调补才有益健康,确实要有讲究的。有人认为,补,就是吃补药补品,何必如此讲究,于是不管机体情况,把人参、鹿茸、鸡肉、猪肉等集中突击食用,称之为"大补"。其实,这种补法是很不科学的,不但于健康无益,反而浪费财力物力,甚至还可损害身体。

大家知道,夏季气温高,人们胃口不好,多不思饮食,因此日常中吃的大多是瓜果、粥类、汤类等清淡和易消化食品,脾胃活动功能亦减弱;秋凉后如马上吃大量猪、牛、羊、鸡等炖品,或其他一些难以消化的补品,势必加重脾胃的负担,甚至损害其消化功能,这正如跑步,必须先慢跑后才逐渐加快一样。如一下吃进大量难消化的补品,胃肠势必马上加紧工作,才能赶上这突然的需要。结果,胃肠功能势必紊乱,无法消化,营养物质就不能被人体所吸收利用,甚至还会搞出乱子来。

这期间,调补的原则是既要营养滋补,又要容易消化吸收。进补的食物还应具有糖类、蛋白质、脂肪、钙、磷、铁、维生素 B_2 和维生素 C、灰分、树脂等营养素,具有滋养强壮,补中益气,开胃止渴,固肾养精等作用。将芡实与瘦肉或牛肉共煮,不但味道鲜美,也是适时补品。民间有用芡实 60 克,大枣 10 克,花生仁 30 克,加入适量红糖合成大补汤,具有易消化、营养高,能调补脾胃,益气养血等功效,对体虚者,脾胃虚弱的产妇,贫血者、气短者具有良好疗效。

由于芡实含糖类极为丰富,约为 75.4%,而含脂肪只为 0.2%,因而极容易被人体吸收,特别是夏季炎热,脾胃功能衰退,进入秋凉后功能尚差者,及时给予本品,不但能健脾益胃,又能补充营养素;若平时消化不好,或热天出汗多又易腹泻者,经常用芡实煮粥,或煮红糖水吃,有很好效果。若用芡实与瘦肉同炖,对解除神经痛、头痛、关节痛、腰腿痛等虚弱症状,有很大的好处。

《本草纲目》中记载:芡实"能治遗精、白浊、带下"。如用芡实 60 克,黄芪 15 克共煮烂食用,有补肾作用,适用于遗精、白带多和多尿者。

45. 秋季养肺要吃哪些果蔬

(1)梨:梨香甜可口,具有清热解毒、润肺生津,止咳化痰等功效。生食、榨汁、炖煮或熬膏,对肺热咳嗽、麻疹及老年咳嗽、支气管炎等病症有较好的辅助治疗效果。若与蜂蜜、甘蔗等榨汁同饮,效果更佳,具有补肝肾,益气血,生津液,利小便等功效。生食能滋阴除烦；捣汁，加蜂蜜浓熬收膏，开水冲服，治疗烦热口渴尤佳，经常食用对神经衰弱和过度疲劳均有补益作用。

（2）柿子：柿子具有润肺止咳、清热生津，化痰软坚的功效。鲜生食对肺痨咳嗽、咳嗽痰多、虚劳咯血等病症有良效。红软熟柿，适用于热病烦渴、口干舌燥、心口烦热、热痢等病症。

（3）百合：百合质地肥厚，甘美爽口，是营养丰富的滋补上品，可润肺止咳，清心安神，对肺结核、支气管炎、支气管扩张及各种秋燥病症有较好疗效。熟食或煎汤，适用于肺痨久咳、痰中带血、干咳咽痛等病症。

（4）甘蔗：甘蔗汁性平，味甘，为解热生津，润燥滋养之佳品，能助脾和中，消痰镇咳，治噎止呕。中医常把它作为清凉生津剂，适用于口干舌燥、津液不足、大便干燥、高热烦闷者。

（5）萝卜：萝卜能清热化痰，生津止咳，益胃清食。生食适用于热病口渴、肺热咳嗽、痰稠等病症，若与甘蔗、梨、莲藕等榨汁同饮，效果更佳。

（6）银耳：银耳能润肺化痰、养阴生津。做菜肴或炖煮食用，适用于阴虚肺燥、干咳无痰或痰多黏稠、咽干口渴等病症，与百合做羹食疗效尤佳。

（7）大枣：大枣能养胃和脾，益气生津，具有润心肺，滋脾胃，补五脏，疗肠痹，治虚损等功效。中医常用大枣治疗小儿秋痢、妇女脏躁、肺虚咳嗽、烦闷不眠等症，是一味用途广泛的滋补良药。

（8）石榴：石榴性温，味甘、酸，具有生津液，止烦渴的作用，是津液不足、口燥咽干、烦渴不休者的食疗佳品。石榴捣汁或煎汤饮，能清热解毒、润肺止咳、杀虫止痢，适用于小儿疳疾、久泻久痢等病症。

（9）柑橘：柑橘性凉，味甘、酸，有生津止渴，润肺化痰，醒酒利尿等功效，适用于身体虚弱、热病后津液不足的口渴、伤酒烦渴等病症。榨汁或蜜煎，治疗肺热咳嗽尤佳。

211

46. 秋季食蟹要注意哪些

河蟹性寒,味咸,具有清热散结,通脉滋阴,补益肝肾,生精益髓,和胃消食,散热通络,强壮筋骨等功效。可用于跌打损伤、产后腹痛、黄疸、眩晕、健忘、疟疾、漆疮、烫火伤、风湿性关节炎、腰酸腿软、喉风肿痛等。现代医学研究表明,蟹肉可提高人体的免疫功能,蟹壳中所含的甲壳素可增强抗癌药的作用,降低血胆固醇水平。秋季是河蟹大量应市之时,蟹的食法很多,可蒸、煮、炸、煎、熘、炒、炖、扒、烧、烩、烤、拌等,并可制成小吃的馅心。

河蟹常居通海的江、河、湖、荡泥岸,主要分布于渤海、黄海、东海、长江流域和湖北沿江各地。由于河蟹是在淤泥中生长,以动物尸体或腐殖质为食,因而蟹的体表、鳃及胃肠道中分布满了各类细菌和污泥,食用前应先将蟹体表、鳃、脐洗刷干净,蒸熟煮透后再食用。有些人因为未将蟹洗刷干净,蒸煮不透,而把蟹体内的病菌或寄生虫幼虫食入体内,使人生病。河蟹往往带有肺吸虫的囊蚴和副溶血性弧菌,如不高温消毒,肺吸虫进入人体后可造成肺脏损伤。如果副溶血性弧菌大量侵入人体会发生感染性中毒,表现为出肠道发生炎症及水肿、充血等。因此,食蟹要蒸熟煮透,一般开锅后再加热30分钟以上才能起到消毒作用。

吃醉蟹是极不卫生的,因为蟹是栖息在泥沙中、常吃腐生质,其胃中的脏东西用水是洗不掉的。蟹的肠壁很薄,蟹死后其病菌便很快扩散到蟹肉和蟹黄中,并大量繁殖。用酒醉蟹不能完全杀死蟹体内的病菌,因而吃醉蟹是很危险的。

河蟹被捕获后常因挣扎而消耗体内的糖原,使得体内乳酸增多,蟹死后的僵硬期和自溶期大大缩短。蟹体内的细菌会迅速繁殖并扩散到蟹肉中,在弱酸条件下细菌会分解蟹体内的氨基酸,产生大量的组胺和类组胺物质。组胺会引起过敏性食物中毒,而类组胺物质会使食用者呕吐、腹痛、腹泻。因此,死蟹不能食用,弃之勿惜。购蟹时应注意鉴别质量,新鲜活蟹的背壳呈青黑色,具有光泽,脐部饱满,腹部洁白,蟹脚硬而结实,将蟹腹部朝天时,蟹能迅速翻正爬行;而垂死的蟹背壳呈黄色,蟹脚较软,翻正困难。

吃蟹时应当清除蟹胃,在背壳前缘中央似三角形的骨质小包,内有污沙;清除蟹肠,即由蟹胃通到蟹脐的一条黑线;清除蟹心,俗称六角板;清除蟹腮,即长在蟹腹部如眉毛状的两排软绵绵的东西,俗称蟹眉毛。这些部位既脏又无食用价值,切勿乱嚼一气,以免引起食物中毒。

蟹肉性寒,不宜多食,脾胃虚寒者尤应引起注意,以免腹痛腹泻。因食蟹而引起腹痛腹泻时,可用性温的中药紫苏15克,配生姜5片,加水煎服。

吃蟹时和吃蟹后1小时内忌饮茶水,因为水会冲淡胃酸,茶会使蟹的某些成分凝固,均不利于消化吸收,还可能引起腹痛腹泻。

凡有产后瘀血腹痛、难产、胎衣不下等症产妇可用河蟹食疗。取蟹爪60克,辅以黄酒,加水同煎,再加入阿胶,即为催产下胎药。因此,孕妇不宜吃蟹,有习惯性流产的孕妇尤其应当引起重视。

存放的蟹肉一旦被外界的细菌侵入污染或者蟹体内部尚存细菌,仍能造成危害,所以应现做现吃,以一次吃完为好,如果吃不完剩下来的一定要保存在干净阴凉通风处,吃时必须再次加热煮透。

47. 哪些人不能吃螃蟹

(1)过敏体质的人:蟹肉中含有异种蛋白质,进入人体后有可能引起过敏反应。凡过敏体质者吃蟹后更容易引起恶心、呕吐、起风疹块等过敏症状。

（2）皮肤病：患有皮肤湿疹、癣症、皮炎、疮毒等皮肤病患者也应忌食蟹肉，以免加重皮肤瘙痒症状。

（3）脾胃虚寒的人：蟹性味咸寒，故脾胃虚寒者应少吃或不吃蟹，以免食后容易引起腹痛和腹泻。

（4）其他：因为每100克蟹肉中含胆固醇245毫克，每100克蟹黄中含胆固醇460毫克，因此患有冠心病、高脂血症、高血压、动脉硬化症应当少吃或不吃螃蟹，否则会加重心血管病的发展。此外，慢性胃炎、十二指肠溃疡、胆囊炎、胆结石症、肝炎活动期、感冒发热、胃痛，以及腹泻的患者最好不要吃蟹，以免使病情加重。

48. 秋令御燥如何食粥

中医学认为，燥为秋之主气，稍不注意，人们便会受燥邪侵袭，出现口干舌燥、干咳无痰等燥热病症。适当食粥，则能和胃健脾，润肺生津，养阴清燥。在煮粥时，适当加入梨、萝卜、芝麻等药食俱佳的食物，更具有益肺润燥之功效。

（1）梨粥：梨2个，粳米100克。梨洗净，连皮带核切碎；粳米淘洗干净。梨与粳米共加水煮成粥。因梨具有良好的润燥作用，用于煮粥可作为秋令常食的保健食品。

（2）栗子粥：栗子50克，粳米100克。加水同煮成粥。因栗子具有良好的养胃健脾、补肾强筋、活血止血的作用，尤其适用于老年人腰腿酸痛、关节痛等。

（3）芝麻粥：芝麻50克，粳米100克。先将芝麻炒熟，研成细末，待粳米煮成粥后，拌入芝麻同食。适用于便秘、肺燥咳嗽、头晕目眩者食用。

（4）胡萝卜粥：粳米100克，素油、胡萝卜各适量。将胡萝卜用素油煸炒，加粳米和水煮粥。因胡萝卜中含有胡萝卜素，人体摄入后可转化为维生素A，适用于皮肤干燥、口唇干裂者食用。

(5)菊花粥:菊花 60 克,粳米 100 克。先将菊花煎汤取汁,与粳米同煮成粥。具有散风热、清肝火、明目等功效。适用于秋季风热型感冒、心烦咽燥、目赤肿痛者。同时对心血管疾病也有较好的防治作用。

49. 贴秋膘为什么要与时俱进

在我国北方地区,流传着每到立秋这个节气就有"贴秋膘"的习俗。对于这种习俗的来历,可能存在多种说法,但广为人知的是,由于以前我国北方农村地区的生活水平比较低,经过夏季辛勤的劳作,为了弥补劳动者身体的亏损,到了立秋这个节气,就要杀猪宰羊,做些营养比较丰富的菜肴,给那些壮劳力补养身体,也就是所谓贴秋膘。在生活水平低下、物质条件比较缺乏的年代里,贴秋膘这个习俗不仅具有一定的科学道理,对保护我国劳动人民的身体健康也起到了十分积极的作用。

时至今日,贴秋膘这个习俗也应与时俱进,有所转变了。这是因为近 10 年来,由于我国经济得到飞速发展,城乡居民的生活水平有了明显改善。城市居民不仅解决了温饱问题,还有相当一部分人因脂肪摄入量增加已经出现了营养过剩。据调查,一些大城市的居民油脂的消费量已远远超出我国居民膳食指南所规定的摄入量指标,以致肥胖者层出不穷,高脂血症、高血压及脂肪肝的患病率逐年增加。对于这部分人是不必贴秋膘的。否则,很可能会雪上加霜,诱发或加重病情。对于农村居民和正常人群而言,平时以素食为主的人,到了立秋的时候在身体和经济情况允许的情况下,还是可以贴秋膘的。但要适度,讲究饮食卫生和荤素搭配,不能暴饮暴食,以免把好事变成坏事。

总而言之,平时养成良好的饮食和生活习惯,注重平衡膳食、合理营养,才有益于健康。

四、冬季养生

1. 冬季如何养生

冬三月,从立冬至立春前,包括立冬、小雪、大雪、冬至、小寒、大寒六个节气,是一年中最寒冷的季节。根据冬季气候变化的特点,要求人体功能与之相适应,否则就会生病。《黄帝内经·素问·四气调神大论》中指出:"冬三月,此谓闭藏。水冰地坼,无扰乎阳,早卧晚起,必待日光,使志若伏若匿,若有私意,若已有得,去寒就温,无泄皮肤,使气亟夺,此冬气之应,养藏之道也。逆之则肾伤,春为痿厥,奉生者少。"意思是说,冬季气候寒冷,草木凋零,是万物生机潜伏闭藏的季节。此季节正是人体休养的好时节,人们应当注意保护阳气,养精蓄锐,做到早睡晚起,等到日光照耀时起床才好。使意志如伏似藏,要似有难以告人的阴私那样,又如获得心爱的东西一样愉快,同时要注意避寒就温,不要让皮肤开泄出汗,导致闭藏的阳气频频耗伤,这就是冬季闭藏养生的方法。如果违背了这个道理,就要损伤肾气,到了来年春天,就容易得痿厥病。如果冬季闭藏养生基础差了,人体适应春天升发之气的能力自然降低。

"秋冬养阴"是指在秋冬之时,由于万物敛藏,人们应顺应自然界收藏之势;收藏阴精,以润养五脏,抗病延年。此亦即秋冬养收气、养藏气,以适应自然界阴气渐生而旺的规律,从而为来年阳气生发打基础,不应耗伤阴精之气。但若是阴阳偏盛偏衰之体,则应分别对待。素体阳虚,则要"冬病夏养",于春夏之时注意调养阳气,给予培补,且不可贪冷贪凉;素体阴虚,则要"夏病冬养",于秋冬时即以滋补肝肾,多可减轻春夏发病程度;但若属阳旺或阴盛体质,则春夏宜寒凉,或秋冬宜温热。

冬季活动锻炼,不宜起得过早,以免扰乱阳气,最好是等待日光出来以后,应选择活动量较大的动作,使身体出些微汗为宜。这样既可达到避寒取暖的目的,也可保持心情愉快,使精、气、神内收。这就是适应冬季"养藏"的道理。

2. 冬季如何注意情绪变化

严寒的冬季,常会使人触景生情而抑郁不欢,情绪处于低落状态,此时应养精蓄锐,以利于来春的阳气萌生。冬季的情志养生对下一年起着奠基和开启的作用,好像是下一年健康的"开关"。冬季情绪调适得好,可迎来开春时节的精神激昂、情绪饱满,从而带来全面的健康。冬季万物闭藏,养生要顺应自然,精神要安静自如,恬淡节欲,使神气内藏,宜"知足常乐",养精蓄锐,热爱生活,丰富自己的情趣,开展有规律的活动,以战胜寒邪疾病。寒冬之时,枯木衰草,毫无生机,万物凋零,阴雪纷纷,常会使人触景生情,抑郁不欢。现代科学证实,冬季确实会使人的精神处于悲郁低落状态。要改变这种不良的情绪,最好的方法就是多参加各种休闲娱乐活动,如跳舞、弈棋、绘画、练书法、欣赏音乐、访亲会友等,这样既可以消除由冬季带来的低落情绪,又有利于振奋精神,激起人们对生活的热情和向往。人的一生有一段时期会出现心理脆弱,每个人的出现时间因不同处境、不同心理素质而早迟不同。在一年中,有时出现,有时又会复原,而尤以秋冬时节为甚,称为心理交替时期。冬季重视情志养生可延缓心理脆弱期的到来和减轻其程度。

冬季,下列精神疾病的患者可增多:抑郁症、焦虑症、神经症,患者情绪低沉,想自杀,记忆力减退,对周围事物不感兴趣,对其回顾性调查发现,实为典型的内源性抑郁症患者。疑病症,患者躯体某一部位确有不适,但医生检查不出病理变化,患者却坚信自己有病,不相信医生说他没有器质性病变,这些症状至少持续半年以上。神经性自主神经紊乱,症状主要涉及自主神经系统支配的器官(心血管、消化、呼吸、泌尿器官等),当患者情绪不好或症状再现时就加重,如心慌、胸闷、呼吸急促、脸潮红、上腹部不适、呃逆、尿频、尿急等,但查不出器质性病变。无论是医生还是患者及其家属都不应无视精神疾病所表现出的躯体症状,要明白这是心理疾病导致的,而不是由于各种疾病造成的心理负担。重要的是要对患者做心理治疗,改善情绪;也要注意,这些精神疾病与精神分裂症等重型精神病是完全不同种类的病,不会发展成精神分裂症等重型精神病,但也会给患者的工作和生活带来极大影响。

社会发达程度越高,人们的心理危机愈多,自杀率愈高,而在未开化的部族自杀率几乎为零。各年龄层次的人都受到现代化进程的冲击,而受影响最大的则是年轻人、老年人和妇女。年轻人富于热情和进取心,对新鲜事物敏感,对前途充满希望,但在生理和心理上尚未成熟,缺乏阅历,一旦遇到挫折,易悲观失望,精神支柱也易被摧垮。他们遇到的困难和问题(如恋爱、婚姻、学习压力、升学、就业、经济困难、交际等)也比其他年龄阶段为多。有调查表明,大学生心理障碍率高达 42.3%,2~3 人中就有 1 人有心理卫生方面问题。

3. 冬季如何防范季节性情绪失调症

科学家们发现,冬季的黎明和黄昏,会造成部分人无精打采和轻微的精神沮丧,甚至在某些人身上还会引起严重的意志消沉。科学家们将这种现象称为"季节性情绪失调症"。

据专家们介绍，患有这种病症的人一进入秋季和冬季，会处于一种似睡非睡、时睡时醒的状态，不但精力明显消退，而且也无多大性欲要求。但是，他们不像其他的精神沮丧症患者那样，他们的胃口很好，而且还喜欢甜食。

研究表明，患"季节性情绪失调症"的主要原因是人体受到光的影响。光能通过松果体作用于大脑，能分泌出诱人入睡的激素（"褪黑激素"），它不但会使人意志消沉，而且还会造成人的思维迟钝。美国国立精神病学院艾尔弗雷德·利维在实验中发现，强光可减少人体褪黑激素的含量；人们可通过调节黎明和黄昏的光线来改变人体褪黑激素的产生。因此，为了帮助那些体内生物钟比正常时间慢几个小时的"季节性情绪失调症"患者得以摆脱这种沮丧局面，科学家们提出了如下解决办法。

（1）晒太阳：凡是有这种症状的患者，体内的生物钟通常比正常人的慢数小时。因此，必须早点起床，到户外去晒太阳，以便加速体内生物钟的运转。

（2）光线疗法：科学家们已发明了一种模仿太阳光谱但比户内的正常照明亮5倍的特殊光线，早晚置患者于距这种光线1米处，每日光疗5小时，连续3日后便能初见成效。

（3）通过某些光线的波长或颜色来影响人体的褪黑激素。科学家们发现，青蓝光对褪黑激素的灭活力最大，而紫光或红光则会轻微增加褪黑激素的产生。科学家们还发现，光线越强，褪黑激素产生越少。但是，患者不要擅自做光线疗法，应在医生的严格指导下进行，最有效的办法还是早起床。

4. 冬季御寒如何养肾

与春风、夏暑、秋燥不同，冬季带给人的是另一种感受——

寒。中医学认为,寒为阴邪,易伤阳气。由于人身之阳气根源于肾,所以寒邪最易中伤肾阳。可见,数九严冬,若欲御寒,首当养肾。

冬季的生活起居要有规律,宜多开展力所能及的体育活动,这不但能增强与人体免疫有关的肾气功能,提高抗病力,还因"肾主纳气",而帮助肺气呼吸,预防多种慢性呼吸系统疾病。"肾主骨",冬季经常叩齿有益肾、坚肾之功。肾"在液为唾",冬日以舌抵上腭,待唾液满口后,慢慢咽下,能够滋养肾精。肾之经脉起于足部,足心涌泉穴为其主穴,冬夜睡前最好用热水泡脚,并按揉脚心。冬季人处于"阴盛阳衰"状态,因而宜"负日之暄"——进行"日光浴",以助肾中阳气升发。肾与膀胱,一脏一腑,互为表里,"肝胆相照",膀胱经脉行于背部,寒邪入侵,首当其冲,故冬季应注意背部保暖,着件棉或毛背心,以保肾阳。古人认为,"肾者主蛰,封藏之本",因而冬季切忌房事过度,工作、运动不可过多出汗,防止肾之阴精亏损、阳气耗散。

对于养肾防寒来说,饮食调摄也很重要。冬季宜选食羊肉、狗肉、雀肉等温肾壮阳、产热量高的食物,这对素体虚寒者尤其有益。还可食一些具有补肾益肾功能的食品,如核桃、板栗、桂圆等。"黑色食品"能入肾强肾,亦宜择食,如黑米、黑豆、黑芝麻、黑枣、黑木耳、乌骨鸡、海带、紫菜之类。冬日宜常进各类温性热粥,若将上述食品置入粥中煮食,既能祛寒,又可给养,还能疗疾。我国明代著名医家张景岳有句名言:"善补阳者,必于阴中求阳;善补阴者,必于阳中求阴。"对于肾之阴精渐衰的老年人,冬季可配食鳖、龟、藕、木耳等护阴之品。冬令饮食不可过咸,因咸味入肾,致肾水更寒,有扰心阳。另切忌寒凉食品,以免"雪上加霜",折伤元阳。

5. 冬季为什么容易发病

人类生活在大自然中,一切自然变化无不与人们的生产、生活及各种人体活动紧密相关。对于体弱或患有某些疾病的人来说，当气候发生剧烈变化时，由于生活调节紧张或障碍，容易旧病复发或病情加重。冬季冷空气来临，气压高时会引起人体体温调节紧张，促使神经兴奋，血压迅速升高。受气候变化影响较大的疾病主要有心肌梗死、脑卒中、多发性关节炎、风湿性病变、胃溃疡、肺炎、支气管炎、支气管哮喘、胆结石、肾结石、精神分裂症、高血压、陈旧性骨折等。由于气候与人体许多疾病有如此密切的联系，这就使得人们依据天气变化来预报疾病的发生成为可能，即可以提前采取各种防病治病措施。冬季主要是冷锋过境天气和高压天气。来自西伯利亚、蒙古的冷空气，每隔几天不断南下，当冷空气前锋与暖空气交会时，就会出现阴雨、降温等天气变化，气温日变差（当日平均气温与隔日平均气温的比较）甚至可达到10℃，似乎一夜之间换了一个季节。随着冷空气减弱，天气回暖，这时常常又被冷高压天气控制。高压天气晴好，中午因为太阳的照射，气温较高，晨和夜里就很冷，所以气温日变差（24小时内最高气温与最低气温的比较）也就很大。这两种天气虽然不同，但都易使人体着凉，冷锋天气一夜之间气温骤降，使人们常来不及添衣；高压天气早上出门和夜间归来也易受寒。冬季户外劳动出汗后不要随便脱衣，以免受凉。

6. 冬季如何防寒保暖

冬季户外工作容易发生冻疮或冻伤。感冒和慢性支气管炎的加重复发与着凉的关系很大，当第一个寒潮来临，最低气温至零下时，人群中感冒患者会大量增多，慢性支气管炎和肺心病患者症状加重。感冒虽是小病，但往往因此而使一些慢性病加重。寒冷对心血管疾病有很大危害，它能使高血压患者舒张压升高，诱发心肌梗死和脑卒中，还能促使重病患者死亡。并能使慢性胃炎、胃和十二指肠溃疡患者的症状加剧。肝硬化引起的食管静脉出血也大多发生在严冬。冬季,有些人在户外时皮肤暴露部位会发生麻木与发绀,进入温暖环境,症状可以消失,其原因是低温血凝集素在体内达到一定浓度后,使暴露于寒冷空气中皮肤血管内的细胞发生暂时性凝集,毛细血管血流受阻,造成局部循环障碍和缺氧状态,称为可逆性低温血凝症。各种关节痛、肌肉痛在受寒后也都会加剧。寒冷对人体是一个非特异性的刺激,它能引起人体一系列的生理变化,从而使一些疾病诱发或加重。

为了防止严冬寒冷影响健康,防寒保暖很重要。气象预报寒潮来临,应及时添加衣服,等到天气回暖后再减少衣着。常常有人寒潮来时不添衣服,1～2日后感到寒冷了再加衣服,其实这时天气已经回暖,而且在不知不觉中已受了凉。当天气预报受冷高压控制,天气晴好时,不要忽略早晚受寒。要注意头部和手足的保暖,不要敞开领子和棉衣,出门要戴上帽子和围上围巾,这样可保持头部良好的血液循环,从而使上呼吸道有充分的抵抗力。末梢循环一般较差,所以冬季戴手套,穿棉鞋是必要的,特别是儿童与老年人体温调节功能较差,保暖就更为重要。女性则在月经前几天,以及月经期体温调节功能有所减退,也应引起特别注意。对患有慢性呼吸道疾病者,入冬以后(不要等到严冬来临),外出要围上围巾,最好养成外出戴口罩的习惯,以防止冷空气的直接吸入。如果患有一些慢性病,冬季寒冷会加重或诱发,有必要及时服药预防。

室温在冬春两季变化最大,故而注意调节冬春两季室内的温度尤为重要。在湿度、气流都正常的情况下,冬季适宜室温为16℃～20℃,室温太低易伤人阳气,室温过高则易致疲劳,还易引发外感和其他疾病。保持室内温度固然重要,但也不可忽视室内空气的新鲜。通风不良的环境,不仅使人感到头晕、乏力、胸闷、烦躁等缺氧现象,同时还为室内的致病菌提供了良好的生存条件,如感冒、哮喘、慢性支气管炎等病的发生,与室内空气有着密切的关系。所以,冬天切忌紧闭窗,更不要把窗门的缝隙密封得严严的。经常开窗交换新鲜空气,晚上睡觉窗户最好留一条缝隙,只要不直接对着床,或遮块窗帘,避免直流风,这样既无伤风受寒之虑,又能使室内的不良空气排出,室外新鲜空气源源进入。

冬季防寒保温要随气候变化增减衣服,不宜一下子添加过多,内衣以棉织品为佳,贴身保暖,外衣要稍宽大一点,使气血流通,四肢舒畅温暖。冬季严寒对老年人不利,老年人防寒保暖应得法,可锻炼取暖,于 7:00～9:00 练按摩功以取暖,用手掌摩手背、手指,双脚摩擦,摩擦既能生热,也可除寒。早餐后,休息 30～60 分钟,可适当做些家务劳动,如整理书籍,抹桌椅,拖地板,清扫卫生间等;或做点休闲活动,如看书、写作、绘画、抚琴、养鱼、养鸽、养猫、做盆景、根雕等,但以不过劳为度,均可活动筋骨,促进血液循环,提高抗寒能力。早晚可练梳头功,有助于脑部血液循环,并可醒脑益智,亦可取暖。

7. 冬季防寒为什么要从脚下做起

俗话说,"寒从脚下起",脚心离心脏最远,皮下脂肪薄,保温能力差,脚掌与上呼吸道黏膜又有着密切的关系,脚部受寒容易引起上呼吸道黏膜内毛细血管的收缩,抗病能力降低,潜伏在鼻咽部的病菌、病毒易乘虚而入。一旦足部着了凉,很容易引起感冒、腹痛、腰腿痛、妇女痛经和泄泻等病症。足部的保暖方法很多,除了穿着保暖性能好的衣裤、鞋袜外,平时还要注意多活动脚部,如参加跑步、竞走、散步等运动。晚上用热水洗脚取暖御寒,上床前平坐凳上,平定情绪,调平呼吸,排除杂念,用温水洗泡脚,边洗边用手摩擦双脚,约 15 分钟后擦干水。然后先将左脚抬起,搁在右腿膝部,用左手握脚趾,尽力往外扳,用右手擦足底心前 1/

3 处,以凹陷中的涌泉穴为中心,擦得范围大一些,擦至发热为度,然后改将右脚搁在左膝部,用右手用力扳足趾,左手擦脚底心至发热。这样既能祛除污垢、御寒保暖,还有补肾强身、解除疲劳、促进睡眠、延缓衰老,以及防治感冒、高血压、冠心病等多种病症的作用。

8. 冬季如何背部保暖

中医学认为,背为阳中之阳,为督脉和太阳膀胱经循环的部位,督脉总督全身之阳气,太阳经主全身之表。风寒之邪侵入体内,太阳经首当其冲,如果背部保暖不好,风寒之邪容易通过背部侵入人体,损伤阳气致病。对老年人、儿童及体质虚弱者来说,注意背部保暖尤为必要。背部保暖的方法十分简单,只要多穿一件贴身的棉背心或皮毛背心就可以,睡觉时应注意背部不要着凉。

我国北方冬天严寒,一般都以睡火炕为主,"去寒就温",预防严寒侵袭,有益于身体健康。但是,不可暴暖,尤其要忌向火醉酒、烘烤肚背、暴热大汗等。因为冬季阳气闭藏主干内、阴气在外,若调摄失当,过贪辛热暴暖,就会内扰阳气,使之外泄,或积热于内,形成阴虚火旺,痰热瘀血,到春季就会发温病、时病,或诱发宿疾。这是违背冬季敛阳护阴,以养"藏"为本的养生原则,对身体健康不利。

9. 冬季如何取暖加湿

空气湿度是指空气潮湿的程度,可用相对湿度表示。相对湿度是指空气实际所含水蒸气密度和同温下饱和水蒸气密度的百分比值。研究表明,人体在室内感觉舒适的最佳相对湿度是 49%～51%。相对湿度过低或过高,都能使人感觉不适,甚至产生危害。

干燥的气候会引起人体一系列生理病理现象,诱发多种疾病的发生。空气干燥,气温偏低,风力较大,使皮肤分泌的汗液和皮脂大大减少,并被迅速蒸发,皮肤变得相对干燥粗糙,易受内衣和尘埃微粒的摩擦引起微痛。气候干燥的季节和天气,可加大皮肤与衣服的摩擦力,产生大量静电电荷,晚上脱衣时便可引起静电放电。皮肤细胞在静电场发生突变时,则因突感不适而引起高度刺痒。空气过于干燥,还会引起其他疾病的发生。如吸进干燥空气后会使鼻腔黏膜干裂,发生鼻腔出血的现象。人体失水多会引起血液黏稠,故冬春季心血管病和脑血管患者往往增多,且死亡率较高。尽管干燥只引起人体一些局部不适,但人体是一个有机整体,往往可以诱发或加剧与此有关的其他病症。

我国大部分地区,冬季气候比较干燥,加上使用暖器,环境中相对湿度就会大大降低。在这种环境中,鼻、咽、气管、支气管黏膜很容易脱水,使纤毛运动减弱,黏液分泌减少。当吸入空气中的尘埃、细菌时,呼吸道就不能像正常时那样,很快将尘埃、细菌清除出去,从而诱发或加重呼吸系统疾病。

由于相对湿度低,人体表皮水分会加速散失,以致皮肤弹性下降,出现表皮粗糙、细胞脱屑,加速皮肤衰老,破坏皮肤抵抗力。

对于干燥气候引起的一些生理病理现象,只有采取增加水分的措施才能补救。使用取暖器的家庭应注意居室的湿度,最好使用湿度计进行观察,在适宜的温度下,合适的湿度应为30％～40％。如果相对湿度低于30％,可在地上洒些水,或用湿把拖拖地板。也可以在取暖器上放盆水或湿毛巾,以增加湿度。若能在室内养两盆水仙,不但能调节室内相对湿度,还能使居室显得生机勃勃,春意融融。此外,平时要多喝水,皮肤可适当用一些润肤剂。

10. 冬季用电热毯要注意什么

电热毯是一种比较理想的冬季取暖佳品,通常分为简易型和控温型两类。前者是借助于开关电源控温；后者则利用其自动开关或人工来调节电压高低使之达到适宜的温度，市售电热毯多为人工调节。可在睡觉前先开高档预热 30 分钟，待温度升至 40℃上下时，随后再开低温档，这样能保持长时间的恒温。电热毯中的镍铬丝采用远红外涂料，当电流通过时产生远红外线向人体辐射，这种远红外线的穿透力很强，能够促进血液循环、提高局部温度，因而对于风湿性关节炎、寒湿性腰腿痛、坐骨神经痛、气管炎等均有一定的医疗保健作用。但是，使用电热毯不当也可引起疾病，应当引起人们的重视。

（1）使用电热毯可能引起过敏性皮炎：这主要是由于使用电热毯时间过长，使人体皮肤的水分不断蒸发而出现干燥、瘙痒等症状，甚至出现大小不等的丘疹。这些症状大多从背部开始，渐及全身。这种皮炎患者自觉瘙痒难忍，彻夜难眠，影响工作和休息。此病多发生于年老体弱、体质过敏者，以及糖尿病、肾病和肝、胆、胃、肠疾病患者。预防的办法是在电热毯上面铺上毛毯或稍厚的被单，以避免人体直接接触电热毯。睡觉前电热毯通电预热，上床睡觉时关掉，并适当增加饮水量。一经发现有皮炎症状，应立即停止使用电热毯。患者可口服氯苯那敏等抗过敏药物。

（2）心脏病患者要慎用电热毯：由于电热毯与人体之间存在着电容，即使是合格的电热毯也会有感应电作用于人体。曾有人对电热毯进行测试，发现躺在电热毯上的人体存在着感应电，在不同的情况下可表现为 40～70 伏。处于同一条电热毯不同部位的两个人会有不同的感应电压值，因此当人躺在电热毯上时会有不同感应电流作用于人体各部位，这个电流虽小，但对于心脏病患者来说，还是具有潜在的危险。

（3）使用电热毯可引起婴幼儿脱水：这是由于婴幼儿的身体正处于生长发育时期，其身体对水的摄入量按体重比例高于成年人，而营养的吸收、代谢产物的排泄、出汗散热均需要充足的水分。如果使用电热毯,会因水分蒸发快,而使幼儿的不显性失水量增大,导致咽喉黏膜干燥,出现声音嘶哑、烦躁不安等脱水症状,从而减弱了上呼吸道的抗病能力。此外,若小儿因热燥出汗蹬被子,会使其着凉而感冒或腹泻。小儿使用电热毯出现脱水现象时,只要不发热,可先多饮一点水,如果仍然烦躁不安,那就要及时去医院诊治。

(4)孕妇使用电热毯会影响胎儿发育:美国科学家研究发现,孕妇睡觉时使用电热毯可能导致婴儿畸形。因为电热毯通电后会产生电磁场,影响母腹中胎儿的细胞分裂,当胎儿迅速分裂的细胞受到电热毯产生的电磁场干扰时,其正常分裂的细胞就会发生异常的改变。医学研究表明,胚胎的神经组织在受孕 $15\sim25$ 日开始发育,心脏在受孕 $20\sim40$ 日发育,肢体在受孕 $2\sim26$ 日发育。此时,孕妇使用电热毯容易使胎儿的组织器官受到影响,尤其是会抑制胎儿大脑的发育。对电磁场影响最敏感的又是胎儿骨骼细胞,故当胎儿娩出后,其骨骼会发生缺陷而导致畸形。电热毯越热,磁场对胎儿的影响就越大。

(5)使用电热毯不当可引起呼吸道疾病:使用电热毯的被窝里温度较高,室温却没有变化,因而造成了里热外冷的状况,使得呼吸道黏膜的毛细血管扩张,呼吸加深加快。这样,冷空气刺激呼吸道黏膜会引起咽炎、喉炎、支气管炎等疾病的发生。被窝里的温度高,被外的头部出汗,手脚在熟睡中也会不知不觉地伸出被外,因而容易造成呼吸道感染,所以要合理使用电热毯。

(6)生活不能自理的患者不能使用电热毯:因为长期卧床的患者排出的尿液、汗液浸透电热芯后容易发生短路漏电事故而不能自行处理,这就有可能会引起触电身亡事故。

使用电热毯时有几点必须注意:电热毯必须平铺在床单的下面,否则会损伤发热元件。电热毯的控制开关应放在床头,通电前要检查导线是否破裂,通电后要将开关拨到预热挡,入寝前将开关拨到保温挡或关闭。电热毯的通电时间一般不宜超过 2 小时。不要让尖利的物品损伤电热毯,不要过分用力去拉动电热毯的导线。不要自行加长电源线引线和乱拆乱接,以防发生触电事故。电热毯脏了可用刷子蘸水刷洗,晒干后再用;如果电热丝断了,应立即检修。患者和生活不能自理的人使用电热毯时要选购耐潮防水的产品,同时身边要有人护理和观察。

11. 冬季室内布置如何选择暖色

冬季室内的布置要能改变气候对人的不良影响,使人在室内居住感到温暖如春,身心舒适,这对养生是尤为重要的。冬季室内布置应避其风寒,就其温暖,还要讲究美观、舒适。客厅的布置要从色彩的选择、灯光装置、厅内陈设,室内绿化诸方面考虑,要能够使人一走进客厅就感到暖和、舒适。书房的布置既要暖和,又要怡神,心身都感到舒适,这样才便于看书、工作,以利于健康。卧室布置,要求温暖、安神、避风、舒适。

人们生活居住的环境是五颜六色的,运用协调、明快的色彩布置房间,可给居住者创造舒适亲切和幽雅的生活氛围,有益于人的身心健康,还可消除疲劳和紧张感,增强生活情趣。色彩能对人的心理产生很大影响,可以左右人的情感、情绪与行为。因此,色彩的运用是否得当,不仅关系到人们的身心健康,而且直接决定着人们学习、工作的效率和质量。色彩给人的视觉与心理以刺激,从而产生冷暖感、进退感、轻重感、软硬感、兴奋与宁静感、豪华与朴素感、活泼与抑郁感等。例如,红、玫瑰红、橙、黄等暖色因其反射的光波长,传达速度快,能吸引人的注意力,刺激大脑神经并使之处于兴奋状态,又使人联想到火和太阳,故而给人以温暖、兴奋、活泼和豪华等感受。任何色彩都不能孤立地存在,而是与其他色彩以对比或调和的形式共存,并产生色彩的综合效果,才能使四壁生辉。使用色彩时,首先要有统一的基调,然后适当地有些对比。对比与调和相得益彰,巧妙结合,能使房间充满温馨和舒畅。

色彩的选择应符合人们的心理需要,宜选择暖色。客厅可选择中性明色调,如米黄、粉红、淡橙,如红色地毯,米黄色窗帘,摆上绿叶红花的插花,挂上蜡梅、迎春之类的水彩画或油画。卧室的色彩可采用暖色系统的中性色彩,如灯光可橘黄色或淡红色,这样会感到温暖而宁静,有助于增加睡意。床上的垫毯、被套的颜色也以中性暖色为宜,如奶黄、米黄或粉红,老年人则宜用淡黄、浅红等色彩的被套。书房采用暖色调,构成温暖而宁静的氛围,以利于读书和工作。书房可布置的空间少,只要在陈设上巧于设计就行了,如插花或绿化,或用红色灯光、奶黄色窗帘等。

在居室中,起主导作用并能形成一定情调的色彩,是屋顶、墙面和地面的颜色,一般多采用白色、蛋青色、豆绿色及明度较高纯度较低的中性浅淡色调,以便突出家具等陈设品,造成宁静、明快的气氛。居室的地面颜色,多半是深色的或中间色调的,以给人安定、宁静的感觉。把一年到头见不到阳光的阴面房屋刷成暖色调颜色,房间就显得亲切、活泼和温暖,再配合协调照明,同样会使四壁生辉,有益于人的身心健康。居室的顶、墙和地面的颜色也会影响到房间的亮度,如深色吸收色光多,会使房间变暗;浅色则会提高房间的明亮度,这对保护人的视觉器官大有好处。房间里人工照明的光色,也会影响居室的色彩效果,光色与物体色相同时,会使物体的颜色更加鲜明突出;光色与物体色互为补色时,则会使物体色减弱。因此,在居室内运用色光照明时,应该考虑到保护视觉和色彩效果。

灯光与色彩在现代居室空间中是交映生辉的。自从电灯发明以来,各国科学家对灯光与人体健康的关系进行了广泛的研究。采用什么样的照明,才能创造出舒适的环境、增进人体健康和舒畅呢？美国马萨诸塞州的沃尔特曼博士发现,疗养院中的老年人,当照明用的普通白炽灯被换上模拟太阳光谱的特制灯时,他们体内产生的维生素就多了,而且身体利用维生素 D 的效率也高了。居室的灯光配置要求光线柔和,视觉舒适,易于安睡,有利休息。灯以低亮度白炽灯为宜,切忌使用强烈、刺激的光线。居室的照明包括整体照明、局部照明和气氛照明三种类型。整体照明供休息起居之用,局部照明则用于写作,阅读、梳妆等,而气氛照明则用以美化居室情调。居室的照明还应注意宽阔感、柔和感和宁静感,这样才适合人们的身心松弛。按这种轻松、宁静的气氛要求,客厅里的基本照明宜用半直接型的吊灯;也可采用嵌入式或浮凸式吸顶灯。吊灯、吸顶灯、壁灯可作为卧室基本照明,而不要用光线强烈的直接型照明,以确保环境安静舒适和消除疲劳。

冬季室内绿化应以盆栽花木为主,并适当要配以山石盆景、桩景、瓶插等。营造一个清新、幽雅、生机勃勃的氛围,令人在雪花飘飘的冬季,也能感受到春意盎然。客厅要突出热烈和欢快的气氛,应以常绿的大型、中型花木为主,并辅以观花、观果植物,如蒲葵、龟背竹、棕竹、松、柏、竹、梅花、蜡梅、山茶等,应避免放置有刺的植物。花木品种要多而不乱,并利用博古架、花架、花篮、花搁架等,使绿化向空间发展,如茶几、窗台可安置小巧艳丽的观花观果植物,墙角可放报岁兰、梅、蜡梅等,博古架可放小型盆花或盆景。书房绿化要突出素雅,营造清静宜人的气氛。案桌上可放蟹爪兰、水仙、君子兰、仙客来及文竹等;花木几架、书柜上可放置佛手、橘子、石榴等观果植物,而桌旁、柜侧、门旁则可放低矮或中等的常绿花木。卧室绿化要突出小巧、俊逸、幽香、雅致,松、柏、梅、竹、佛手、文竹和山水盆景、树桩盆景均适宜卧室摆放,水仙、兰花等香花类更为合适。花木几架一般以古朴为佳,但亦应当考虑与家具、陈设的格调相协调,也可选用自然树桩做成花架,突出古色古香的气氛。南面窗台,阳光充足,气温较高,是冬季养花的理想地方。为了扩大窗台面积,可装置活动的搁架,利用螺丝固定。此外,可放置喜暖阳光的花木,也可将其他室内花卉定期移到这里,接受光照。花卉摆设要高低错落,后面花木适当升高,以利采光。绿化向空间发展,可形成立体观赏效果,既可扩大绿化面积,又可增加观赏艺术价值。绿化的主要方式有:将盆钵、框架或具有装饰性的花篮,悬挂在窗下、门厅、门侧、柜旁,并在篮中种植吊兰、常春藤、鸭跖草及枝叶下垂的植物。将花搁板镶嵌在墙上,上面可以放置一些枝叶下垂的花木。沙发侧上方、门旁墙面等,均可安放花搁架。高花架占地少,易搬动,灵活方便,并且可将花木升高,弥补空间绿化的不足。

12. 冬季为什么要多开门窗

室内污染可造成上呼吸道疾病,以及头痛、头晕、畏光、流涕、恶心和胸闷等症状,如果一家人中出现相同症状,或户外活动后可使症状减轻,应考虑是否有居室污染的可能。现代社会物质生活条件的改善,使人们有了增进健康、延长寿命的保障。以往燃煤或烹调产生的煤烟,由于改用液化石油气或天然气,以及使用脱排油烟设备而得以改善。然而,物质生活条件的改善也会给现代生活带来新的空气污染,居室宜经常通风,当室内外温度相差10℃时,15分钟即可将室内空气交换一遍。

如果人长时间地生活在密闭而空气混浊的房间里,就会感到头晕、目眩、精神不振、容易疲劳。经常开窗、通风换气,让大自然中充满新鲜氧的洁净空气进屋来,把屋内的浊气放出去,可使人心胸开朗,精神振奋。室内空气中存在着许多致病菌,通过空气对流的作用,可将它们暴露在光天化日之下,让阳光中的紫外线来消灭它们。早起开窗,呼吸一点冷空气,可以增强人体的御寒能力,防止感冒;晚上睡眠时留个气窗,还可防止一氧化碳中毒。

勤开门窗虽是一种简单的办法,往往能事半功倍。勤开门窗在南方较易做到,甚至冬天亦然,问题是人们要认识这一措施的重要性。在北方勤开门窗困难要多些,但也应引起重视,可在住宅避风侧的窗上开小窗,为防止室外冷空气直接进入室内,可半开小窗,并在小窗外加设简易的"风斗",将冷风挡住,室内污染的空气则可经风斗的上口排出。

13. 冬季装修如何防止甲醛中毒

各种新型建筑、装饰材料和家用化学品不断涌现,进入工作场所和家庭,新的危害会在人们不知不觉中发生。为适应现代社会要求,新型建筑密封度日见增高。室内空气一旦污染,污染物难于被及时而充分排出。老的污染源(如燃煤、烹调油烟),以及室内吸烟等尚未真正退出人们生活,危害仍然存在。对于这些室内空气污染,虽然可采用现代化的空气净化设备,但实际使用效果未必尽如人意。

现代科学研究表明,甲醛对人体健康有负面影响。当室内含量为 0.1 毫克/立方米时就有异味和不适感;0.5 毫克/立方米时可刺激眼睛引起流泪;0.6 毫克/立方米时引起咽喉不适或疼痛;浓度再高可引起恶心、呕吐、咳嗽、胸闷、气喘,甚至肺气肿;当空气中达到 230 毫克/立方米时可当即导致死亡。长期接触低剂量甲醛可以引起慢性呼吸道疾病、女性月经紊乱、妊娠高血压综合征,引起新生儿体质降低、染色体异常,甚至引起鼻咽癌。高浓度的甲醛对神经系统、免疫系统、肝脏等都有毒害,还可刺激眼结膜、呼吸道黏膜而产生流泪、流涕,引起结膜炎、咽喉炎、哮喘、支气管炎和变态反应性疾病。据流行病学调查,甲醛还有致畸、致癌作用,长期接触甲醛的人,可引起鼻腔、口腔、鼻咽、咽喉、皮肤和消化道的癌症。

数九寒天,同时也是感冒和呼吸系统等疾病的高发季节,由于建筑、装饰和家具产生的有害物质,如甲醛、氨气等刺激人们的呼吸系统,并使免疫力下降,既增加了传染感冒的机会,也会使已有的感冒症状加重。因此,如果感冒等其他一些呼吸系统疾病久治不愈,就应考虑是否室内空气质量有问题了。为有效防止冬季室内污染对健康的危害,要给室内空气消消毒。

(1)每天定时开窗通风,保持室内空气新鲜。有条件的写字楼和家庭,以每天早、中、晚各通风 20 分钟为宜。实验表明,室内每换气一次,可除去室内空气中 60% 的有害气体。

(2)选择适合的室内空气净化器,经常进行室内空气净化和消毒。在流行感冒高发时期,可以用醋来净化空气,因为醋挥发在空气中有杀菌的作用。

(3)保持合适的室内温度,避免室内外温差过大。按照国家标准,室温控制在 16℃～24℃ 为宜。

(4)增加室内湿度,冬季最适宜的室内湿度为 30%～60%。可以选用加湿器,也可在暖气片上放一小水槽,或在室内养花种草,以增加室内空气的湿度。

(5)对居住的环境要经常打扫,防止室内空气中的细菌超标。特别是密闭的写字楼、有患者的家庭、儿童房间和饲养宠物的家庭,应该请专门机构进行室内细菌检测。

(6)新装修的写字楼和家庭要注意室内环境的检测与治理。

14. 冬季如何选好被

(1)棉纤维有一定的强度和弹性,保温效果较好,回潮率为 7%,吸湿透气、防蛀耐晒、无毒无味,是我国传统的大众化床上用品之一,废弃后可自然降解。棉被长时间使用之后,容易板结,因此应定期晾晒,但不要拍打,否则棉被中的纤维会断裂而影响保暖性。要注意的是,价格过低的被子有"黑心棉"之嫌。

(2)羊毛的主要成分是蛋白质,吸湿性、弹性、透气性、阻燃性及保温性均优于棉纤维,被子内的小气候可维持皮肤周围适合人体的温度和湿度,不吸尘、不产生静电,又被誉为"空调被"。它适用于中老年人,以及惧寒、体弱、多汗者盖用,但选购经过防蛀、除味、定型等处理的较好。若要洗涤时,最好干洗。

(3)蚕丝是由多种氨基酸组成的,属于纯天然动物蛋白纤维,它集轻、柔、滑、细为一体,同时可吸湿、抗静电、无刺痒感,还对人体肌肤有一定的保健功效。其中,柞蚕丝较桑蚕丝的细度粗,颜色较黄,耐酸,蓬松性更好。蚕丝被适用于老年人、妇女、儿童及经济条件较好的家庭。好的蚕丝被售价较高,购买时应注意商标及说明,如能当场打开,应重点检查丝胎的内、外品质是否一致。蚕丝被忌重压、暴晒,以及用碱性皂液洗涤,并且不能与樟脑等化学品共存。

(4)多孔中空纤维是化纤新品种,纤维的截面类似蜂窝煤,孔数分为5孔、7孔、9孔等。孔数多空隙量大,可阻隔空气流动,因此保温效果更好。这类纤维的强度、弹性更高,蓬松性好,手感滑糯,且重量较轻,类似羽绒被,但价格适中。小的薄被可直接用洗衣机洗涤,且不怕压,易保管。这种被的缺点是吸湿性差,不适用于化纤过敏者,较为适合于年轻人使用。

(5)羽绒本身呈多维三角形骨架结构,存气量大且不易流动,因绒面含油脂成分而互不粘连,是保温材料中重量较轻、蓬松度高、保温性能好、吸湿排汗综合效果较好的佳品。它对人体器官无压迫感,特别适合于老年人、孕妇、儿童使用。购买时要选择含绒量高的产品,被里材料最好选高支、高密、不钻绒的面料,特别是绗缝处不能掺绒。对羽绒粉过敏者慎用,最好是干洗。

(6)在被胎的纤维中加入一些功能性物质,可起到一定的保健作用。例如,经抗菌防螨处理,有利于皮肤保健;加入可增强远红外线及负氧离子发生量的微粉或磁性物质,能改善微循环、促进机体代谢、加速消除疲劳、恢复体力。这种功能被更适合年老体弱、神经衰弱、睡眠质量不佳等人群及运动员等,但其功能性因人而异,期望值不能过高。

15. 冬季取暖如何防中毒

寒冬腊月,北风呼啸,冰天雪地,冷气逼人,不胜其寒,人们常借助取暖设备来御寒。取暖设备的使用要注意防患于未然。旧式的取暖方法主要是室内装制火炉或室内烧火盆取暖,在取暖过程中,如果不小心谨慎,经常会有一氧化碳中毒或火灾事故发生。一氧化碳是由煤炭、木炭、汽油之类含碳的物质燃烧时,因没有充分燃烧而产生的一种气体。这种气体无色、无味、无臭,很难被人所察觉,当人头晕、无力、眼前发黑,导致呼吸困难等中毒时才有所发觉,常为时已晚。因此,如果用炉子取暖,必须安装通到室外的烟筒,并经常检查有无漏气、堵塞现象;室内要有良好的通气口,或经常开窗通风,保持空气交换,以防一氧化碳中毒;最好在炉上烧水,调节室内湿度,以防干燥。室内烧火盆的取暖方式不太好,一是不清洁,炭灰会污染家具和室内空气;二是不安全,并且会引起干燥,使用时要在火盆架上放一壶水。遇有取暖一氧化碳中毒的患者,应该首先将患者安置通风处,然后解开衣领、裤带、放低头部,但要注意保暖,同时给患者嗅氨水或针刺人中等穴位,促其苏醒。如患者呼吸停止时,应一边做人工呼吸和胸外心脏按压,一边迅速送医院急救,不能耽搁。

16. 老年人冬季洗澡如何避免晕倒

冬季,在温度较高的浴室内长时间在热水盆中浸泡,可能突然出现头晕、眼花、恶心、呕吐、大汗不止等症状,严重者会晕倒在盆内,尤其是年老体弱者更容易发生这种"浴晕"现象。

(1)一旦发生"浴晕",应尽快走出浴盆,如自己已不能行走,周围人可将患者扶出或抬出洗澡间,平卧于空气新鲜处,身体要注意保暖,以防感冒。

(2)及时地给患者喝些热糖水或热姜汤,一般情况下患者在短时间内可以恢复正常。

(3)经上述处理,患者未见情况好转,且出现频繁呕吐、神志不清或胸前区憋闷及疼痛等症状时,周围人应尽快将患者送医院诊治。

(4)冬天洗澡(尤其是盆浴)水温不可过高,应控制在 32℃～35℃为好。不宜长时间在热水中浸泡,浴室也不要完全密闭。

(5)患有高血压、冠心病、肺心病等疾病的人最好淋浴。另外,入浴时应带上硝酸甘油之类的急救药,以利于及时救治。

(6)年老体弱者不要单独去公共澡堂洗浴,在家中洗澡时亲属应不时呼唤以求回应,可以防止发生意外,并能及时处理。

(7)在家庭浴室中为老年人安装特制的扶杆和把手,盆中也可放一防滑胶垫,以防跌倒。

17. 冬季穿衣如何保暖

冬季的穿衣要符合气候变化的需求。初冬夜凉昼暖,除山区外,一般无霜冻,穿着衣裳应需特别留心,不要感受初冬反常的过盛冬阳而患感冒。到十月底,气候转冷,气温下降,出现霜冻,穿着要注意防寒。过了冬至,进入数九寒天,天寒地冻,气温下降,江南最高温度在 8℃～12℃,最低温度在 0℃～5℃,人们的衣着就要随气温的下降而添冬衣,以抗御风寒对人体的侵袭。在冬季,穿着的保健作用就在于保暖御寒,不让浓重的寒气侵害人体。

寒风透入衣服内,会影响衣料纱线间和衣下气层的静止空气,甚至影响纺织纤维中无效腔空气的隔热性,增加了对流散热。所以,冬季服装的外层应选择致密度高、透气性小的材料,如毛哔叽、毛皮和革制品。如果将疏松的、含气多的毛线衣、裤穿在衣服的最外层,细小的织孔中都充满了外界的寒冷空气,而且和周围环境进行毫无约束的气体交换,这样会使人体散发的热量传失得更快更多。吸湿性好的贴身内衣有利于皮肤水分的蒸发。吸湿性较好的外层衣料,在冬天能吸收环境中的水汽,并使其凝结,由于凝结过程而放出的热量,可使外层的衣服湿度升高,以防止或减少体热的散失;进入室内时,因室内气温较高,外衣水分蒸发而散热,可延迟人体进入室内不舒适的温热反应。其中羊毛织品的吸湿性最好,吸湿时放出的热量最多。30%合成纤维和70%羊毛混纺的法兰绒织品,其保暖性、防风性和吸湿性均较理想。

外层冬服为了防风,以透气性小为好。而对于内层衣服,为了让皮肤上的水汽弥散,则要求有较好的透气性。冬季进行锻炼或劳动时,也要求有较高的透气性,因为大量出汗后,汗液湿透内层衣服,人体停止活动后代谢产生的热量下降,而衣服上的汗水将继续蒸发,容易使人受凉感冒。冬季活动后要掌握好增减衣服的时机,活动至还未明显出汗时,就应敞开衣服或者脱去部分衣服以利于散热,活动结束或中间休息时应穿上全部衣服。随脱随穿,就能够防止冬季运动后发生感冒。

冬装宜选择色泽深重的墨绿、深蓝、紫红、深灰或黑色为佳,不仅能给人以稳重之感,而且深色的服装吸收阳光中的热能较多,故能抗寒使人倍觉温暖。滑雪衣的主要优点是轻,要比同样厚度的棉衣轻50%,其次是保暖性强,因羽绒的絮片中含有大量不活动的空气,传热性差,体热不易散发,因而穿在身上温暖舒适。此外,羽绒衫弹性较好,不易板结,易洗快干,不怕虫蛀,又不臃肿,这是棉、毛和皮衣等防寒服所无法相比的,尤其适于南方潮湿地区的人们穿用。皮夹克也是重要的冬装之一,牛皮的有一定的透气性,人造革的则完全不透气,剧烈运动时容易汗湿内层甚至中层衣服,在敞开胸襟经冷风吹袭后,常易受凉,引起感冒。

运动服装的共同特点是要能适应各种运动,增加相应的伸缩性和弹性,能适应天气的变化,吸汗性好,穿脱方便,而且运动时不易被扯破。不同年龄的人只要穿上合身舒适的运动服,都会显得潇洒、英俊,少者倍添朝气蓬勃,长者更显老当益壮。运动服除了要合身、分量轻,还要求各部位要有必要的伸缩处。运动服的伸缩性依次为棉 3%～7%、麻 4.1%～7.8%、蚕丝 17%～21%、粘胶 15%～30%、羊毛 25%～35%、尼龙 16%～42%、涤纶 16%～55%。用新型纤维氨纶制成的运动服,伸缩性和弹性均佳,且手感柔软、吸湿性能好。在剧烈运动时,人体主要靠汗液蒸发散热,若气温较高,人的出汗量每小时可达 1 500～2 000 毫升,要达到良好的去汗效果,使运动员感到舒适,运动服起着举足轻重的作用。冬季运动服的内衣要不妨碍汗水蒸发,可用绒布衣料,中层穿着的运动服要疏松,含气量多,不妨碍汗的蒸发,可选用维氨纶或羊毛衣料,外衣应具有良好的保温性与防风性,可选用各种弹力针织物等紧密的结实织物。运动服还要有特定的颜色。冬季室外运动,则应选用红、蓝等深色运动服,以利于御寒保温。此外,还要考虑预防危险情况的发生,如登山服要穿与山色有明显区别的深色服装;滑雪时要穿红色、浅蓝色、橙黄色的服装,便于与白雪相区别。

18. 哪些人不能穿保暖内衣

目前,市场上出售的保暖内衣多采用复合夹层材料制成,有些是在两层普通棉织物中夹一层蓬松化学纤维或超薄薄膜,通过阻挡皮肤与外界进行热量交换,起到保暖效果。但这种内衣透气性差,出汗后汗液中的尿素、盐类等会附着在体表,不及时清除会引起皮肤瘙痒,造成接触性皮炎、湿疹等疾病。而且,内衣夹层中的化学纤维还容易产生静电,使皮肤的水分减少、皮屑增多,进而诱发或加剧皮肤瘙痒。尤其是老年人,皮肤功能开始衰退,长期穿保暖内衣,会加重冬季频发的皮肤瘙痒症状。此外,爱出汗的人、干性皮肤、对化纤制品过敏的人,以及湿疹、皮炎、银屑病患者,都应该慎穿保暖内衣。内热重、易上火的人或有高热症状的患者,最好也不要穿保暖内衣,以免加重病情。

19. 冬季如何避免"衣领病"

高领绒线衣比普通绒线衣更富于装饰性,能更有效地抵御冷风对人的颈部和胸部的侵袭,所以广为流行。如果穿高领绒线衣后颈部发生不适、瘙痒、荨麻疹时,说明是皮肤过敏,应换穿另外衣服或用其他衣物隔开。挺括、高硬的衣领能给人增添几分潇洒、几分风度,但是,也会给人带来一些麻烦,甚至产生严重后果。有些男子穿着这种高领衣服,在转头动作时因速度过快,竟会突然发生心动过缓和低血压,造成脑部血流的暂时减少或中断。患者表现为突然头晕目眩、四肢无力、耳鸣、眼前发黑、胸闷等症状,严重者可晕厥、面色苍白、神志不清。上述症状可在几秒钟内消失后恢复正常,也可在较长的一段时间不省人事。这种因高领上装而引起的"衣领病",医学上称"颈动脉窦性晕厥"。引起"衣领病"的原因是由于人的颈部是颈动脉搏动最明显的地方,两侧下颌角处(即颈动脉的分叉处)有一个小小的球状体,称为颈动脉窦,当它受压迫时,可反射性地引起心跳变慢、血压下降和全身周围血管扩张。按压颈动脉窦超过3秒钟时,即可引起头晕、两眼发花发黑。由于衣领过硬过紧,容易使颈动脉窦突然受压,通过神经反射使血压下降、心脏搏动力大大减弱或停止搏动,导致脑组织供血不足,出现头晕或晕厥,因此可能引起严重后果。所以,上衣领子不宜过高过硬,也不宜做得过紧,纽扣也不要扣得太板。对于已患有动脉硬化的患者,特别容易诱发"衣领病"。遇到"衣领病"发生时,首先应让患者躺下,抬高下肢,解开衣领及紧身衣服,多数患者可慢慢清醒,醒后不要急于坐起或站立,应多躺一会儿,待病情稳定后可徐徐坐起或站立。对于心动过缓者,可静脉注射阿托品;血压过低者,可肌内注射麻黄碱。患者除了积极寻找和去除病因外,在选购衣服时应适当注意衣领的高度和硬度,衣领的上缘与下颌要有一段距离,领扣也不要系得过紧,转头的动作更不宜太快,以免发生不测。

20. 冬季如何避免羽绒过敏

穿羽绒服轻便、美观、暖和,盖羽绒被轻松柔软、舒适温暖。但是,有些人穿羽绒服或盖羽绒被后全身会出现大小不等、形状不一、境界清楚、颜色浅红、周有红晕、略高出皮肤、瘙痒难忍的中硬性丘疹或团块,称为荨麻疹;也可表现为鼻咽痒、流鼻涕、打喷嚏、咳嗽、胸闷等,若过敏发生在喉头,可引起喉部水肿,发生呼吸困难、气急、紫癜,严重时可发生窒息;若发生在气管,可造成支气管痉挛和黏膜水肿,发生严重的支气管哮喘。上述表现统称为过敏反应。

穿羽绒服或盖羽绒被即发生过敏反应,而不穿羽绒服或盖羽绒被,过敏反应马上好转或减轻,重新使用时又突然发作,则说明是对羽绒过敏,以后应尽量避免接触羽绒制品,以免发生过敏反应。如果发生过敏,可适量服用氯苯那敏、酮替酚进行等治疗。发生支气管哮喘者可服用氨茶碱。发生严重过敏反应时,应到医院诊治。

患有过敏性鼻炎、喘息性气管炎和哮喘病的人,不宜穿羽绒服。因为羽绒服是由家禽的羽毛加工而成的，这些羽毛的细小纤维和人体皮肤接触或吸入人的呼吸道后，可作为一种过敏性抗原，使人体细胞产生抗原反应，释放出具有生物活性的物质，如组胺、慢性反应素、缓激肽、5-羟色胺等，可使毛细血管扩张，管壁渗透性增加，血清蛋白与水分渗出或大量进入皮内组织，这时身体便出现皮疹、瘙痒等症状。这些物质还能使支气管平滑肌痉挛、黏膜充血水肿、腺体分泌增多、支气管管腔狭窄，使人出现鼻咽痒、眼痒、流鼻涕、咳嗽、胸闷、气喘等症状。

21. 冬季如何戴手套

在严寒的冬季，手套是男女老幼必备的御寒用品。手套的造型可分为五个指套的一般手套，将拇指与其余四指分开的两指手套，以及没有指套的无指手套。五指手套灵活性较好，但其厚度受到限制，因为手指呈圆柱形，散热量比较大，所以五指手套很难达到预防严寒的要求。两指手套和无指手套的防寒性能虽比较好，但是戴上后手指的活动受到了一定的限制。

人在严寒的环境中作业，必须保证手指的灵活性。手指的温度下降到1℃～3℃时，就会发生疼痛、关节僵硬、触觉减退，因而会丧失操作的能力。在严寒的条件下，稍有潮气的皮肤与金属物品相接触时，会立即粘（冻结）在金属上，损伤皮肤。所以，手接触金属时必须戴上手套加以保护。

防寒手套宜选用最好的保暖材料制作。手套的设计必须适合手的自然形状。手背的血管接近皮肤表面，为了保证血液供应，防止冻伤，所以手背尤其需用好的隔热保暖材料。手套过紧或指尖有小洞时，均容易发生局部冻伤。不要将手套借给别人，也不要乱戴别人的手套，以免传染疥疮、手癣等皮肤病。多汗症患者在冬天手掌易出汗，又湿又冷，应选用棉织制品的手套，既保暖,又有良好的吸水性,并可经常洗换。冬天患有手足皲裂的人,由于每天都要搽药或油膏,最好戴两副手套,里层手套宜用薄棉织品,便于经常洗涤。有些人对某种化学纤维有过敏病史,则不应戴由这些材料制成的手套。小儿的皮肤细嫩,手套材料以柔软的棉绒、绒线或弹性尼龙织品为好。老年人血液循环较差,手足特别怕冷,冬季戴手套更为需要。由于老年人皮肤比较干燥,以轻软的毛皮、棉绒或绒线手套为佳。冬天骑自行车戴的手套,不宜选用人造革、尼龙或过厚的材料,因为冬季人造革容易发硬;尼龙太滑摩擦力小,骑车时容易滑手而脱把;材料过厚的手套会使手指活动不便,不利于安全骑车。

22. 冬季如何戴帽

冬季应根据自己的年龄、性别、季节、爱好、风俗时尚,选择戴帽。既要注意仪容,更要讲究实用。帽子的尺寸宜松紧适度,帽子太紧,有碍头部血液循环,引起头痛、脱发等不适。帽子太大,起不到保暖的作用,且容易晃动滑落。油性头发的人宜选戴薄、轻而透气的帽子。体弱者宜选戴毛呢织品的帽子。高血压、冠心病、脑动脉硬化患者戴的帽子不宜厚重,以免引起头晕、头痛。过敏体质者应避免选购可能引起过敏反应的化纤品制成的帽子。除了职业帽外,因生活需要选购的帽子应根据各人的脸形和身材选购,如尖形脸的人若佩戴鸭舌帽会使面部更加显得上大下小,愈见消瘦,因此宜戴圆顶帽为好;而圆胖形脸的人若选用鸭舌帽则较为合适。方型脸的人戴帽子一般不受限制。此外,身高体胖的人戴帽子宜大不宜小,而个矮瘦小的人则宜小不宜大,以免给人一种头轻脚重或头重脚轻的感觉。

冬季天气寒冷,头部暴露在寒冷的空气中,不但容易散热,而且会因寒冷刺激而使血管和肌肉收缩,导致头痛、神经痛和感冒,严重时还会造成胃肠不适等病症，所以人们在冬季应注意加强头部保暖，老弱病残者尤其要注意这一点。冬季戴帽最好选择质地柔软、轻便、保暖性强的帽子。

帽子要与自己的年龄相称。婴幼儿外出时可以戴帽子保暖避寒，但是患有奶癣（婴儿湿疹）的孩子不要戴毛织品帽，以免发生皮炎。此外，有毛边的帽子容易刺激婴儿娇嫩的皮肤，故婴儿以戴软布做的帽子比较合适。有些农村地区的人喜欢给孩子戴绣有"长命富贵"、装上各种金属硬饰品的"虎头帽""兔头帽"等，易使孩子的面部或手受伤，亦不可取。儿童的帽子宜选择式样新颖活泼、色彩鲜艳、装饰性强的帽子。姑娘和少女不要戴形状复杂的帽子，而比较适宜戴小运动帽或帽檐朝后卷的帽子，以突出少女的烂漫与朝气。少妇的帽子应活泼而浪漫，但要少些烦琐的附加性装饰品，以简洁明快为好。老年妇女不宜戴色彩鲜艳、款式俏丽的帽子。戴眼镜的女性不要戴有花饰的帽子。

帽子戴一个时期后应当用热的肥皂水及软刷刷洗一下，再用热水洗净晒干。头发也要经常洗，以保持帽子清洁。还可以在帽子内垫一块薄棉布衬，便于经常洗换，不要用不吸水、不透气的塑料布做衬里，以免帽内的湿热环境引起真菌的繁殖。有黄癣病者要及时治疗，并应戴上易于经常煮沸消毒的布帽，以免带菌的头发、头屑痂掉落在被褥、衣服及桌椅上，传染别人。发癣治愈后则不要为了掩盖头上秃瘢而常年戴帽，否则头部长期缺少日光照射，缺少日光中紫外线对头皮癣菌的抑制作用，反会给寄生菌再生创造有利条件。

因长跑或劳动出汗后，到浴室洗澡或到发廊理发时，头部及全身毛细血管扩张，皮肤温度升高，此时切忌将帽子随便脱掉，以免身体的热量迅速扩散，体表血管受凉收缩，皮肤组织缺血，而易患伤风感冒。帽子是戴在头上的，不要图方便取下来当坐垫或当揩布拂灰尘，这样弄脏了的帽子再戴到头上就不卫生了。

23. 冬季如何戴围巾

衣服内层的体温会因"热空气上升"的原理从颈项部由领口散失,故冬天围上围巾后会减少体热的散失,有明显的保暖作用,并且还能点缀、装饰和美化服装。

围巾的品种很多,装饰功能已明显地超过保暖作用。选择围巾首先应与服装的质料、色泽、款式等相协调。例如,冬季人们常穿灰色、咖啡色、深蓝或黑色的外套,这些颜色虽显高雅、稳重,但却给人以暗淡、单调和老气横秋的感觉。如果能配以淡色或色泽鲜艳的围巾,就会改变服饰的整体风貌,既不失高雅、沉稳,又能显示出朝气和活力。围巾的颜色一般应与外衣的色彩差距大些,这样才能突出和增强围巾的装饰效果。一般以素衣配花巾,花衣配素巾,淡色与深色相映生辉,更能鲜艳夺目。严冬,人的颈部遭受风寒侵袭时,很容易诱发感冒或风寒型颈椎病,患者常会感到颈部发酸、疼痛,以及活动受限制。因此,中老年人和身体较虚弱的人,冬季最好经常戴围巾。

围巾要经常洗换,天气严寒时常有人将围巾当口罩使用。围巾一般是用羊毛、化纤品为原料制成的,如果用它来捂嘴,围巾中脱落的纤维毛绒和躲在纤维空隙里的尘埃、病菌很容易被吸入上呼吸道,危害健康,有些人甚至可诱发哮喘和上呼吸道疾病。经常用围巾当口罩捂嘴御寒,会降低鼻腔对冷空气的适应性,缺乏对伤风感冒和支气管病的抵抗力。此外,由于围巾较厚,捂住口鼻也会妨碍正常呼吸,影响肺部换气。

24. 冬季如何戴口罩

口罩虽小,但能起的作用可不小。在冬春季呼吸道传染病流行时,到公共场所去或护理、探望患有传染病的患者,人们都要戴上一只大口罩,以防感染呼吸道传染病。医生戴上口罩,不但能保护自己,而更重要的是不至于将自己上呼吸道里的细菌带给患者。在空气中有粉尘的环境里劳动时,在生产环境中特殊性臭味逸出时都需要戴上一只大口罩,这是个人防护措施,具有一定的防尘防毒作用。

空气中夹杂着灰尘、细菌、病毒和有害气体等,均可随着人的呼吸进入鼻、咽、气管和肺,使人致病。戴上口罩,就是给呼吸道增加了一道"屏障",可以起到滤过作用,使病毒和细菌不能进入人体;同时,戴口罩阻挡自己口、鼻里的细菌和病毒因讲话、咳嗽或打喷嚏时传给别人;戴口罩可以减少或防止尘埃对呼吸道的刺激,减少职业病的发生。在医院里,公共场所,大扫除,喷洒浓药或在粉尘污染严重的环境中作业,戴上口罩是有好处的。食品制作工人、炊事员、售货员、理发师、医生、护士等,都应该戴上口罩,以免互相传染疾病或污染食品。

常用的口罩是用脱脂纱布折叠数层后缝制而成的。三层纱布的口罩只能阻挡 70%～80% 的细菌,六层纱布的口罩可阻挡99% 以上的细菌,而八层纱布的口罩几乎可阻挡 100% 的细菌。为了不至于太闷气,通常以选择 6～8 层纱布的口罩为宜。口罩必须把口鼻都遮住,因为呼吸主要由鼻子来完成,有的人戴口罩时把鼻子露在外边,这就失去了口罩起保护呼吸道的屏障作用。口罩只能单面使用,戴过的口罩,外层积聚着不少外界空气的粉尘、细菌等污物;其里层阻挡着呼出的细菌、唾液,甚至鼻涕。如果里外不分,两面乱用,就会将外层的脏物在直接紧贴面部时吸入体内,反而更不卫生。

许多人天冷时爱戴口罩,这主要是为了防寒,但也要合理使用。我们知道,呼吸道是由鼻、咽喉、气管、支气管等构成的呼出二氧化碳并吸进氧气的通路,由于人们的鼻腔黏膜血液循环旺盛,鼻腔通道又很曲折,可使鼻腔黏膜对吸入的空气进行加温,因此冷而干燥的空气经鼻腔吸入肺时已经变成了与人体体温相近的气体。这一生理功能可通过耐寒锻炼不断得到加强。因此,健康人不必天一冷就戴口罩,否则会使呼吸道对寒冷的适应能力下降,从而降低呼吸道对寒冷的适应能力,致使呼吸道疾病乘虚而入。但是,在天气骤冷时,有些人吸进一口冷气后会感到很不舒服,因为呼吸道不能立即适应冷空气的刺激,戴口罩可以保护呼吸道,使人感到舒服。尤其是一些患有慢性呼吸系统疾病的人更应注意避免骤冷引起哮喘发作。此外,冷天如遇呼吸道传染病流行,也要戴口罩。

口罩至少每天换洗 1 次,患感冒时更要勤换,口罩连续使用一段时间后会变湿,这是由于呼吸过程中从鼻腔和口腔中呼出的热气遇冷后凝集成许多小水滴落在口罩上,使口罩变湿,变湿的口罩起不到过滤、保温等作用,需要马上更换,熨洗晒干,保持清洁干燥。暂时取下不戴的口罩要将紧贴口、鼻的一面向里折好,然后用干净的手帕包好,备用。此外,各人的口罩应当专用,不能互相借用,以防疾病交叉感染。

25. 冬季如何穿鞋防寒

鞋的选择是否合适、是否合乎生理卫生的要求,不仅会影响工作与劳动时是否便利,还会影响其行走是否轻便敏捷,同时对脚的保健也有重要影响。选鞋不当,时间长了可引起腰痛、踝扭伤,肌肉与韧带的劳损。选鞋的原则是既要穿上合适、跟脚、轻便、结实耐用,又要顾及样式、色彩、工艺,但应把有利于脚的健康放在第一位。冬季穿鞋一定要防寒、保暖,不管选穿皮鞋、棉鞋,都应比脚稍大一点,一方面在穿较厚的袜子或衬毡垫、海绵垫时不至于太紧,以免生"鸡眼",患脚病;另一方面也有利于脚部血液循环,保温性好。鞋带、鞋扣不要太多,这样穿脱方便。雨雪天道路泥泞多滑,以穿有底纹的胶底鞋较好,因其不易打滑。进行体育锻炼时,应换一双球鞋,它比较轻便、灵活、富有弹性,活动起来跟脚、利索,有利于运动。

皮鞋造型美观,经久耐穿,透气性能较好,鞋底具有弹性,吸水性较强,不至于使足受潮,所以比较合乎卫生要求。如果皮鞋过厚或过硬,往往会造成脚的损伤。因此,最好选择软羊皮或其他柔软的细皮为鞋面的皮鞋。这类皮鞋面多孔,通气性能好,柔软舒适。布鞋具有柔软、舒适、轻便、通气等优点,但吸水性和弹性较差,容易受潮,走在高低不平的地面上时,脚底常常被顶痛,故较适于室内或一般劳动时穿用。胶鞋坚韧、柔软并且富有弹性,可晴、雨天两用,但不通气,在热天妨碍脚汗的蒸发,潮湿易诱发脚癣,而冬天则因胶质导热快易冻脚。此外,橡胶多含有硫黄成分,久穿易散发臭味,遇氧化、高温时,还会加速胶质的老化。所以,雨鞋只适于雨天穿,跑鞋和球鞋只适于运动或锻炼时穿。穿后还应及时洗净,放阴凉处晾干,要避免烈日暴晒。旅游鞋因其鞋底部均有隆起的、柔软的"海绵垫",可以支持足弓,防止跟骨外翻,对于预防青少年足病都有好处,而且美观、大方、轻松、颇受欢迎。但旅游鞋透气性较差,长期穿用,不仅对脚汗多的人会增加足的疲劳和不适感,而且还会使静脉扩张和全身肌肉反常松弛,并能使体型受到影响,损害健康。

鞋对脚有一定保护作用,既能防止碰伤,又可保暖。在寒冷的冬季,如不加强保护,就会使脚部血管收缩而产生剧烈疼痛。为使脚暖和,人们常在鞋的厚度及用料上下工夫,而往往忽略鞋子的大小。冬季的鞋如果过大,鞋与脚之间就会形成一个"空旷带",使脚上散发的热量大量地散失,鞋就不能很好地保护脚。如果鞋过小,就会把脚勒得紧紧的,这样不但大大减小了鞋与脚之间的空隙,而且还会把鞋和袜子的棉絮、纤维绒毛挤压得很结实,使鞋子静止空气的储量成倍下降。研究表明,空气是一种极好的隔热保暖体,保暖性能比羊毛高2倍,比棉絮高3倍,比尼龙高10倍以上。因此,冬季穿鞋不可过紧,应稍宽松些,使鞋子里储存较多的静止空气,这样才会有较好的保暖效果。从生理角度说,冬季穿鞋过紧,还会挤压脚皮肤下的血管,使血液流动不畅,形成瘀血和脚汗过多,并大大降低脚部的抗冷能力,容易使脚冻伤。

女青年选购高筒靴至少要比单鞋大1号,靴跟不宜太高。平时也不要长时间穿高筒皮靴,尤其不要在高低不平的石子路上行走。要经常洗换吸湿性较强的棉袜,皮靴要经常晾吹,保持靴内的干燥。

婴幼儿不宜过早地穿皮鞋,因为小儿的皮肤细嫩,身体处于高速发育阶段,穿皮鞋易导致脚的畸形。皮鞋的弹力差、伸缩性小、硬度大,容易压迫脚的神经和血管,影响儿童的脚掌和脚趾的发育,同时还会造成血液循环障碍。如果皮鞋过大,会使脚的韧带过于伸展,从而破坏脚弓的稳定,造成脚弓下陷或消失,使缓冲传至脑部力量的作用大大减弱,形成扁平足,影响孩子的某些正常活动,而且是将来脚痛、腿痛、腰痛的重要原因之一。少年儿童应该穿着大小合适的跑鞋、球鞋或旅游鞋,这样有利于行走时先由足跟、后外纵弓再由内纵弓着地。这种正确的行走姿势,可减少脚内外侧肌群及韧带的劳损,又可维持足弓的形状,大大减少平足症的发生。

老年人宜穿平底的布鞋。冬季,老年人肢体末梢血液循环较差,皮肤油脂分泌也少,易引起脚的干裂伤和冻伤。因此,老年人穿鞋首先要考虑防潮和保暖性能好。选购棉鞋、皮鞋均宜稍大些,以便内衬海绵垫或毡垫,同时脚与鞋之间要有空隙,以便增强保暖能力。若脚温低于22℃就会影响心率快慢,发生头晕、腿麻或感冒。其次,老年人穿的鞋应该轻便柔软,鞋扣不应太多,鞋带不宜过长并且不要勒得过紧,避免压迫小血管。雨天或下雪天,道路泥泞老年人外出行走时,最好穿胶底鞋,避免跌倒。

26. 时尚女性冬季如何预防"靴子病"

寒冬里,时髦的女性纷纷穿上了各式各样的高筒皮靴,可长期穿高筒皮靴可能会给健康带来麻烦。有些女性长期穿着高筒皮靴后,小腿下 1/3 处出现了轻度肿胀和小腿肚外侧疼痛,甚至足背处也感到疼痛,造成"腓浅神经压迫症"。此外,还有可能发生跟腱周围炎、腱鞘炎、脂肪垫炎和脚癣等。这些病症统称为"皮靴病"。

引起"皮靴病"的主要原因是:皮靴偏小、穿着不适、靴腰过紧、靴跟过高等使足背和踝关节处的血管、神经受到长时间的挤压,造成足部、踝部和小腿处的部分组织血液循环不良。同时,由于高统皮靴透气性差,行走后足部散发的水分无法及时消散,这就给厌氧菌、真菌造成了良好的生长和繁殖环境,从而易患足癣和造成足癣感染。

为避免高筒靴对人体所造成的危害,鞋跟的高度以 3 厘米为佳,高筒皮靴的靴腰不宜过紧。未成年少女不宜穿高跟皮靴,如果一定要穿,回家后应及时换上便鞋,以改善足部的血液循环。此外,晚上临睡前用热水洗脚,可以消除足部疲劳。

27. 冬季如何穿袜保暖

冬季的袜与鞋一样,具有保暖防寒的性能。在寒冷的冬季里,腿部跟身体的其他部位一样,需要靠穿着来保暖,而现在袜子的品种越来越多,可供选择的袜类又多得不胜枚举,如袜套能使脚踝到小腿部感到舒适,而且也很时髦;厚丝袜与轻便的羊毛装或花格子装搭配穿着,效果非常的不错;要是再与绑鞋带式或纽扣式的平底鞋一起穿着,看起来就更迷人了。另外,还可以根据衣服或手套的颜色、样式,选择适当的袜类来搭配;年轻人不妨试试穿着颜色成强烈对比的长羊毛袜。

棉袜保暖性能好,也养脚保护皮肤,但锦纶袜子不太好。还有一种纯羊毛做的袜子,保暖性能好。老年人气血衰弱,在冬至以后,可选纯棉袜穿在里,再穿羊毛袜在外,这样就可以保暖了。有脚汗的人冬天应穿透气性较好的棉线袜、羊毛绒袜或毛线袜。冬季常干裂脚的人,应选用透气性和吸湿性较差的尼龙袜,并穿用皮棉鞋。有人怕冬季脚冻伤,总是穿很厚的毛线袜,甚至穿两双袜,这样把鞋内起隔热作用的空气挤走了,保暖性反而下降,更容易冻伤脚。

各种材料制成的袜子易受细菌污染,繁殖的程度依次为涤纶、尼龙、腈纶、羊毛、棉纱和蚕丝。涤纶和尼龙制的袜子,因吸汗性差,皮肤表面残留的污物在袜内高温高湿的条件下,细菌更易繁殖。而羊毛、棉纱和蚕丝制的袜子,因能很好地吸收汗液及其所含的水溶性污物,故细菌繁殖较慢。污染的袜子如不及时清洗,各种细菌就会繁殖并产生恶臭刺激皮肤,诱发各种皮肤病,而且还会使袜子的牢度下降。一双袜子如不及时清洗,在适当的温度下,一个月内可使袜子的牢度下降 $20\%\sim30\%$;若勤洗勤换,则牢度只下降 $1\%\sim2\%$。

自新生儿期起,即可穿上袜子,以免两足摩擦破损皮肤。当幼儿迈步行走时,更应穿上袜子再穿鞋。老年人气血虚衰时要注意保暖,古稀老人在冬天应穿棉绒袜或毛线织的袜子比较理想。绒袜虽不如尼龙袜耐磨,但吸水性能较好,并且柔软舒适而保暖。脚部受寒会使上呼吸道黏膜内的毛细血管收缩,纤毛摆动减弱而致抗病能力降低,鼻咽部的病毒、细菌就会乘虚而入。"足下暖,疾病减",所以穿袜保暖也是老年人延年益寿的重要措施。

28. 冬季如何护肤

冬季,人们常常会感到暴露在外面的面部皮肤十分干燥,并且有一种难受的绷紧感,甚至出现皮肤脱屑、干裂、起皱,影响皮肤健美。这是冬季气候较冷,空气干燥,皮脂分泌减少,使皮肤角质层缺少水分所致。因此,确保面部皮肤水分不易散失,并及时有效地补充水分,以维持肌肤的润泽饱满,是冬季护肤养颜的关键。

在冬季,皮肤常会感到莫名的瘙痒,皮肤表面并没有发疹现象,但往往控制不住地抓挠痒处而对皮肤造成伤害,进而形成瘙痒症。冬季气温降低,湿度也相对较低,皮脂腺分泌减少,皮肤上油脂也少,所以皮肤会变得干燥,很多人因此而患冬季瘙痒症,甚至因干燥而发生皮肤皲裂。热水对皮肤表面油脂的洗净力很强,如用太热的水洗澡,则会把皮肤上的油脂保护层洗掉很多,而皮脂保护层又不能迅速形成,水分迅速逸散出,皮肤更加干燥;淋浴次数过频,用过热的水及使用碱性香皂极易破坏皮肤表面的保护膜。

除了气候变化的因素外,造成皮肤干燥瘙痒的原因还有以下几点:精神因素,如焦虑、过度疲劳、神经衰弱等造成体内神经传导物质的不当释放;周围的生活环境,如空气污染、吸烟、噪声等直接或间接影响皮肤功能的潜在因素,衣物纤维、尼龙类丝袜、松紧带、首饰等金属制品都会刺激皮肤;另外,冷风冷雨或皮肤休息不足都会使真皮层中的胶原蛋白、弹性纤维受损,产生皮肤松弛、失去弹性、肤色暗沉等老化征兆。断裂的弹性纤维是无法靠吃药等医疗手段来弥补的,只有靠日常的保养和按摩,锻炼肌肉,促进血液循环,提高新陈代谢,才能防患于未然。

按摩面部可使皮肤的毛细血管扩张,加快血液循环和淋巴循环,改善皮肤营养,增强皮肤对温度及多种因素的抵抗力。同时,皮肤的附属器官如皮脂腺、汗腺等亦可得以发挥其正常功能,使皮肤显得滋润,丰满且富有弹性。通过按摩和护理,给皮肤及时补充营养和水分;还可加速面部的血液循环,排出毒素,细嫩皮肤。

为了保持皮肤水分，平时应多喝开水（6～8 杯），以补充蒸发的水分，少喝酒、咖啡及含糖量高的饮品。食物要尽量以快煮或蒸熟的方式来烹调，煎炸则尽量不用。多吃含维生素丰富的蔬菜水果，尽量少吃那些含糖、盐及脂肪量过高的快餐。一些美容专家也建议，多吃含水分多的蔬菜、瓜果、牛奶等。多喝水，以增加对皮肤的水分供应。因为水分是保护皮肤丰腴、润滑、柔软的首要条件。还应多吃含维生素 A 的食品，如胡萝卜、猪肝、鱼肝油、蛋黄等，因维生素 A 能促进皮肤分泌，防止水分过量挥发，对滋润皮肤很有好处。

当肌肤与水有大量而直接的接触时，水质本身的好坏对皮肤美容的效果影响极大。通常，水中含有氧、盐分和矿物质（如钙、镁、铁），同时也含有尘土和微生物。经消毒后的自来水，则或多或少会含石灰质和氯，敏感性肌肤需特别注意。所以，用凉开水洗脸最有利于养颜和美容，因为凉开水实际上是一种含空气很少的水。水煮沸后，自然冷却至 20℃～25℃时，溶解在水中的气体比沸前少 1/2，而且水的性质也发生了变化，内聚力扩大，水分子间更加紧密，表面张力加强。这些性质与人体细胞内的水分十分接近，从而使它易于渗透到皮肤内。这种水还能使脂肪成为"半液态"，从而增加皮肤活力，改善皮肤干燥的状况，对消除皱纹、细嫩皮肤，有很大好处。

冬季室内活动多，而室内大多有取暖设备，气候干燥，要增加空气湿度。外出时应戴帽子、口罩、耳罩、手套等，避免寒冻。进行适当的冬季耐寒锻炼，可以提高神经和循环系统的功能，使肌肉壮实，骨骼有力。护肤品可以使用含甘油多的弱碱性化妆品和油包水型乳剂，也可以根据情况选用粉底霜或其他油剂。在食物方面，可以适当吃一些羊肉、兔肉、狗肉等含蛋白质高的冬令补品。

29. 冬季如何防皮肤皲裂

人们常常有这样的感觉,天冷以后,原来细嫩的皮肤会变得干燥、粗糙,尤其是足后跟经常摩擦的部位,还可能出现干燥断裂、疼痛出血的现象,严重时还会妨碍活动及工作。冬季气候寒冷而干燥,随着西北风吹过,人们的手足由湿润转为粗糙,如果不加以保护,极易出现裂口,严重者还会引起疼痛、出血,医学上称之"皲裂症"。预防皮肤皲裂最好的办法,是注意保护皮肤,一般应该注意以下几点。

(1)洗手、洗足、洗脸时,要尽量少用肥皂或药皂,因为皮肤表面的油脂是保护皮肤的,油脂洗涤得太彻底,皮肤就容易干燥及开裂。冷天还应适当减少洗手、洗脚的次数。

(2)手、脚、脸洗后要立即擦干,并涂搽油脂,保护皮肤的滋润。护肤的油脂类很多,维生素 E 软膏、凡士林、甘油等都有保护皮肤的作用。

(3)平时要多做些室外活动,经常摩擦手、脸,活动手足关节,促进血液循环,增强皮肤的耐寒能力。

(4)维生素 A 有促进上皮生长、保护皮肤,防止皲裂的作用,可多吃富含维生素 A 的食物(如胡萝卜、豆类、绿叶蔬菜、鱼肝、牛奶等),还应适当多吃脂肪类、糖类食物,可使皮脂腺分泌量增加,减少皮肤干燥及皲裂。

一旦手足皲裂,可用鱼肝油丸涂搽患处,效果很好。其方法是:先用热水洗手足患处,待角质层充分发胀后揩干,用刀片削去过厚的角质,取 2～3 粒鱼肝油丸,挤出药液均匀涂搽患处,以后每晚睡前涂 1 次。鱼肝油对患处无刺激性,可在皲裂处形成一层与外界隔绝的保护膜,杜绝外来刺激,使裂口加速愈合。

30. 冬季如何保养手足

手、足在冬季是最需要精心保养的身体部位,因为这两个部位的皮肤本身油脂分泌较少,到了冬季就会越发显得干燥,保养不够时就会出现干裂、出血的症状,所以平时持之以恒的保养就显得非常重要。首先要养成每次洗完手后马上涂护手霜的习惯。最好在每晚临睡前也在手、足都涂上护手霜、乳液,并戴上棉手套、棉袜,以避免油脂沾到被子上,然后手部再套上一双塑胶手套,强迫双手吸收养分。当足部、小腿出现水肿时,可每晚用盐温水泡脚,适当增加步行次数和时间,会有消肿的功效。

指甲在冬季亦需要好好护理。室外冷风的吹袭、室内干燥环境中水分的自然蒸发,都会使角质层干裂、参差不齐。指甲是受角质层保护、靠角质层来湿润的,角质层的粗糙、高低不平就会导致指甲生长得不整齐。防治方法是使用护手乳液洗手或使用含有水解蛋白的乳剂护肤,早晚涂搽,洗手后趁未干时涂上。寒冷也能引起指甲变脆、易受损伤,经常修剪指甲可以减少这种情况的发生。指甲油能较好地保留水分,要经常涂。不涂油时要戴上保暖的手套,以使手和指甲都受到保护。

31. 冬季如何护唇

冬季天气寒冷,气候干燥,风吹唇干,口唇皮肤黏膜脱屑、起疱、发生干裂,甚至口角裂开出血,疼痛难忍,容易使细菌乘机侵入,引起感染和糜烂等。预防冬季唇裂的方法是:洗脸后涂一些油脂,外出时应戴上口罩,以保持口唇湿润;平时还要多饮一点水,多吃蔬菜水果,并适当补充维生素。如果发生口唇干裂,不要用舌头舔,否则口唇上的水分容易蒸发,加重口唇干裂和疼痛。对于已经唇裂者来说,可挤点消炎眼药膏或其他油脂,涂抹在唇裂部,每日 2~3 次。必要时可口服维生素 B_2 每次 10 毫克,每日 3 次;维生素 C 每次 0.2 克,每日 3 次。

口角炎也是冬季常见病,发生原因是冬季气候干燥,使人的嘴唇及嘴角皮肤黏膜干裂,易引起细菌感染。再则,冬季食用的副食品品种单调,新鲜绿叶蔬菜和瓜果少,人体内维生素 B_2 摄入不足。此外,经常舔舌、流口水、发热等也是患口角炎的重要诱因,因为口角外流出的唾液过多,会形成适合白色念珠菌繁殖生长的温暖而潮湿的环境。预防口角炎要养成良好的习惯,洗脸时不要用有刺激性的肥皂,洗完脸后在口角和唇部涂抹一点护肤油脂。平时不要用舌头去舔唇部,进食后要擦干净口角,多吃新鲜绿叶蔬菜和水果,特别是富含维生素 B_2 的菠菜、雪里蕻、胡萝卜和动物肝脏、蛋黄、牛奶、豆制品等。发生口角炎后应口服维生素 B_2 或复合维生素 B。发生口角局部溃烂者,可用甲紫或中成药冰硼散涂抹;无渗出物口角炎患者,可涂氟轻松软膏;属于白色念珠菌感染者,需要用克霉唑软膏涂抹患处。

32. 冬季如何养发

长期以来,每当冬季来临,头发的养护就成为一个不小的麻烦困扰着人们,使人进退两难。不整理,头发就会乱七八糟好像一团乱麻;若想有个好的发型,就得又是吹风又是定型地摆弄,好好整理一番后,结果头发却又会变脆变硬,而且易断;特别是一旦戴帽子头发贴到头皮上、死死板板的,煞是难看。因此,要使冬季秀发飘逸,不小心谨慎、细致地护理头发是不行的。

如果发质很好,大可不必费劲地每天整理,用能使头发蓬松的洗发精洗头,使用含有保湿成分的护发用品保持头发湿润即可。油性头发需要每天清洗,但最好每隔 2~3 天吹风定型 1 次,定型剂要用滋润头发、使头发恢复生机的那种。受损头发或经过化学烫后的头发，每周都要好好护理 1 次，特别是发梢，因其往往比根部受损伤更重。若不想每天都吹风、造型，可以使用摩丝，第二天稍加湿润后梳理成型，自然风干后就再次定型了。戴帽子的可把头发稍微吹成型，然后用分子量轻的定型产品定型，这样被帽子压过的头发还会还原成原来的样子。发质好的头发，洗头后趁未干时往头发根部喷些发胶，梳通顺，即可自然定型。若是头发密或有自然卷，按上述方法使用摩丝或发胶。摘下帽后，可用手或梳子梳理一下头发，最好用水湿润一下头发后梳理成型，头上的摩丝或发胶就会起作用而再次定型。经常往头发里喷定型胶是让头发蓬松的好办法，但若是戴上紧箍咒似的帽子，再蓬松的头发也会被压得喘不过气来，因承受不住而"趴下"的。所以，保护发型要避免戴编织帽之类的紧帽，可戴大一点、宽一点的毡帽等。

33. 冬季如何注重休闲养生

家务劳动的现代化使生活轻松了许多，再加上有了双休日，如何休闲也成了现实的话题。休闲可使人获得心灵的彻底放松与愉悦，有益于身心健康。但休闲不等于高消费，并不是一掷千金的"潇洒"玩乐才算是休闲。快节奏的现代生活会给人以紧张、疲惫之感，在心理、生理上造成压力，可引发慢性疲劳造成的身心诸多不适，如精神倦怠、神志恍惚、失眠多梦、精力不济等。但工作之余，利用闲隙空暇，令爱好之马放缰驰骋，使业余生活丰富多彩，就能在轻松愉快中获得疲劳释放后的舒惬。

在家中养上几盆花卉，让五颜六色点缀阳台、居室，让或清淡或郁馥的花香飘逸舒散；养一两缸金鱼或热带鱼，闲来观赏鱼儿欢弋嬉戏；饲两笼金丝雀、娇凤之类的观赏鸟儿，美妙婉转的啼鸣飞扬室内；取来文房四宝，或泼墨书法，或丹青作画，或写点儿大小文章;约朋友对弈、打牌……诸多种种欢乐,均能叫人赏心悦目,聪耳健脑,乐而忘忧,活得轻松而兴趣益然。书画中嫩绿的小草上那晶莹剔透的露珠,在闲暇时才会给人一份美感,人也只有在这种时候才会给它一分谢意。然而,闲暇并非能给每一个人都带来好处,从一个人在闲暇时的表现,可以看出这个人的人格、品位的高低。

孔子说,君子"据于德,志于道,依于仁,游于艺"。所谓"游于艺",就是闲暇之时,不玩人丧德、不玩物丧志,而是从事某种艺术的活动。例如,"对联"这种艺术形式的产生就与文化人的休闲有关,做官者在处理公务时、读书人寒窗苦读时、农夫在辛勤耕作时,不可能有吟诗作对的闲情逸致。只有在处理完公务、放下了书本,撂下扁担和锄头,才有可能进行"对对子"这种游戏。尽管许多联语的意义不止于游戏,有许多都含有劝诫、规箴和自警之意,然而它们的产生是与闲暇有关的,那种对仗、对偶的形式,抑扬顿挫的声韵,优美的意境给人们带来了美感和精神上的享受,这就是一种高尚的休闲娱乐。

冬季,天寒地冻,阳气闭藏而阴气盛,这对人体不利。阳气弱的人怕冷,老年人气血虚衰,因此冬季要情志潜藏,心境平和,情绪稳定,方可用调节气血,增强体力以抗寒。冬季休闲活动可以根据自己的体质、情趣爱好、特点需要等加以选择。参加任何一项休闲活动,都要适度,有所节制,切莫过量过分。这样才能恰到好处,有益于调摄情志,修性养身,延年益寿。

34. 冬季雪地旅行如何防治雪盲

阳光中含有较多的紫外线,通常被大气层中各种气体、水蒸气、灰尘和地面物体所吸收、散射、过滤得所剩无几。但是白茫茫的雪地对紫外线吸收少、反射较强。当强烈的紫外线射入雪地旅行者眼睛后,会发生光化作用,经过 6～8 小时的潜伏期,眼睛就会出现严重的畏光、流泪、异物感、眼睛不能睁开、有强烈的烧灼感、剧烈疼痛。这在医学上称之为雪盲,又称为太阳光性眼炎或紫外线性角结膜炎。雪地旅行戴墨镜就是为了防雪盲。雪盲的发病过程和电光性眼炎相似。雪盲不会致盲,但要在 24 小时后才好转,1 周才能痊愈。患雪盲后,因旅行中用药是难以满足的,可采用一些非药物办法治疗。人乳和鲜牛奶比较容易获得,用人乳或鲜牛奶频繁滴眼,可代替 0.3％地卡因眼药水和抗生素眼膏。因为乳汁中的蛋白附着在角膜上皮脱落区形成一层薄膜,具有保护和止痛作用。滴乳汁后,最好再加冷水毛巾敷双眼,角膜上皮在几小时内便开始生长,24 小时后症状开始消失。戴墨镜防雪盲,以选择黄绿色墨镜为最佳,因为这种镜片不仅可挡住全部紫外线,而且不易混淆外界物体的各种颜色。

35. 冬季旅行如何防冻伤

南方人如果严冬时节去北方寒冷地区旅行,看一看冰天雪地,自有一番情趣,如中外闻名的哈尔滨冰灯。但我国南北温差可达几十度,如果准备不充分或对寒冷估计不足,在天寒地冻的环境中滞留时间过久,就可能发生冻伤。冻伤是寒冷刺激在一定条件下对人体造成的组织损伤,主要病理改变是血管在寒冷刺激下广泛地收缩,持续收缩造成局部缺血、缺氧;温度恢复正常时血管则发生扩张、通透性增加而血浆渗出,形成水肿、水疱等现象,严重时会出现组织坏死而导致肢体坏疽。冻伤是寒冷损伤的总称,在医学上根据其损伤的程度分为冻疮、冻伤和冻僵。

冻伤在南方较少见。冻伤和冻僵则多发生于登山运动员或雪地旅行在大风大雪中迷失方向后,长久地在严寒中滞留或奔走者。所以,凡到寒冷地区旅行的人,都要事先做好防寒保暖防冻的准备。了解要去之地的寒冷程度,了解一些实用的防冻知识,准备一些必要的治疗冻伤的药物。出发前加强耐寒训练,并根据要去之地的寒冷程度,带足防寒服装、鞋、帽和用品。到达寒冷地区后,要虚心学习当地人的防寒知识,并采取相应的防寒措施。去冰天雪地中徒步旅行时,脸部及耳鼻和手要涂搽防冻油膏,鞋袜不要太紧,不要在雪地上久站不动,勤摩擦脸部和五官。在雪地乘非密封交通工具旅行时,1 小时左右要停下跑动 10 分钟,以增加血液循环和提高体温。

冬季,人体的水蒸气主要从头顶、腋下和脚底散发出来,所以鞋子容易潮湿,又加上鞋子接触到的外部世界也是个潮湿环境,鞋内的湿气难以散发。天气寒,鞋内潮湿,就容易冻伤脚。俗话说"寒从脚下起",脚没保护好,必然要涉及全身。不要用烫水洗脚,要多用温水洗脚,用烫水洗脚会加重冻伤。不要顶着饥饿和疲劳在寒冷的野外旅行,因为疲劳、饥饿时,身体就变得衰弱,这时最容易发生全身冻伤。如果在疲劳、饥饿时出现发呆和想睡觉,千万要打起精神振作起来,并尽快脱离寒冷的环境,否则体温会逐渐下降,甚至冻死。

36. 冬季运动如何注重科学

生命在于运动,用则进,废则退。寒冬季节,坚持室外锻炼,可使身体与寒冷的气候环境之间取得平衡,适应寒冷的刺激,有效地改善机体抗寒能力。冬季室内锻炼的项目有养生功、按摩、太极拳、健身操等;室外锻炼的项目有长跑、竞走、滑冰、体操、滑雪、拔河、球类运动等。

冬季由于气温下降,冷空气夹着病菌进入人的呼吸道,可导致慢性气管炎急性发作。如果气温骤降,或有寒潮来临,这会使有心血管疾病的患者常感到胸闷、气短、头晕、两腿肿胀、恶心和全身不适,并能诱发心肌梗死和脑卒中。所以,在冬季中老年人一定要注意防寒保温,防止各种疾病的发生。由于冬季气候寒冷干燥,天寒地冻,故要注意运动卫生。冬天的早锻炼不宜过早,尤其是早晚气温低,"寒邪"之气极易损伤人体,故宜在日出后外出运动。即使有晨练习惯的老年人,也应比春夏时节晚一些,一般应在太阳升起稍高后再进行。要避免在大风、大寒、雾霾中锻炼。冬季的早晨,由于冷高压的影响,往往会发生逆温现象,即上层气温高,而地表气温低,大气停止对流活动,因而地面上的有害污染物不能向大气上层扩散,于是淤滞和停留在下层呼吸带,此时早出锻炼就会深受其害。活动量越大,呼吸量亦越大,则受害亦越严重。此外,还要注意预防感冒和冻伤。

冬季清晨寒气袭人,冒严寒坚持冬练会带来不舒服。冬练也要讲科学,首要条件是锻炼时和锻炼后要带来身心愉快,不能相信不吃苦就没有收获的旧观点。在晨寒的环境中,身体外露部分在冷空气中极易受冻,有时冻了还不知道,悔之晚矣。运动前,全身的关节、肌肉都要活动一遍,活动到身体有些发热,还要搓手、揉耳、擦脸等,使这些末梢部位的血液循环加快,产生热量以后,再正式锻炼。锻炼易出汗,汗液挥发时,带走身上的热量,此时极易感冒,并使手、脚、脸、耳发生冻疮。因此,运动后要及时用温水洗擦,促使血液循环。冬练不宜穿得太单薄,也不宜穿得太厚太紧身(以免影响血液循环)。要戴手套、帽子和护耳套。遇突变天气寒流过境时,气温骤然下降或刮风下雨和大雾时,要停止冬练。因为气温低、风速大、湿度高,体温散失大,对身体不利。冬练后手脚受冻,不能马上烤火或用热水浸泡,这样做会更加剧冻疮的发生,正确的方法是在温室下进行按摩活动,使受冻部位复原。

37. 冬季长跑锻炼需要注意什么

冬季气温低,外出晨跑穿着不能太单薄,尤其是上腹部要注意保暖,以免受凉引起脾胃不适。出门前最好喝一杯白开水,不仅能补充水分,解除一夜的口干舌燥,而且能降低血浓度,促进血液循环和物质代谢。

有些人习惯于一出门马上就跑,其实这样不好。最好先搓搓手和脸,轻揉两耳郭,戴好手套,以防止冻伤。再分别转动左右脚腕,活动膝关节。最后,深呼一口气,调整一下心理情绪,再开始跑步。

掌握正确的方法起跑后,上身稍微前倾,两眼平视,两臂随跑的节奏自然摆动,脚尖要朝向正前方,不要形成"八"字,后蹬要有力,落地要轻柔,动作要放松。长跑时,脚的着地动作有两种:一种是脚前掌或外掌外侧着地,跑起来速度快、效果好,但比较费力,适合于提高成绩的专业运动员;另一种是全脚掌落地过渡到前掌蹬地,腿的后面肌肉比较放松,跑起来省力,但速度较慢,适于大多数人和初学者,平时健身很适宜。

长跑属于有氧代谢运动,参与人体各大器官的循环,特别是呼吸系统。在跑的过程中,人体对氧气的需求量不断增加,因此要很好地注意呼吸节奏。一般情况下,可二步一吸或三步一吸,注意节奏不能起伏过大。吸气应采用鼻呼吸和口鼻混合吸,可用舌抵住上腭,以避免冷空气直接大量吸入而造成对胸部的刺激。在长跑中,由于氧气供应落后于肌肉的活动需要,因此会出现腿发沉、胸发闷、呼吸困难和不想继续跑下去的情况。这时,要适当降低跑速,调节好呼吸节奏,坚持跑下去的决心。不久,困难就能克服。

许多人习惯于一跑完马上就回去休息,其实这样不好。跑步后,人体全身上下得到活动,这时进一步做好基础素质锻炼,就能取得好的健身效果。这时,可以做一套广播体操,也可以进行压腿、踢腿、跨跳、纵跳摸高、单腿跳和高抬腿练习,发展下肢力量和提高耐力。整个练习做完后,不要急于休息,可以原地蹦跳踢腿,注意全身要放松,两臂自然抖动,两条腿交替前后左右自然摆动。然后,抬膝俯身,两手握拳或成刀形,捶打大腿和小腿肚,使肌肉充分放松。

38. 冬泳如何讲究科学

(1)冬泳的优点

①水的密度比空气大,人在冬泳时要承受很大的压力,呼吸肌因此要用力克服水的压力,使呼吸加深,肺活量加大,增强对外界刺激的适应能力,从而减少疾病的发生。

②冬泳能使肌肉纤维增多变粗,肌力增强,能提高动作的灵敏性、速度和耐力。

③冬泳能改善四肢血液循环和机体新陈代谢,对减轻骨组织增生和肌肉酸痛、关节僵直、动作迟缓等病很有帮助。

④冬泳时水对身体起一种按摩作用,有助于全身的血液循环。在水中皮肤受凉时,引起血管收缩反应,导致大量外周血液进入内脏。经过一阵运动后,皮肤血管又随之扩张开来,大量血液又从内脏流入身体表面。一张一缩之间,不但能增强血管弹性,又能使冠状动脉血流量增加。冬泳还能使血液中脂肪酶增加,加速胆固醇的分解,从而降低胆固醇在血管沉积的可能,对于防止或减轻中老年人的动脉硬化及其所造成的高血压等心脑血管疾病均有益。

⑤冬泳通过促进新陈代谢,能提高人体免疫力,预防外感等疾病的产生。

⑥冬泳还可以磨炼人的意志,养成不畏艰苦、持之以恒的良好品质等。

(2)冬泳注意事项:冬泳是在隆冬季节在室外冷水中进行的游泳,是冷水浴的最高阶段。这是一种增进健康、锻炼意志和考验毅力的体育活动,能够提高人体的适应能力。进行冬泳锻炼应在夏泳的基础上逐渐过渡,每次冬泳时间要短,要求循序渐进,量力而行,并于下水前做充分的准备活动。冬泳时间取决于锻炼程度和水温,一般不宜太长。刚下水时感到发冷,随后皮肤发红,觉得温暖、舒适,这时应立即出水,不能等到身体寒战、手脚发麻时上岸。上岸后应用干毛巾擦干身体,直到身体发红为止。此时如较暖和轻松,说明锻炼适度。上岸后如长时间暖和不了,即是过量的表现。

冬泳是在一种强烈的冷水刺激下进行的身体锻炼,能否取得最佳运动效果,主要不是看游泳距离的长短和游泳速度的快慢,而是取决于何时在冷水中游泳和浸泡时间的长短,以及身体所能承受冷刺激的强弱能力。冬季"三九"天是最冷的时间,天气越冷,对冬泳爱好者身体的冷刺激越强烈,进而越能锻炼冬泳者身体各系统功能的调节能力,增强体质的效果也就越明显。当然,在"三九"天进行冬泳浸泡的时间要适中。因水比空气的导热性要大25倍以上,如果"三九"天在冷水中游上1~5分钟,那么人体中的热量不会马上散尽,人体也不至于冻僵,反而会促进身体各系统功能的提高和互相调节,达到增强体质的目的。如果在水中停留时间超过5分钟,身体中的热量就会大量散失,体温大幅度下降,身体各系统功能的调节往往会失灵,体内失去平衡,进而出现不良反应,或带来一些不良后果。一个人若裸体在5℃的水中浸泡20~30分钟就会冻僵,在15℃的水中浸泡超过6个小时也会死亡。冬泳毕竟是一项逆天时、反季节的锻炼项目,故冬泳前要认真体检,遵照医嘱,有严重高血压和心脑血管疾病的人则不宜冬泳。冬泳前应进行足够的热身活动准备,并宜喝一杯热开水。冬泳时应量力而行,适可而止,以感到全身轻松愉快,精神振奋为度。泳后感觉良好方可持之不辍,尝到甜头。

39. 冬季晨练为什么不能太早

据环境保护专家对城市大气污染的调查表明,我国城市空气中污染物主要是因燃烧煤、煤气等释放出的二氧化硫、一氧化碳、二氧化碳,可导致人体呼吸系统的疾病。冬季的早晨地表气温低,上空气温高,常出现气温逆增现象,使大气停止上下对流活动。还有汽车排放出的尾气,其中含有氮氧化物、碳氢化物、铅等污染物质,各种有害物质聚于地面,不能向空气上层扩散,使人吸入更多的烟尘和有毒气体。这时,人们若早起锻炼,正好受害,长期在这种环境下,体质未见增长,却大多出现乏力、头晕、咽喉炎、气管炎等疾病,从而危害了身体健康。

生命在于运动,这个道理很多人都明白,但是在城市生活的人们要注意,运动锻炼是和环境、季节有密切关系的。医学专家建议,10:00 左右出门活动锻炼比较适宜。这是因为太阳出来晒到地面,使大气开始上下对流,污染的空气向高空扩散,气温的逆增现象消失,地面的空气变得洁净,对人们的危害减少。如果你在污染的空气中锻炼,不仅达不到锻炼的目的,反而增加对身体的危害。

40. 老年人冬季锻炼如何防感冒

冬季锻炼如若安排不当,容易导致感冒。尤其是患有慢性病的老年人,可能会引起严重的并发症,故老年人对感冒切不可掉以轻心。从事冬季体育锻炼是预防感冒最积极有效的方法,能增强体质,提高机体的抵抗力,有效地抑制细菌和病毒的侵袭。可是,老年人冬季锻炼不慎易引起感冒。

老年人冬季锻炼要符合自身的生理特点和健康状况。适宜的活动量是增强体质,预防感冒的关键。超负荷锻炼会使机体过度疲劳,导致抵抗力下降,细菌和病毒便乘虚而入容易引起感冒。活动量必须遵循渐次递增的原则,切忌即兴加量练习或一曝十寒的锻炼方式,负荷量的递增要因人而异,初练慢跑时由 3 分钟增至 5～10 分钟。采用心率测定衡量运动负荷量,健康老年人慢跑强度的心率数＝180－年龄;羸弱老年人心率数＝170－年龄。

冬季室内外的温差悬殊,老年人若贸然到室外锻炼,受冷气或风寒侵袭,使上呼吸道黏膜血管收缩,血液循环受阻,抵抗力降低,致使黏膜发炎、流涕、咳嗽等感冒或上呼吸道感染。老年人由室内转向室外锻炼时,首先要适应机体各器官系统对寒冷的刺激。锻炼前,要多穿些衣服,经过 8～10 分钟暖身活动后,体温逐渐提高,方可卸脱御寒外衣。锻炼间歇,不要选择在风口处就坐,可以稍稍解开衣扣,用柔软的干毛巾擦抹身上汗水。锻炼后,体表出汗较多,应即返回室内进行擦浴或淋浴。然后更换干净、柔软的衣服。

41. 雾天为什么不宜在室外锻炼

大雾天在户外锻炼对人体健康不利。雾是气温下降时,空气中所含的水蒸气凝结成小水点飘浮在接近地面的空气中而形成的。大雾天空气的湿度相当高,而过于潮湿的空气对人体有害;大雾低温时,人体内的热量更容易丧失,机体更易受寒冷的损害,还会发生支气管炎及风湿病。而高温大雾环境则有碍机体散热,使体温调节障碍。潮湿环境对结核病、肾脏病、风湿性关节炎、腰腿痛等患者都是不利的。在接近地面的空气中,常含有大量的病原微生物,城市的雾中的小水滴还会与空气中的尘埃、工业废气相混合,从而含有大量对人体有害的化学物质,如臭氧、氨气、硫化氢、二氧化硫等,这些物质会伤害眼睛或咽喉,甚至会引起哮喘、肺气肿等病,有的还是致癌物质。在这种气候条件下进行体育锻炼,易引起上呼吸道感染或过敏性疾病(支气管炎、咽喉炎、鼻炎、眼结膜炎、荨麻疹等)。此外,大雾天空气混浊、氧分压低、视线不清楚等,都会影响冬季锻炼。在雾中进行锻炼后,有的人坐下吃饭、写字时会感到心跳加快,或两腿发抖,双手发麻,影响工作和学习。此外,大雾时气压较低,空气中湿度又大,不仅自感呼吸困难,而且汗液也不易蒸发,不利于皮肤的散热,锻炼后会感到浑身不舒服。再加上雾中视线模糊,能见度差,如果在人来车往的马路上跑步,有可能发生运动创伤及其他事故。所以,大雾天不宜在户外冬季锻炼,而应改为室内活动。

42. 冬季锻炼为什么要注意保暖

冬季室外气温较低,所以进行室外体育锻炼,不宜穿得太单薄,否则将会影响人体全身或局部的血液循环。另外,不可一上运动场就过早脱掉衣服,待准备活动做完,身体微微发热后再逐渐脱掉过多的衣服。锻炼结束后,应用热毛巾擦干身体,及时更换内衣和鞋袜并立即穿上干衣服,以免着凉而感冒。对暴露在外的手、脸、鼻和耳朵等,进行按摩,以促进局部血液循环。并在这些部位涂抹适量的防冻膏、抗寒霜或油脂,以防皮肤冻伤。

冬季的清晨,气温较其他时候更低,故而锻炼时需要戴帽子、手套、护耳等御寒用具,以防冻伤或因寒冷而诱发感冒、胃病、心绞痛等疾病。人到中年以后,体温调节功能下降,抗寒能力远不如年轻时强,尤其是不少女性,一到冬季末梢循环很差,参加锻炼就更需要做好防寒保暖工作了。冬季进行户外锻炼,虽然全身都在活动,但两手指常得不到活动,且暴露在外,加上末梢循环不好最易造成冻伤。因而如锻炼不需要用手,就可选戴一副连指手套保暖。冬季,人体失去的热量中有40%是从头部跑掉的,有人将头部对身体的保暖作用比作水壶盖。在清晨气温较低时,特别是刮风的天气,室外锻炼最好戴帽子。那种可以放边的毛线帽最好,因其既有弹性,又可在需要时放下帽边保护耳朵。

另外,在室外进行健身锻炼更要注意身体保暖,锻炼完了身体发热出汗较多,总想凉快一下,但切不可站在风大的地方吹风,而应尽快回到室内,擦干汗水,换上干净衣服。由于人的双脚远离心脏,血液供应较少,加上脚的皮下脂肪薄,保温差,所以冬季在室外进行健身锻炼特别容易感到脚冷。若头、背、脚受凉,冷空气从皮毛和口鼻侵入机体,不但影响健身锻炼效果,还会感冒生病。平时有些健身爱好者喜欢穿健身鞋过冬,这样不好,因为胶底鞋导热快,不锻炼时脚掌容易受寒,以致引发冻疮、关节炎等疾病。因此,冬季健身锻炼更应注意躯干和四肢的保暖。

43. 冬季锻炼如何养肾

中医学认为,人体内的阳气发源于肾。因为,肾是主管生殖功能的,新一代生命的产生是肾的生理功能活动的结果,肾是生命活力的原动力。同时,肾又是储藏营养精华的脏器,所谓"肾藏精",就是说肾是机体营养的供给者。从这个意义上讲,肾是生命的根本。一个人身体是否健壮,与肾的生理功能强弱有很大关系。所以,宜多做一些有助于养肾的锻炼。

(1)屈肘上举:端坐,两腿自然分开,与肩同宽,双手屈肘侧举,手指伸直向上,与两耳平。然后,双手上举,以两胁部感觉有所牵动为度,随即复原。这一动作可连续做3～5次为1遍,每日可酌情做3～5遍。在做动作之前,全身要放松,调匀呼吸。双手上举时吸气,复原时呼气。上举时用力不宜过大、过猛。这种动作可以活动筋骨,畅达经脉。同时,由于双手上举与吸气同时进行会增大吸气的力量,有助于进行腹式呼吸,使气归于丹田。这对老年气短、呼吸困难者有缓解的作用,于增强肾气十分有益。

（2）抛空：端坐，左臂自然屈肘，放于腿上，右臂屈肘，手掌向上做抛物动作 3～15 次。然后，右臂放于腿上，左手做抛空动作，与右手动作相同。如此为 1 遍，每日可做 3～5 遍。在做抛物动作时，手向上空抛，动作可略快。但要与呼吸配合，手上抛时吸气，复原时呼气。这种动作的作用与第一种动作相同，都有助于增强肾气。

（3）荡腿：端坐，两脚自然下垂，先缓缓左右转动身体 3～5 次，然后两脚悬空，前后摆动 10 多次，可根据个人体力情况，酌情增减次数。在做这一动作时，全身要放松，动作要自然、和缓。特别是摆动两腿时，不可僵硬，要自由摆动。转动身体时，躯干要保持正直，不宜前后俯仰。这种动作可以活动腰、膝，具有益肾强腰的功效。中医学认为"腰为肾之府""肾主腰膝"，经常练这种动作，不仅膝、腰部得到锻炼，于肾也十分有益。

（4）摩腰：端坐，宽衣，将腰带松开，双手相搓，以略觉发热为度。然后，将双手置于腰间，上下搓摩腰部，直到腰部感觉发热为止。从经络走行来看，腰部有督脉的命门穴，以及足太阳膀胱经的肾俞、气海俞、大肠俞等穴位。搓摩腰部，实际上是对上述经穴的一种自我按摩，这些穴位大多与肾脏有关，待搓至发热时，则可疏通经络、行气活血，具有温肾壮腰、调理气血的作用。

上述四种功法都是围绕着益气、固肾、强腰等内容而进行的身体锻炼，经常练习，特别是在冬季练习，会有补肾、固精、益气、壮腰膝、通经络的作用。对肾及膀胱的疾病，如腰酸、膝部酸软无力、阳痿、遗精、带下、气虚、头晕等病症，都有治疗、调养及康复的作用。

44. 冬季健身如何防范运动意外

冬季气候寒冷，人体各器官系统保护性收缩，身体发僵不易舒展,因此在进行健身运动时,一定要注意防止以下意外。

(1)鼻出血:冬季空气干燥,鼻黏膜的水分蒸发很快,鼻腔毛细血管壁弹性降低,变得很脆弱。参加体育锻炼时,如果血管受到强烈震动,就比较容易破裂出血,而且很难止住。那么,怎样预防鼻出血呢?首先,要保护好鼻黏膜,如果感到鼻子干燥不舒服时,可用毛巾或棉花蘸温开水轻擦一下,也可以用开水的蒸气哈一哈。其次,在参加体育锻炼时,特别是在跑、跳时要注意前脚掌着地,充分利用缓冲作用;在进行对抗性活动中,要避免外伤及头部、鼻部的强烈震动和冲撞。一旦出现鼻出血,要立即停止锻炼,抬头仰脸,用手指用力捏住鼻子,压迫鼻血管,以达到止血的目的。如果止不住血,可用毛巾蘸上冷水捂在鼻子和脸上,使血管遇冷收缩,防止血液继续外流。也可在棉卷上滴几滴麻黄碱药水塞入鼻孔,使血管迅速收缩,加强止血效果。

(2)运动过敏:冬季的气温、湿度、气压发生剧烈变化,机体不能适应时,人就会发生过敏反应,医学上称为气象过敏症。冬季锻炼尤其是在剧烈运动后半小时,最易产生运动过敏症。有 6%～8% 的运动员曾在冬季室外锻炼时发生过运动过敏,老年人和妇女更易出现运动过敏反应。如何防止运动过敏呢?冬季天气剧烈变化时,可暂停室外锻炼 2～3 日,改为室内活动。运动前要充分做好准备活动,以提高机体对寒冷的适应能力;锻炼时要掌握好运动量,一般不宜剧烈运动;锻炼前 1 小时最好不要进食,这样有利于减少发生运动过敏症的概率。

(3)摔伤骨折:冬季气温低,容易使人体骨骼僵硬脆弱,加上肌肉、关节伸展性下降,人们的动作灵活性、身体协调性都受到影响,因此一定要特别注意在运动时防滑防摔,否则容易造成摔伤、骨折等意外伤害。在室外运动时,要尽量避开结冰的路面,室内运动也要充分进行准备活动,伸展肢体,进行"预热",这样有利于防止骨折等意外的发生。

45. 冬季做仰卧起坐如何避免姿势不当

冬季天冷,室内健身比较实用,而仰卧起坐是最多被选择的方式。仰卧起坐的传统方式是不正确的:坐在地上,屈膝,双手抱头,把整个上身直直地抬起来,使双肘接触膝盖——这样做法是大腿根部的肌肉在做主要工作,而不是腹肌;长此以往,会导致体态的变化,并由此产生腰背部的肌肉劳损;同时,由于力臂相对较长,它对腰椎会造成很大的压力;当力竭时,我们会下意识用双手使劲抱头,无形中加大了颈椎损伤的机会,还会减少腹肌的训练效果。

正确的仰卧起坐应该怎样练呢? 如果在家里面,可以仰卧在床上,把双腿抬高,架在被褥或栏杆上,使膝关节、髋关节约为直角,这样可以避免大腿、大腿根部肌肉参与用力;双手交叉放于胸前。开始动作后,收缩腹肌,像卷纸筒一样把上身"卷"起来,感觉肩胛骨(上背部)离开地面就可以了,然后缓慢控制下放,肩后侧轻触地面,立即重复下一个动作。一般每次做2~3组,组间休息1分钟左右,每组15~20次。

需要注意的是,动作过程中腰部始终不离开床面,只是上半身在进行"卷起、放落";如果要降低难度,可以把双手放在体侧,或者向前上方伸直,卷起上身的同时用手指轻触膝盖。如果想增加难度,可以放慢动作的速度或者增加次数。这个动作运动幅度不大,但对腹部的锻炼效果非常好,是健身训练的基本动作之一。

46. 冬季如何预防流行性感冒

流行性感冒,简称"流感",一年四季均可发生,但冬春季较为多见,是由流感病毒引起的一种急性呼吸道传染病,传染源主要是急性期患者。流感病毒可以借空气、飞沫迅速传播,常可引起不同规模的流行。临床特征为起病急骤,传播迅速,病程短,局部症状有喷嚏、鼻塞、流涕、咽部干痒作痛、声音嘶哑和咳嗽,一般较轻。全身中毒症状明显,有发热、乏力、头痛、周身酸痛、畏寒等。婴幼儿、老年人在患流行性感冒后可继发肺炎。流感流行期间尚可见到以咳嗽、咳痰、胸痛症状为主或以恶心、呕吐、腹泻为主的流行性感冒。流行性感冒的患者要注意休息,尽量少去公共场所,饮食宜清淡,忌油腻和海腥。

流感患者经适当治疗,1周左右就会痊愈。流感目前尚无特殊治疗药物,因此预防工作尤其重要,要做好个人防护。在流行以前和流行期间采取预防措施,如加强体育锻炼,多参加室外活动,室内开窗换气、进行空气消毒;儿童尽可能少到公共场所去,托幼机构要开展晨检,及时在家庭或医院隔离治疗患者。

47. 冬季如何预防小儿急性喉炎

急性喉炎好发于隆冬季节,多见于6个月至3岁且体态较胖的婴幼儿。此病来势凶猛,变化快,主要危害是能引起喉痉挛或喉梗阻,严重者可威胁患儿的生命。小儿气道喉腔相对狭小,一旦黏膜及黏膜下层组织因炎症发生肿胀,声门即变窄或产生喉痉挛,就会出现喉梗阻,引起严重的呼吸困难。小儿急性喉炎大部分由细菌或病毒感染引起,症状初起很像感冒,有发热和咳嗽症状。炎症蔓延侵袭喉头时,可出现一种特殊的破竹样咳嗽,多在夜间发生,小儿会突然憋醒,坐起哭闹。因呼吸时通气不畅,患儿吸气时可出现胸骨上窝、锁骨上窝和肋间隙的凹隙(即三凹症),同时伴有心跳加快、烦躁不安,以及口唇青紫,鼻翼翕动。病情进一步加重时,患儿精神萎靡,脉搏减弱,呼吸音减低。此时并非病情好转,而是呼吸道梗阻引起的全身衰竭,如不及抢救治疗,就会危及生命。

家长若发现小儿有咳嗽、流涕等症状,不久又出现破竹样咳嗽时,千万不能掉以轻心,而要立即想到急性喉炎的可能,应即送医院检查治疗。否则,会在很短的时间内发生喉痉挛和喉梗阻。急性喉炎只要及时发现和积极治疗,采用抗生素加地塞米松或泼尼松治疗,一般在几小时内就可以控制病情,大多数在 1~2 日就会明显好转。

小儿急性喉炎的发病与上呼吸道感染有密切关系。积极预防和治疗上呼吸道疾病,是防治急性喉炎的一个重要环节。此外,要加强小儿的体质锻炼,多到户外进行游戏和活动,提高环境适应能力和疾病抵抗能力。入冬以后,气候寒冷,是小儿呼吸道疾病的好发季节,家长们尤应注意保持室内空气的流通,预防呼吸道疾病的发生。

48. 冬季如何预防慢性支气管炎

慢性支气管炎发病最高时段一般出现在每年的 11 月至次年的 1 月,发病率约占全年的 50％。气象资料分析发现,慢性支气管炎发病人数与月极端最低气温成反相关,即温度越低,发病人数越多;而与偏北风的频率成正相关,这是因为我国属季风气候,"偏北风"常常说明北方冷空气南下,一般都伴随着降温过程。此外,在冬季气压增高的过程中,气压正变量在 3 毫帕左右时,以及湿度＞80％或＜30％时,均容易引起慢性支气管炎发病。

现代医学早已阐释清楚寒冷与支气管炎病发作的关系:冷空气使呼吸道局部温度降低,毛细血管收缩,局部血液减少;寒冷又导致黏膜上皮的纤毛活动减慢,使气管排出进入呼吸道细菌的功能减弱,外界的或寄生于呼吸道中的病毒和细菌就会乘机肆虐,导致支气管炎病的发作。所以,在寒冷的冬季,慢性支气管炎或肺气肿患者的病情最易复发。

冬季一般每隔几天就有一次冷空气活动，要经常收听、收看天气预报节目，当有冷锋过境时，要及时增加衣被。而当气温回升时，也要适时减衣，以保持一定的抗寒能力。可采取一些保暖措施，使得冬季室温保持在 20℃左右，室温也不可太高，以免因室内外温差过大而引起感冒或加重病情。当然，多吃一些高热食品（如鱼、蛋、禽、瘦肉等），也是冬季增加体热的好方法。

最好能从秋季就开始一些"耐寒锻炼"，如到户外去呼吸新鲜空气，用冷水洗脸、洗澡等。冬季体育锻炼的方式因人而异，老年人可选择体操、养生功、散步和慢跑。烟酒可使支气管上皮受损，能生湿积痰，容易刺激呼吸道导致剧烈咳嗽，对慢性支气管炎的康复非常不利，患者应坚决杜绝。

一方面，冬季空气湿度相对较低，必须适当增加室内的空气湿度（措施有洒水、室内晾湿毛巾或使用加湿器等），保持在 60%左右。另一方面，冬季经常出现大雾天气和大气逆温现象（多出现在清晨），使得空气中含有大量的烟尘和其他污染物，此时要关紧门窗，避免外出（可等到烟消云散、太阳出来以后再开窗换气），以免诱发和加重慢性支气管炎病症。

49. 冬季如何预防冠心病发作

冠状动脉粥样硬化性心脏病简称"冠心病"，是指冠状动脉粥样硬化使血管缺血缺氧而引起的心脏病。冠心病多发生于 40 岁以后，男性多于女性。临床上冠心病可分为隐匿型、心绞痛型、心肌梗死型、心力衰竭型、猝死型等五种类型。隐匿型冠心病的诱发因素有高血压、高血脂、超体重、糖尿病等，虽无明显症状，但静息或负荷试验有心电图 ST 段压低，T 波倒置等心肌缺血的表现。心绞痛型冠心病典型发作以突然发生胸骨上、中段压榨性、闭胀性或窒息性疼痛，可放射至心前区、左肩及左上肢，历时 1～5 分钟,休息或含服硝酸甘油片 1～2 分钟消失,体力劳动、受寒、饱食、精神刺激等为常见的诱因。心肌梗死型冠心病疼痛性质和部位类似心绞痛,但疼痛的程度重,范围较广,持续时间也较长,休息或含服硝酸甘油不能缓解,常伴有烦躁不安、面色苍白、出冷汗、恐惧等症状。心力衰竭型冠心病者有心绞痛、心肌梗死病史,心脏逐渐增大,心律失常,最终心力衰竭。猝死型冠心病常突然发病,心脏骤停而突然死亡。

冠心病的病后保健极为重要,饮食、生活、起居、锻炼等的调养适宜,可减少发病,有利康复。精神情绪的急剧变化,往往是冠心病心绞痛的诱因。冠心病患者治疗只要坚持有信心、有耐心和恒心,90％以上如能坚持合理用药,均能控制心绞痛,而无须进行危险的手术治疗。患者首先要明确,在当今的医疗保健条件下,本病是可以治愈的,要树立战胜疾病的信心,特别是有心肌梗死之后,应明确经治疗后是可以恢复正常工作的。日常生活和工作中,要防止过度激动和兴奋,如大怒、暴喜,要保持情绪稳定。另外,要避免焦急、恐怖、沮丧、悲伤、不满、紧张等负性情绪的产生。研究发现,易产生负性情绪的人,体内交感神经兴奋,会释放出大量调节人体血管收缩和舒张的血管活性物质,如焦虑时能释放大量肾上腺素。注意力过度集中时则会持续分泌大量的去甲肾上腺素。这些物质通过血液循环调节机体,使人的代谢增强,心肌耗氧量大大增加,加重心脏负担。与此同时,还可导致冠状动脉收缩或发生痉挛,造成心肌严重缺血,引起心律失常、心绞痛,甚至心力衰褐。对冠心病患者是极为不利的。

寒冷可以引起冠状动脉收缩,导致心肌缺血。由于寒冷机体加速产热,增加心脏和全身对氧的消耗,外周血管收缩,增加回心血量,加重心脏负荷。冠心病患者要随时注意保暖,适应四时气候变化,防止受凉,夜晚如厕要披衣,不要长时间逆风走路。每年的 4 月和 11 月为急性心肌梗死的发病高峰期,这 2 个月多数地区的气压、风速、温差处于极不平衡状态,而变化多端的气候可能导致心脏血管发生痉挛,最终导致急性心肌梗死。所以,此间冠心病患者应减少体力活动,注意保暖,避免疲劳和情绪激动,尽量少参加社交活动和长途旅行等。冠心病患者只适宜洗温水澡,洗澡时间不宜过长,浴室内空气不流通,温度高,空气中氧含量较少,对发病也起着助纣为虐的作用。至于冷水浴,如果未经长期锻炼的患者,则属禁忌之列。因冷水的刺激可引起全身小动脉收缩,使心脏射血阻力增加,心肌耗氧量也随之增加,冠状动脉正常的人,可通过增加冠状动脉血流来弥补心肌供氧,但冠心病患者冠状动脉流量不能随之增加,致使心肌缺血而发生心绞痛,甚至发生急性心肌梗死。

性生活是一种生理活动,对冠心病患者说来,绝对地禁止性生活并非良策。适度而满意的性生活可以促进患者的自信心,加强乐观情绪,有利于疾病的康复。病情未稳定,频繁的心绞痛发作,心肌梗死后 3 个月内,一般禁止性生活。符合下述条件的,一般可恢复性生活:病情稳定后,心绞痛基本无明显发作,并能登 1~2 层楼的楼梯,而且步态轻健,又无不适者。能进行适当活动,使心跳次数增加到每分钟 120 次左右,如无不适症状,血压和心电图无改变者,对性生活不会产生恐惧感者。

冠心病患者要有足够的睡眠时间,良好的睡眠质量,才能得到充分的休息。睡眠不好者可适当服用镇静安眠的中西药物。有关睡眠的调摄,冠心病患者还需注意重视起床必须先在床上躺一会儿,待"醒透"后再起床,这样就可以使血液循环有机会调节到充分适应心脏所需,从而避免心绞痛发作。这是由于人在睡眠状态时,体温和血压均会下降,甚至白天是高血压的人,夜间血压可以正常。产生此种现象,主要是自主神经调节的结果。当患者在早晨似醒非醒的时候,自主神经常常处于不稳定状态,如果此时突然起床,血压一时不能从低水平恢复到原有的高度,就会产生相对的冠状动脉供血不足。

运动锻炼要有一定的强度,并持之以恒。一般每周不少于3次,每次20～40分钟。运动量以无明显增加心率为宜,或心率虽明显增加,但经休息片刻后,便逐渐恢复正常,且不伴有胸闷、气短、咳嗽、胸痛等,自我感觉良好,说明运动量适中。如果运动后心率难以恢复原来水平,且出现显著的疲劳、出汗、胸痛,均表示运动量过高。

冠心病患者的饮食宜清淡,忌过饱,对食盐的摄入要加以限制,因食盐中的钠离子有增加血容量,使心脏负担加重的不良作用。切忌暴饮暴食,临床上有心肌梗死患者就是发生在暴食之后的,应引以为戒。因一次喝大量的饮料、酒或进食过多的美味佳肴,会迅速增加血容量和引起急性胃扩张,进而增加心脏负担。对于冠心病患者说来,单从补充蛋白质的角度来看,似乎应强调进食动物性蛋白质。但动物性食物又有饱和脂肪酸过多之弊,故应充分利用动物性蛋白质和植物性蛋白质的互补作用,还要适当控制膳食中的热量,多食五谷杂粮。冠心病患者应提倡饮食少荤多素,粮蔬混食,粗细混食,多食水果,避免偏食,以促进疾病康复。

各类冠心病患者,为了促进机体康复,提高机体抵抗力,在疾病恢复期心脏功能允许的情况下,进行适宜的户外体力活动是十分必要的。然而,进行户外锻炼时,必须注意气候变化对身体和疾病的影响。天气过于寒冷时,不宜进行户外锻炼,体质弱、病情重及年龄较大者尤应注意。除寒冷因素外,还有刮风、炎热、干燥、阴雨及湿度过大等,对冠心病患者也是不利的,也可直接或间接地引起冠心病发作,应加以注意或适当回避。有的冠心病患者希望有人制定出一套符合他们进行户外锻炼的气候条件指标,其实很难做到。由于疾病的类型不同,病情不一,情趣爱好各异,各人的体质又有明显差别,每位冠心病患者又有各自的具体情况,所以无法制定统一的户外锻炼的气候指标,宜根据自己的具体情况决定。如果病情轻且比较稳定,体质较好的患者,对各种不良气候条件的忌讳不必太多和太严格。因为平时有这方面的锻炼,偶尔遇到不良气候因素的刺激,机体的不良反应也会很轻微。

患者要注意劳逸结合,必须保持适当体育锻炼和体力劳动。节制饮食,肥胖者适当减少体重,尽可能少食动物脂肪和高胆固醇类食物。忌吸烟和饮用浓茶,不过多饮酒。血脂高者要适当治疗,以降低血脂。积极防治高血压及早期动脉硬化。

50. 冬季如何预防脑卒中

脑卒中有一类是由于高血压引起的脑血管破裂出血,称"出血性脑卒中",如脑出血等;另一类是脑动脉粥样硬化引起的脑卒中,称"缺血性脑卒中",如脑血栓形成、脑栓塞等。脑卒中的发病因素在于血液黏调度、血流动力学、血管弹性及其舒缩功能的改变,引起脑血管的破裂或梗死。脑卒中发病后危在旦夕,即使抢救过来,也常留有半身不遂、讲话困难等后遗症,严重威胁中老年人的健康。脑卒中的发生常受到内外种种因素的影响,高血压和动脉硬化的存在是脑卒中的主要危险因素之一。患者血液黏度增高是引起动脉硬化的主要原因之一,亦为脑卒中的重要发病因素。情绪紧张、心情长期压抑、心律失常、血液中凝血因子增高、纤维蛋白原增高、糖尿病、饮酒及吸烟、身体肥胖、缺乏体育活动、长期便秘等,都是诱发脑卒中的常见因素。许多诱发因素可使脑卒中突然发生,如情绪激动、过度疲劳、用力过猛、气候变化等。气候转冷季节是脑卒中好发的时候,冬秋季脑卒中的发病率较夏春季为高,因为当天气转冷时,人体交感神经兴奋,血管收缩,小动脉持续痉挛,血压升高。冬季,人体血液的黏度会升高,因此当气候转冷季节就容易发生脑血管破裂或者脑血管阻塞。

用药不当也会引起脑卒中。高血压患者在血压升高时,尤其是出现症状后,往往求愈心切,于是大量服用降压药物,甚至成倍加量,从而导致血压大幅度下降,影响大脑的血液供应,使脑的血流量减少,血流减慢,促使脑血栓形成,则发生缺血性脑卒中。因此,在应用降压药物时,应在医生指导下用药。大多数镇静药物都有抑制大脑皮质、扩张血管、松弛肌肉、抗抽搐的作用,如地西泮、氯丙嗪等药物用量过大,会引起缺血性脑卒中。大量长期应用利尿药,使水分从尿中排出,如不及时补充,则造成体内失水过多,血液浓缩、黏稠度增加、血流变慢,易形成血栓,引起脑卒中。因此,要特别注意,避免大量长期服用利尿药。在应用卡巴克洛、酚磺乙胺、凝血酶、仙鹤草素等止血药物时,会因血液凝固性增加而促使血栓形成,以致发生脑卒中。所以,高血压的中老年人应用止血药时,应适当掌握剂量。

一旦发生脑血管意外,紧急抢救是一个十分重要的环节。患者突然发病后切忌慌乱,应保持镇静,让患者安静平卧床上,尽快与医院或急救中心联系。脑卒中在诊断不明时,先不要急于用药,因为不同类型的脑卒中用药各异。掌握正确搬运患者的方法,不要急于从地上把患者扶起或坐起,最好由2～3人同时把患者平托,头部略抬高,以避免颤动,松解衣领,取出假牙,对于呕吐患者应将头部偏向一侧,以免呕吐时堵塞气管而窒息。如果有抽搐发作,可用锭子和小木裹上纱布垫在上下牙间,以防咬破舌头,患者出现气急、咽喉部痰鸣等症状时,可用塑料管或橡皮管插入患者的咽喉部,用口吸出分泌物,在送医院前尽量减少移动患者。转送患者时要用担架卧式搬抬,切忌用椅子搬运。如果患者从楼上抬下,要头部朝上脚朝下抬,这样可以减少脑部充血。在救护车送医院途中,家属应双手轻轻托住患者头部,避免头部颠簸。对昏迷较深,呼吸不规则的危重患者,可先请医生到家里治疗,待病情稳定后再送往医院。缺血性脑卒中的患者大多数神志清楚,应防止患者过度悲伤和焦虑不安。首先让患者静卧,安慰患者,同时做一些肢体按摩,这样可以促进血液循环,防止血压进一步下降而导致血栓形成加重。给患者喝一些有防止凝血作用的酸性饮料。待病情稳定后,再迅速将患者送医院治疗。总之,家属在脑卒中患者发病初期若能给予正确的急救措施,将有助于控制病情,配合专业医师实施治疗方案。

高血压并伴有脑动脉粥样硬化的患者有可能发生缺血性脑卒中,只是脑动脉粥样硬化而血压不高的人也有可能发生。因为血压虽然不高,但由于脑血管的粥样硬化,血管内膜深层的脂肪变性、胆固醇沉积,也会使脑血管狭窄以致闭塞。有的动脉变得粗细不匀,血管弯曲,阻力增加,血流缓慢,又因血液黏滞度的增加或红细胞的聚集,血小板血栓形成,会使这个区域的脑组织血液供应不足,造成脑组织软化、水肿、坏死。总之,脑血管一旦阻塞,脑卒中就发生了。

针对引起脑卒中的各种因素,只要采取下列措施,便可有效地预防脑卒中的发生,至少可以减少或推迟脑卒中的发生。对高血压、动脉硬化者给予适宜的、安全的药物治疗,预防和控制高血压和动脉硬化的病情进展。提倡合理饮食,原则是低盐、低脂肪、低糖、高蛋白、高维生素、高钙(三低二高)。每天只要稍增加含钾饮食(主要存在于蔬菜和水果中),便可使脑卒中死亡率下降40%。因为,高钾饮食可避免动脉硬化的粥样沉积,以及防止血管内皮受损,这一作用远较单纯降压作用意义大。提倡健康的生活方式,精神要开朗乐观,保持心态平衡,避免自己被郁闷、惊恐、悲伤、紧张和躁怒等不良情绪所左右。凡有眩晕、脚麻、短暂性失明、短暂的语言不清、步态不稳、突然跌倒等脑卒中先兆者,都应及时去医院进行详细诊治,应采取积极措施,以防止脑卒中的发生。同时,必须保证有充足的休息,避免过度精神紧张,不要突然猛烈回头,以及防止跌倒等现象的发生。这些对预防脑卒中的发生都是十分重要的。

51. 脑卒中患者在冬季如何预防抑郁症

脑卒中患者冬季易患抑郁症,因为冬季太阳照射地球角度变化,光照强度与时间减少,以及冷暖峰交替,阴天较多,阳光强度降低,松果腺兴奋分泌出的松果激素就多,松果激素有调节人体内其他激素含量的本领,当它分泌多时,人体内的甲状腺、肾上腺素分泌减少,这两种激素能提高细胞工作的兴奋性,当它们在血中的含量减少时,人就处于抑制状态,使情绪低沉、感觉疲惫、无精打采、注意力难于集中、食欲和睡眠障碍等。脑血管意外的患者因去甲肾上腺素减少,5-羟色胺更新率降低,且瘫痪后失去活动能力,导致心理障碍,因此冬季更容易发生抑郁症。家人要经常陪患者交谈,协助患者活动肢体,做点适度的体育活动,尤其是清晨起床后要到户外活动,这对大脑皮质是一种有益的活动,并尽可能多晒一点太阳。同时注意观察患者有无明显的兴趣缺乏、空虚、厌烦、淡漠,认为活着无意义等情绪变化,一旦出现这些症状,说明患者有了抑郁症。冬季脑卒中患者患了抑郁症后,要进行必要的饮食护理及药物治疗。饮食方面要多吃高热量、有健脑活血作用的食物,如羊肉、牛肉、乳类、鱼类,适当饮用一点茶水、咖啡等饮料。通过调整饮食仍不能改善症状的患者,可选用尼莫地平、都可喜、甲状腺素片等药物进行治疗。

52. 冬季如何预防骨质疏松症

冬季寒冷的天气为人们带来诸多不便,尤其是行动迟缓的老年人更容易发生骨折事故。调查发现,老年人在冬季骨折的发生率比其他季节要高出24%,最易发生骨折的部位有椎体、股骨颈、桡骨远端、肱骨髓端处。究其原因,主要是由于人体内维生素D

的浓度在冬季显得特别低,而影响钙、磷的正常吸收和骨化作用,使骨的一个单位容积内骨组织总量减少,稍轻的外力作用即可导致骨折。同时,骨质疏松症也是导致老年人摔倒易骨折的直接原因。

我国目前已明确诊断为"骨质疏松症"的患者高达 5 000 万人,其中绝大多数为 50 岁以上的中老年人。老年期的骨质疏松症实际上是人体长期缺钙的一种后果。一般而言,男性 32 岁,女性 28 岁以后骨钙就开始流失,随着年龄的增长,这种流失的速度也随之加快,到 60 岁时已有 50% 的骨钙流失掉,因而预防骨折,防止骨质疏松,补钙要从现在做起。饮食营养与骨质疏松症的发生有很大关系,18 岁以下的儿童及青少年,每日应摄取 1 200 毫克钙质,成年人则每日应摄取 800 毫克钙质,同时要多摄取维生素 D,帮助身体更容易并且更有效地吸收钙质。

食物中含有丰富维生素 D 的有沙丁鱼,鱼肝油等。膳食钙由于某些原因不能满足需要时也可补钙剂。冬季,特别是北方的一些城市,含钙食物比较缺乏,通过日常的饮食已不能补充足量的钙,可在医生的指导下通过服用钙制剂来补充。补充钙剂时,应注意选择钙含量高并且吸收率高的钙尔奇 D 片,元素钙含量高,吸收相对也高,并含有维生素 D,是钙补充制剂的上选产品。晒太阳也不失为一种补钙方法。冬季太阳比较温和,适合多在户外晒晒太阳。6:00~9:00 阳光以温暖柔和的红外线为主,是一天中晒太阳的一个黄金时段;9:00~10:00、16:00~19:00 阳光中紫外线 A 光束增多,是储备体内维生素 D 的大好时间,而 10:00~16:00 对皮肤有害的紫外线 B 光束和 C 光束含量最高,应尽可能避免接触。

53. 冬季如何预防皮肤瘙痒症

冬季,皮肤常会感到奇痒难忍,而且越抓越痒。以瘙痒为症状的皮肤疾病主要包括应变性、神经性、感染性等几类，如神经性皮炎、湿疹、股癣、老年性瘙痒等。

痒是神经感的一种，主要由表皮与真皮交界处的感觉器官和浅表层皮肤神经丛所感觉。人的皮肤，柔软而富有弹性，严密地覆盖着全身。冬季气候寒冷，机体为了防止体温的散失，使皮肤血管收缩，汗腺和皮脂腺的分泌随之减少，所以皮肤缺乏水分和油脂，加上冬季风大，气候干燥，皮肤受寒风吹袭，因而变得干燥、粗糙，这是引起冬季皮肤发痒的根本原因。在日常生活和劳动中，常常有不少灰尘、泥土和细菌落到皮肤上。另外，还经常有一些新陈代谢的废物，经汗腺排泄到皮肤表面，与皮脂腺分泌的皮脂和表皮脱落的皮屑混合成污垢。如不及时将他们清除干净，便会聚集起来，不仅妨碍皮脂腺、汗腺发挥正常功能，而且还会刺激皮肤神经末梢引起痒感。冬季，由于人们洗澡和换衣的次数减少，皮肤表面污垢增多，也容易引起皮肤发痒。在寒冷的冬季，人们习惯吃一些辣椒、葱、蒜等刺激性的食物，这样会使人感到暖和一些；也有一些人常常通过饮酒来取暖。如果这些刺激性的东西吃得多了，有的人也会导致皮肤阵发性发痒。此外，冬季如穿紧身的毛织品内衣，对皮肤神经末梢的刺激，或由于皮肤对毛织物发生过敏反应，也都可引起皮肤发痒。

冬令皮肤瘙痒症的发生虽是以天气变冷为前提，但真正的诱因却是热，每当从寒冷的室外进入暖和的室内，或是躺在热被窝，以及用热水烫洗时，瘙痒就会随之而来。冬令皮肤瘙痒症发作起来，人们会不自觉地进行搔抓，同时注意力也就集中在痒的地方。当痒感在一阵搔抓后不缓解时，往往会使人的情绪变得焦躁、激动和不安。这些刺激使得内分泌改变，痒感愈加强烈。另一方面，搔抓本身不仅构成对皮肤、血管、神经的一种刺激，还会使某些区域发生感染或原有炎症扩散，增加刺激的强度，因此皮肤就会产生越抓越痒的现象。

皮肤瘙痒的治疗可外用 0.5% 薄荷脑酚甘油洗剂、2% 樟脑霜或 2% 石炭酸软膏，皮肤干燥者可用 15% 的尿素软膏，苔藓化时外用糖皮质激素类软膏。使用这些乳剂和霜剂，具有一定的止痒作用。此外，也可用抗组胺类药物（如氯苯那敏等）治疗。有条件者可进行矿泉浴，这对止痒大有裨益。

冬季皮肤发痒，只要找到原因，采取相应的措施，避免用搔抓、摩擦和开水烫的方法来止痒，一般是可以防止的。皮肤瘙痒者应当注意，不要用过热的水擦洗身体，内衣要柔软宽松、宜棉织品，最好不穿人造纤维织物的内衣。常洗澡、勤换衣常是解决皮肤发痒的一个有效措施。但洗澡时不要用碱性太大的肥皂，因为碱虽能清除污垢，但能降低皮肤的酸性，减弱皮肤的杀菌能力，给细菌造成适宜的环境。值得提出的是，由于冬季的皮肤缺少油脂，过多地用温度较高的热水洗澡，反而会使皮肤更加干燥而引起皮肤瘙痒。因此，冬季洗澡的次数不宜过多，除工作性质要求天天洗澡外，一般以每周 1 次为宜。另外，要注意饮食，不要饮酒、吸烟，浓茶和咖啡等也不宜多饮。

54. 冬季如何防治冻疮

冻疮是由于皮肤局部血管痉挛，皮下淤血、水肿造成的。一般多发生在手指、手背、足跟，以及耳朵等部位。冬季寒冷刺激可使耳朵、面颊、手脚等部位的皮下浅层血管收缩，造成局部血液循环不良和淤血，从而发生冻疮。冻疮开始时，局部皮肤红肿、发痒，接着颜色逐渐变成紫红色或暗红色，较重的就发生水疱、溃烂，并有疼痛。引起冻疮的外在因素是气候寒冷而潮湿，但并不一定每个人都会发生冻疮，而与受冻时间的长短及体质强弱有密切关系。冻疮多在儿童、老年人、青年妇女和心血管疾病患者身上发生。

(1)预防冻疮:首先要注意锻炼身体,增强抵抗寒冷的能力。随着天气的变化,注意身体的保暖。冬季,手足要加强防护,注意保暖和保持干燥。鞋袜要宽松,勤换袜子。手足暴露于严寒后,不要马上烤火或在热水中泡,可以在温暖的地方休息,并将受冻部分摩擦发热。容易患冻疮的人,应从天气刚转冷时就注意保暖,天气转暖后不要马上减脱鞋袜。因为冻疮往往是在天气突然变冷,防护不好或温度稍微上升马上解脱防护而产生的。不要长时间地站立或坐卧不动,以免影响血液循环。要注意营养,保证冬季身体所需要的足够热量。经常患冻疮的人在冬季来临之际按摩易生冻疮的部位,可起到预防作用。临冬时,要多活动手脚,经常用温水洗泡,摩擦手足,增加对寒冷的适应能力。

冻疮初起时不易觉察,当感觉到局部刺痒灼痛时,轻微的冻疮已经形成。这时如及时采取措施,加强保暖,尚能使其逐渐好转,症状不再加重。冻疮早期的皮肤呈紫红色,有不同程度的硬结和红肿,症状加重后可出现水疱或溃烂,溃烂后引起感染。生冻疮后忌马上用火烤或用热水浸泡,因为冻伤的皮肤已经缺氧,如果温度突然升高,细胞就需要更多的氧气,使皮肤细胞缺氧更为严重,导致细胞变性和死亡。

(2)治疗冻疮:冻疮的治疗可分为全身治疗和局部治疗,全身治疗主要是口服阿托品等兴奋交感神经、扩张血管类药物和维生素E等,提高血管对寒冷的应激力。局部治疗较为常用,可采取药物浸泡疗法和局部涂抹、敷贴各类霜剂、软膏、酊剂、搽剂、硬膏等,也可采用一些简、廉、便、验的验方等。

①用热盐水泡洗患处。

②每晚用花椒适量煎汤,趁热洗患处。

③取醋适量,置火上煮热,用布趁温热洗敷患处,每日2～3次。

④取生姜1块,在热灰中煨热,切开搽患处;或将生姜50克

捣烂,加入白酒 50 毫升中浸泡,搅匀后外搽患处。

⑤取陈皮烤焦,研末,猪油调敷患处。

⑥取猪油 10 克,蜂蜜 30 克,调匀涂患处,每日 2 次。

⑦取花生衣炒黄,研碎,过筛成粉末,每 50 克加入醋 100 毫升,调成糊,放入樟脑粉 1 克,用酒精少许调匀,药糊厚厚的敷于患处,然后用纱布固定,一般轻症 2～3 日可愈。

⑧取螃蟹 1 只,烧焦存性,研成细末,加入蜂蜜适量,调匀使成膏状,涂于患处,每日 2 次。

⑨取生姜、辣椒、白萝卜各适量,水煎熏洗患处,每日 1～2 次。生姜 60 克,捣烂,加入白酒 100 毫升,浸泡 3 日,每日 3 次,外搽患处,连用 7 日。

⑩取尖红椒 10 克,洗净,切细,以 60％烧酒 50 毫升,浸泡 10 日,去渣过滤,制成辣椒酊,外敷患处。

⑪取山药适量,去皮,捣烂,敷于患处,用纱布包扎,干后即换药。

⑫取大白菜 500 克,洗净后煎浓汁,睡前洗患处。

⑬取橄榄核数个,烧炭研末,用熟猪油调涂患处。

⑭取萝卜 1 个,橘皮 9 克,加水煎汤洗患处,再取螃蟹壳 2 个焙干研成细末,加入香油调匀涂患处。

⑮取山楂适量,烧熟去核,捣烂趁热摊在布上,外敷患处,每日 1 次。

⑯取花椒 15 克,研为细末,大蒜 15 克,去皮,捣烂,加入熟猪油 70 克,混合搅匀成膏状,外敷冻疮未破处,用纱布包扎,每日 1 次。

⑰为防止冻疮冬季复发,在夏季将大蒜头捣烂、晒干后,常搽在易患冻疮处,有预防效果。

55. 冬季如何预防疥疮

疥疮是由于疥螨寄生在人体皮肤表层而引起的传染性皮肤病，好发于冬季，男女老幼都可发病，主要通过接触传染，也可通过性接触传播，常在家庭和集体中流行。疥螨寄生于皮肤，直接密切接触是传播本病的主要途径。疥螨离开人体后可在衬衣、被单、枕套、被褥上存活，因此通过间接接触也可传染本病。人体感染后，疥螨叮咬、穿行皮肤时引起皮肤机械性损伤而致病，但由此引起的病情很轻，主要为免疫反应所致。疥螨在进食过程中分泌的唾液和叮咬皮肤时产生的抗原与机体接触后，发生迟发性的变态反应，产生丘疹、水疱、结节，伴剧痒，有时可见到风团和血管炎。

第一次感染疥螨者经 4～6 周出现临床症状，再次感染者出现症状早，24～48 小时发病。疥螨易侵犯皮肤薄嫩的部位，如手指缝、手腕前面、肘窝、腋窝、乳房下、外生殖器、腹股沟、大腿内侧、下背部、腰部和臀部等处。皮疹主要为丘疹和小水疱，微红、针尖大小，散在分布。仔细观察能发现"隧道"，其顶部有一针头大灰白或微红的小点，即为疥螨。隧道为本病特有的病变，在阴囊、阴茎和大阴唇等部位有结节出现，约豌豆大小，淡红色，半球形，有浸润感，位于皮肤浅层，散在分布，称为"疥疮结节"，具有特征性。其他皮疹消失后，结节仍能持续数月至 1 年以上，可以自行消退。有的患者可有红斑、风团、血管炎改变。

本病引起的主要症状为瘙痒，尤以夜间为重，在进入温暖的被窝时瘙痒更为明显，以致难以入睡。病程较长者可出现继发性改变，如抓痕、血痂，继发皮肤感染（如毛囊炎、脓疱疮、疖肿），有的还可引起淋巴管炎、淋巴结炎、肾炎等。有些患者在疥疮痊愈后瘙痒仍持续 2～3 周，称疥疮后迁延性瘙痒症，其发生可能和免疫反应有关。也有患者患过一次疥疮后得"恐疥病"。虽然此类患者并无皮疹出现,而总怀疑患有此病。疥疮患者可伴发其他性传播疾病,如梅毒、淋病等。

患者在未治愈前不要和别人密切接触。衣服、被褥等必须消毒后再用。杀死疥螨,本病才能治愈。对于成年人说来,用含有丙体-666的软膏或霜、液体等制剂的治疗通常是有效的。我国生产的制剂为"疥灵霜",能杀疥螨成虫和幼虫,但能否杀死疥卵不能肯定。一般用药时更换和煮沸衣服及床上用品,只能干洗的衣服必须于4日后才能用。用药前用热水和肥皂洗澡,从颈以下彻底地涂遍全身,让药物渗透于皮内,一次用药需30克,这是覆盖整个皮肤所需的剂量。保留12~24小时,洗澡冲洗掉药物,更衣和更换床上用品,必要时3~7日后再重复1次。丙体-666是六氯环己烷的异构体,杀虫力强,毒性也大,是一种作用力强的神经毒物质,经胃肠、呼吸或经皮肤吸收都能引起中毒。涂到患者皮肤上的丙体-666有10%被吸收。吸收后引起神经系统中毒,出现头痛、呕吐、昏迷、抽搐等症状。因此,儿童、孕妇、癫痫患者和神经系统有疾病的患者,以及皮肤有较大面积的抓破者不能用。

硫黄软膏是最早使用的杀疥虫药,浓度5%～10%,成年人用10%的硫黄软膏,儿童用5%硫黄软膏。于搽药前先用热水和肥皂洗澡,拭干后自颈以下涂遍药物,有皮疹的地方多搽些,每日早晚各1次,第四日洗澡,更衣及被单,煮沸消毒,2周后仍不好可重复1次。在搽药期间不洗澡不更衣,以保持药效。本药能经皮肤吸收,产生毒性作用,不可长期反复应用。含高浓度的硫黄不能用于孕妇疥疮患者。疥疮结节能自行消退,可是因为"结节"持续存在,患者往往要求治疗,以促其尽快消失。可选用疥灵霜、焦油凝胶治疗,每晚搽1次,连用2～3周。糖皮质激素外用或结节内注射也可使皮疹消退。对于疥疮后迁延性瘙痒症患者,可口服止痒药(如氯苯那敏、氯雷他定)等,在成年人可外用激素类药物,儿童可用润滑剂。如有继发感染需抗感染治疗。性伴侣和接触者都应到医院检查和跟踪观察,如果有皮疹出现,应进行彻底的治疗。

预防疥疮要注意个人清洁卫生,避免和疥疮患者直接接触或共用衣物等。要注意个人和环境卫生,如不要和患者同睡一床,不要与患者握手,不穿患者的衣袜及经常洗澡,同时搞好室内外卫生。发现患者应行隔离治疗。家庭中、集体宿舍内有人患病,或性伴侣等有类似疾病时,都要同时治疗,以免反复感染。

56. 冬季如何预防口角炎

口角炎是冬季常见的一种口腔疾病,发生原因在于冬季气候干燥,使人的嘴唇及嘴角皮肤黏膜干裂,在这种情况下容易使细菌乘机侵入,引起感染发炎和口角糜烂等。再则,冬季食用的副食品品种单调,新鲜绿叶蔬菜和瓜果少,人体内维生素 B_2 摄入不足。此外,经常舔舌、流口水、发热等也是患口角炎的重要诱因。因为口角外流出的唾液过多,会形成适合白色念珠菌繁殖生长的温暖而潮湿的环境,而白色念珠菌正是口角炎的感染源之一。

预防口角炎要养成良好的习惯,洗脸时最好不要用有刺激性的肥皂,洗完脸后在口角和唇部涂抹一点护肤油脂。平时不要用舌头去舔唇部,进食后要擦干净口角,在饮食上要吃新鲜绿叶蔬菜和水果,特别是富含维生素 B_2 的菠菜、雪里蕻、胡萝卜和动物肝脏、蛋黄、牛奶、豆制品等。口角炎发生后应及时治疗,可口服维生素 B_2 1 片,或复合维生素 B_2 片,每日 3 次,连服 7 日。发生口角局部溃烂者可用甲紫溶液或中成药冰硼散涂抹。无渗出物的口角炎,可涂氟轻松软膏。属于白色念珠菌感染者,需要用克霉唑软膏涂抹患处。

57. 冬季如何预防低体温症

低体温症是指体温降到 35℃(肛温)以下的状况,多在室温降

至 $10℃\sim18℃$ 时发生,随着体内热量的不断散失,患者开始出现定向力障碍、思维混乱、运动失调。人体在正常状态下是保持恒温的,人的体温并不随外界环境温度的变化而发生明显的变化,因为位于下丘脑的体温调节中枢具有调节人体体温的功能,使人的体温恒定,但超过一定限度时,产热与散热之间的平衡会被打破,体温应会上升或下降。

随着年龄的增长,老年人体内的各种功能均会起退行性变化,大脑的生理减轻、功能衰退、血管硬化,使得老年人的体温调节功能减退,体内的温度常常低于 $37℃$ 。还有,老年人食欲缺乏,饭量减少,因而摄入的糖类不足,这也是老年人容易发生低体温症的原因之一。另外,氯丙嗪、苯巴比妥等镇静安眠药也可促使低体温症的发生。饮酒对任何年龄的人都会增加"体温过低"的危险性,这是因为酒精妨碍血管收缩这一保暖的天然防御功能,同时又减低了人体对寒冷的感知,从而耽误采取预防措施。因此,对持久暴露在寒冷环境中的任何人,如滑雪者、狩猎者、野营或徒步旅行者,都一律禁止饮酒。

在低体温症形成之前,一般有如下的先兆:皮肤苍白、冰冷,而且有紫癜,面部水肿,肌肉变得僵硬,尤其是颈部及上下肢肌肉僵硬明显,寒战频繁,有动作协调障碍和思维障碍,呼吸次数及咳嗽反射降低,心率徐缓,有突发性内脏梗死和末梢性坏疽等。科学家发现,老年人在冷屋内静坐不动,能诱发心脏病发作。

调查表明,冬季老年人低体温症患者为 10% 左右,因此提高对老年人低体温的警惕十分必要。发现有低体温症状时要及时采取升温措施,如将患者裹上毛毯或棉被,移到温暖处,或用 $40℃$ 左右的温水沐浴,以及使用电热毯、热水袋等。如果出现精神萎靡,甚至意识不清时,需立即送医院抢救。

预防低体温症需要注意以下几点:提高对体温过低早期征象的识别能力,一旦发现,立即采取紧急救治措施。主要的紧急救治措施是迅速给予保暖。重视对老年人加强采暖、保暖措施,老年人冬季宜穿暖、软、轻、保温性能好的衣服。严冬时节限制户外活动,必须活动时,穿着应足以保暖,戴帽子至为重要,因为有30％的热量会通过头部散失。禁止饮酒,要加强营养,提供高蛋白、高能量和高维生素、清淡可口易消化的食物,有足够的能量供应,必要时两餐间可增添牛奶等饮料。要适当活动,老年人腿脚不灵,冬季常卧床,所以要鼓励老年人根据自己的体质情况多参加适当的体育锻炼。要有向阳、密封、暖和的居室,睡觉前关好门窗。保持安定情绪,勿急,勿躁,尽量少用或不用镇静药,此类药物容易导致血管扩张,抑制寒战及降低对温度的敏感性。冬季洗澡不要过频,以每周 1～2 次为宜,水温不宜过热。

58. 冬季如何预防寒冷性荨麻疹

每到寒冬季节,有些人在接触冷空气、冷水或进食冷的食物和饮料后,会出现一系列症状,其中以皮肤"风疹块"为最主要、也是最明显的症状,令人又痒又痛,痛苦不堪。这种对寒冷过敏的现象,在医学上称为寒冷性荨麻疹。荨麻疹有许多种类型,其中因寒冷刺激而诱发的称为寒冷性荨麻疹,它是荨麻疹的一种特殊类型,可分为先天性和后天性两种。先天性由遗传引起,较少见。后天性多在青春期以后发病,许多人常在咽喉炎、扁桃体炎、肾盂肾炎、中耳炎等感染或受凉后发病,也可以是某些全身性疾病的一种表现。患后天性荨麻疹的人,受寒冷刺激数分钟内,于颜面、手背和前臂等暴露部位出现水肿和风团,自觉瘙痒。在接触冷物后也可发生水肿和风团。当吃冷食时,口腔和咽部也可因冷刺激而发生水肿,甚至肠绞痛。严重时,身体其他部位也可发病。当脱离冷环境之后,经过 0.5～1 小时水肿就会自行消失。

在所有患者中,约 1/3 有遗传过敏性背景,即其父母或家系中其他人有荨麻疹、湿疹、哮喘、过敏性鼻炎等疾病史。遇冷过敏常从儿童期发病，也可以发生于任何年龄。皮肤暴露于寒冷后数分钟，局部有瘙痒性水肿和风团，严重时可泛发全身。进入温暖的室内后数十分钟或数小时，风团可逐渐消退，痒也减轻。能引发风团的寒冷程度有所不同，有的甚至吸入冷空气或进食冷的食物、饮料，口唇和口腔黏膜也会发生肿胀，这样的人不能在冷水中游泳或淋雨，否则会发生严重的类似休克的全身症状，如头痛、皮肤潮红、低血压和晕厥，如果潜入冷水中游泳则会丧失知觉，造成淹溺。诊断时，采用简单的冰块试验，即用冰块接触前臂皮肤 5 分钟，如果局部立即出现风团即为此病。

家族性冷荨麻疹是一种常染色体显性遗传性疾病，女性多见，常自婴儿期开始发病，并持续终生，但病情的严重程度可随年龄的增长而减轻。一般在受冷后 0.5～4 小时出现反应，损害为直径不超过 2 厘米的红斑丘疹，而非真正的风团，不痒，但有烧灼感。同时伴有发热、头痛、关节痛、白细胞增多等全身表现，可持续至 48 小时，暴露于冷空气比冷水容易发病。如果用冰块试验即刻反应为阴性，即不出现风团，但在冰块试验后 9～18 小时，局部可发生红斑和深部肿胀。

患者要坚持避免受到寒冷刺激，外出时应注意面部和双手的保暖，并逐渐进行冷适应的锻炼。皮肤损害处避免搔抓、摩擦、热水烫、肥皂洗及滥用不适当的外用药。禁食浓茶、酒、海鲜及一切辛辣刺激性食物和易引起过敏的食物，以免加剧病情的发展。如果荨麻疹是由某种疾病引起的，应积极治疗病因。在治疗中应避免使用青霉素类、巴比妥类、解热镇痛药及磺胺类药物。

治疗寒冷性荨麻疹，主要是使用抗组胺药物，对获得性冷荨麻疹的效果要优于家族性。一般认为，赛庚啶对获得性冷荨麻疹有显著疗效，但该药有嗜睡不良反应，且药物持续作用时间短，每日需服药 2～3 次，不易被患者接受。目前，有很多新一代无嗜睡不良反应的抗组胺药物问市,如阿司咪唑、特非那定、阿伐斯汀等,对这种慢性荨麻疹都有一定的疗效。其中以阿司咪唑作用持续时间最长,对于整个冬天都易反复发病者,每日口服 0.5～1 片,可以作为一种防治的手段加以选择。

59. 冬季如何预防肛肠病

进入冬季,天气逐渐转凉,人体一时还不能马上适应气候的变化,此时正是肛门部疾病好发的季节。除气候因素外,此时人们户外活动减少,还经常喜欢吃火锅、烧烤等美食,要知道这些都是引发和加重肛肠疾病的一些主要原因。

肛肠疾病主要的症状有排便出血、肿物脱出、疼痛、流脓、渗液及便秘等,其中尤以排便时出血最为常见,一般颜色鲜红,出血量可多可少,如长时间出血,极易导致人体贫血。引起便血的常见病变主要有痔疮、肛裂、息肉、结直肠炎症、溃疡等,当然肛肠部癌症也经常会出现便血,因此应请专业医师协助鉴别。

要预防肛肠疾病平时应加强锻炼,增强体质,坚持每天进行提肛锻炼,久坐久立后,适当变换一下体位。积极治疗便秘,保持大便通畅,养成每天排便的习惯。排便后应及时用温水清洗。配合合理的饮食,多饮开水,多食易消化及粗纤维食物,如新鲜的蔬菜、水果和黑芝麻、核桃仁、蜂蜜等,避免嗜食煎炸、辛辣食物。

60. 冬令进补如何才有针对性

按照中医学理论,冬令进补通常可分为补气、补血、补阴和补阳。

(1)补气:针对气虚体质,如行动后直冒虚汗、精神疲乏、说话无力、妇女子宫脱垂等,一般采用红参、大枣、白术、黄芪、五味子、山药等。

(2)补血:针对血虚体质,如头昏眼花、心悸失眠、面色萎黄、嘴唇苍白、妇女月经量少且色淡等体征,应采用当归、熟地黄、白芍、阿胶、何首乌和十全大补膏等。

(3)补阴:针对阴虚体质,如夜间盗汗、午后低热、两颊潮红、手足心热、妇女白带增多等体征,采用白参、沙参、天冬、鳖甲、龟甲、冬虫夏草、白木耳等。

(4)补阳:针对阳虚体质,如手足冰凉、怕冷、腰酸,性功能低下等体征,可选用鹿茸、杜仲、韭菜子、蛤蚧和十全大补酒等调补。

若盲目将黄芪、党参、当归、田七等与鸡、鸭或狗肉同煮食,或是长时期过量食用人参、鹿茸、阿胶、白木耳等药物,反而对身体有害。据药理学研究和临床发现:在无疾病且身体强壮的状态下超量服用补药,会产生"口干舌燥,鼻孔出血"等滋补综合征。因此,冬令进补应注意"有的放矢",切莫多多益善。

61. 冬令进补要注意什么

(1)戒胡乱进补:身体强壮的人不需要进补。对于想健身长寿者说来,光靠补药不是好办法。众所周知,古代帝王将相总是补品不离口、补药不离身,到头来又有几个长命百岁了!因此,还应注意适当运动锻炼、饮食调理、多用大脑等,才能达到真正意义上的养生。对于体虚者,补虚也有气虚、血虚、阳虚、阴虚之别,冬令进补也要兼顾气血阴阳,不可一味偏补,过偏则反而引发疾病。因此,冬令进补最好在医师指导下进行。一般来说,中年人以健脾胃为主,老年人以补肾气为主。

(2)戒以药物贵贱论优劣:对于补药,绝不要存在越贵越好、越贵越有效的想法。中医学认为,药物只要运用得当,大黄可以当补药。服药失准,人参即为毒草。

(3)戒滋腻厚味:对于身体虚弱,脾胃消化不良,经常腹泻、腹胀者,首先要恢复脾胃的功能,只有脾胃消化功能良好,才能保障营养成分的吸收,否则再多的补品也是无用。因此,冬令进补不要过于滋腻厚味,应以易于消化为准则。

(4)戒留邪为寇:患有感冒、发热、咳嗽等外感病症时,不要进补,以免留邪为寇,后患无穷。

62. 冬季怕冷如何进补

怕冷是由于体内阳气虚弱引起的。所谓阳气是受之于父母的先天之气和后天的呼吸之气及脾胃运化而来的水谷之气结合而成的气,具有温养全身组织,维护脏腑功能的作用。阳气虚弱就会出现生理活动不足和衰退,导致身体御寒能力下降。周围环境温度较低时,人体为了保证内脏器官的正常运转,需要更多的热量来维持体温的恒定。膳食中的蛋白质、脂肪、糖类可产生热量供人体应用。育龄妇女因内分泌的改变和月经失去部分血液,耐寒能力较差。

冬季寒冷之时,除了要积极进行体育锻炼和多穿些衣服外,食物进补同样可以提高机体的御寒能力。肉类以狗肉、羊肉和牛肉的御寒效果为好,富含蛋白质、糖类及脂肪,产热量高,有益肾壮阳、补气生血之功效。怕冷的人食之可使阳虚之体代谢加快,内分泌功能增强,从而起到抵御严寒的作用。

辣椒性热,味辛,具有温中、散寒、开胃、消食的功效。辣椒之所以有辣味,是因为辣椒中含有辣椒碱的缘故,其刺激性强,可促进食欲助消化。常适量吃辣椒可使心跳加快,末梢毛细血管扩张,流向体表的血液量增加,故冬季吃辣椒后就会感到温暖舒适,故能防御寒冷。辣椒虽可温中散寒,但具有较强的刺激性,容易引起口干、咳嗽、咽部疼痛、大便干燥等,故不宜过多食用。

怕冷与矿物质缺乏也有一定关系,食用胡萝卜、山芋、青菜、大白菜、藕等蔬菜时，可与肉类混合用，能增强御寒能力。缺铁性贫血的妇女的体温低于正常妇女，产热量少约 13%，增加摄铁量，其耐寒能力明显增强。因为体内缺铁，使得各种营养素不能充分氧化而产生热量，是冬天怕冷的一个重要原因。故怕冷者冬季可有意识地适当增加动物肝脏、瘦肉、蛋黄、黑木耳、芹菜、菠菜等含铁多的食物的摄入。维生素 C 能帮助机体吸收铁质，因此富含维生素 C 的食物可同时搭配食用。

人体的甲状腺可分泌甲状腺素，具有产热效应。而甲状腺素由碘和酪氨酸组成。酪氨酸可由体内"生产"，碘却须靠外界补充。海带、鱼、虾、牡蛎等食物均富含碘，因此食用富含有碘的食物对御寒有益。

63. 体虚者冬令进补要注意什么

所谓体虚进补，中医学称为调理。一般是因为体质比较虚弱，或者病后未完全康复，或者慢性病患者身体十分虚弱，常常进行调理。这类患者在进补时应注意如下四忌。

（1）服用滋补药时，忌食萝卜、绿豆等一类食物：特别是服用人参时，常习惯称萝卜、绿豆等（包括豆制品、粉丝）是"解药"，意思是它们会破坏人参中的有效成分。传统的中医药理论讲这两味药是"解药"，主要是指萝卜的消食导滞作用和绿豆的寒凉解毒功能会使人参的作用不能发挥，人参的甘味补气生津的疗效将大大减弱。因此，两者忌同时服用。从药理上讲，莱菔子含有的大量脂肪油，加快了人参有效成分的排泄，在其作用尚未得到充分发挥时就已离开了体内，达不到进补的目的。

（2）服用滋补药时，忌食用滋腻的食物：由于滋补药多为补益壅滞之品，对于消化不良患者说来，先服用一些理气和开胃之品以开路，让胃气的功能恢复正常，有利于补益药食的消化吸收。

所以,日常用膳食,消化功能不佳者忌食用补腻之品,否则容易造成积聚难散,有碍消化、吸收。

(3)服用补益身体的食品时忌偏温性食物:体虚有阴虚、阳虚、气虚、血虚,而补益食品多分偏寒性和偏温性。如对于阴虚、血虚者,特别是有虚热时,忌食用狗肉、羊肉、核桃、桂圆等一类偏温性的食品。在冬季,对于阴虚火旺的患者说来,吃羊肉火锅,则更容易助火生热,火气也就更大,严重者会引发口疮、口干咽燥、夜寐不安。有的患者入冬怕冷,但同时会在傍晚时生火,出现口舌干燥、心烦等症状,此时如急于进补,不但不会产生疗效,反而会产生弊端。

(4)服用补益身体的食品,忌食偏寒滑肠的食物:对于阳虚、气虚者,特别是有虚寒时,忌食用甲鱼、海参、蛤蜊、百合、木耳等偏寒滑肠的食品。

64. 冬令进补有什么误区

(1)以价格评判补膏优劣:因为高价补膏大多是加了一些价格昂贵的中药材,如龟甲、鳖甲、藏红花、冬虫夏草等。对于没有针对性的用药,一般不会显出特殊效果。且不说补膏中有多少鳖甲,就算吃了十只甲鱼又会怎样呢?所以说药价高低并不完全代表疗效的优劣。

(2)头脑不够冷静:有的人觉得进补总比不补好,体质素来很好,指望通过进补搞个"超常发挥"。其实补药只能使病态或亚健康状态恢复到正常的健康状态,超常是不可能的。

(3)受广告误导:纵观老一辈中医师的用药是十分严谨的,即使是现成的补药或补膏也要观其处方成分后辨证使用。俗语说"是药三分毒",尚有"神农尝百草,日逢七十毒"的记载。因而无病进补是欠妥的。广告宣传的"万灵药"更需加以分析,切莫上当。

(4)迷信所谓专家：专家各有专长,医师都有分科,然而每到冬季,围绕冬令进补的热点充当进补专家的会悄然增加。患者选择医师的方法主要是看地位、头衔、年龄、所在单位、候诊病员卡数、亲朋好友介绍等,很少会去了解某专家有否进补专长。有的一罐补膏用了几十克黄连不知患者会苦得难以入口。有的总量大得煎药都困难且一个冬季也吃不完。有的一次处方四五十味药,成了霰弹打麻雀漫无重点的百草方。也有不管张三李四,千篇一律就那几味药,不像在辨证进补,倒像是成方专卖。

(5)胡乱进补：身体强壮的人不需要进补。对于体虚者,补虚也有气虚、血虚、阳虚、阴虚之别,并且还要兼顾气血阴阳,不可一味偏补,过则反而引发疾病。因此,冬令进补最好在医师指导下进行。一般来说,中年人以健脾胃为主,老年人以补肾气为主。

(6)过于滋腻厚味：对于身体虚弱、脾胃消化不良者说来,腹泻、腹胀是家常便饭,不论吃下什么补药都不会有好的效果。因此,冬补重点在于恢复脾胃的功能。而过于滋腻厚味不仅不会收到好的效果,还有可能也引起消化不良,因此冬令进补应以易于消化为准则。

(7)外感进补：患有感冒、发热、咳嗽等外感病症时,不要进补,这会将外邪留在体内,久之则留邪为寇,后患无穷。

65. 冬令进补为什么要避免滥用壮阳药

入冬后,体弱多病者总想服用一些壮阳药来御寒。有些人服后取得一定效果,有些人服后非但疾病未除,反使病情加重。这是为什么呢?

壮阳药多具有类性激素作用,功效可概括为壮肾阳、益精髓、强筋骨、兴奋性功能。主要适用于勃起功能障碍、早泄、性欲减退、小便清长、形寒肢冷、白带清稀如水或宫寒不孕等肾阳虚患者。入冬进补鹿茸、冬虫夏草、红参、狗肉、羊肉、参鹿补膏、金匮肾气丸、右归丸、十全大补膏等，都能起到补阳御寒作用。例如，鹿茸能提高机体的工作能力，减轻疲劳，改善睡眠，促进食欲，改善阳虚状态时能量代谢低的病理变化，增进年老体弱者病后康复。动物实验证明，中等剂量的鹿茸，能使离体心脏的活动明显增强，心缩幅度增大，心率加快，使每搏输出量和每分钟输出量均增加，对消除心脏疲劳有明显作用。鉴于补阳药能御寒、增强机体免疫和加快新陈代谢，阳虚者可适当服用。

如果乱服补阳药，一次剂量过大或长时间服用，均可致中毒，表现为鼻出血、牙龈出血、烦躁不安、头痛、大便干结、小便黄等。如果是阴虚体质，表现为口干唇燥、大便干结，五心烦热、盗汗、性欲亢奋者，服用补阳药岂不助火劫阴。所以，服补药也要讲辨证，最好是在医师指导下选用。

66. 冬令饮药酒要注意什么

药酒一般是把植物的根、茎、叶、花、果和动物的全体或内脏，以及某些矿物质成分按一定比例浸泡在酒中，使药物的有效成分溶解于酒中，经过一定时间后去除药渣而制成的，也有一些药酒是通过发酵等方法制得的。因为酒有通血脉、行药势、温肠胃、御风寒等作用，所以酒和药配伍可以增强药力，既能防治疾病，又可用于病后的辅助治疗。从药酒的作用方面来看，可以分为治疗类药酒和滋补养生类药酒，前者有特定的医疗作用，使用得当则可取得显著的疗效；后者具有养生保健的作用，其中的一部分还可以作为日常饮酒使用。

药酒除了有成品酒市售外，在家庭中也可以自配药酒，许多人喜欢自己动手配制药酒，并且保持着每年配制饮用的习惯。自制药酒首先需要选择适合家庭制作的药酒配方,并不是所有药酒方都适宜家庭制作。例如,有些有不良反应的中药需经炮制后才能使用,如果对药性、剂量不甚清楚,又不懂得药酒配制常识,切忌盲目配制饮用药酒。

制备药酒的中药材一般都要切成薄片,或者捣碎成粗颗粒。按照处方购于中药店的中药材多已加工炮制,使用时只需洗净晾干即可。而自行采集的鲜药、生药往往还需要先行加工炮制。来源于民间验方中的中药首先要弄清其品名、规格,要防止同名异物造成用药错误。现代药酒的制作多选用 $50°\sim60°$ 的白酒,因为酒精浓度太低不利于中药材中的有效成分的溶出,而酒精浓度过高有时反而使药材中的少量水分被吸收,使得药材质地坚硬,有效成分难以溶出。对于不擅饮酒的人说来,也可以采用低度白酒、黄酒、米酒或果酒等为基质酒,但浸出时间要适当延长或浸出次数适当增加。

在我国历代药酒方中,相当一部分方剂是选用祛除风湿、舒筋活络和抗老防衰、延年益寿的中药材组成,这些药物和酒共用,药借酒势,酒助药力,相辅相成,可以更好地发挥兴奋神经、改善机体代谢、增加血液循环、祛除疾病等作用。古人对药酒的防病作用早有认识和实践:重阳节民间饮用菊花酒就具有抗老防衰的作用;夏季饮用杨梅醴则可预防中暑;常饮山楂酒可以防止高脂血症,减缓动脉硬化的产生;长期少量饮用五加皮酒、人参酒等则可健骨强筋,补益气血,扶正防病。

服用药酒具有一些独到的优点:第一,饮用药酒可以缩小剂量,便于服用,有些药酒方虽然药味庞杂众多,但制成药酒后其有效成分溶于酒中,剂量较之汤剂明显缩小了,服用起来也很方便。第二,服用药酒吸收迅速,人体对酒的吸收较快,药物通过酒进入血液循环,周流全身,较快地发挥治疗作用。第三,药酒的剂量容易掌握,因为药酒是均匀的溶液,单位体积中的有效成分固定不变。第四，服用药酒较为适口，因为大多数药酒中掺有糖和蜜，作为方剂的一个组成部分，糖和蜜具有一定的矫味和矫臭作用，因而服用起来甘甜可口。第五，药酒较其他剂型的药物容易保存，因为酒本身就具有一定的杀菌防腐作用，药酒只要配制适当，遮光密封保存，便于经久存放，不至于发生腐败变质现象。

以治病为主的药酒，主要作用有祛风散寒、养血活血、舒筋通络。例如，用于骨骼肌肉损伤的跌打损伤酒，用于风湿性关节炎或风湿所致肌肉酸痛的风湿药酒、追风药酒、风湿性骨痛酒、五加皮药酒等。如果风湿症状较轻则可选用药性温和的木瓜酒、冯了性药酒、养血愈风酒等。风湿多年，肢体麻木，半身不遂者，可选用药性较猛的蕲蛇药酒、三蛇酒、五蛇酒等。以补虚强壮为主的养生美容药酒，主要作用有滋补气血、温肾壮阳、养胃生精、强心安神，如气血双补的龙凤酒、山鸡大补酒、益寿补酒、十全大补酒等。健脾补气为主的有人参酒、当归北芪酒、长寿补酒、参桂养荣酒等。滋阴补血为主的有当归酒、蛤蚧酒、杞圆酒等。益肾助阳的有羊羔补酒，龟龄集酒、参茸酒、三鞭酒等。补心安神为主的有猴头酒、五味子酒、人参五味子酒等。

选用药酒还要考虑自己的身体状况，对于一般气血虚弱的老年人说来，可选用气血双补的药酒。中医学认为，体型消瘦的人偏于阴亏血虚，容易生火，伤津，宜选用滋阴补血的药酒。体型肥胖的人偏于阳衰气虚，容易生痰、怕冷，宜用补心安神的药酒。

平时习惯于饮酒的人服用药酒的量可稍高于一般人，但也要掌握分寸，不能过量。不习惯于饮酒的人则应从小剂量开始，逐步过渡到需要服用的量，也可以用冷开水稀释后服用。对于女性来说，在妊娠期和哺乳期一般不宜饮用药酒，在行经期如果月经正常也不宜服用活血功效较强的药酒。就年龄而言，年老体衰者因新陈代谢较为缓慢，服用药酒的量宜适当减少；而青壮年的新陈代谢相对旺盛，服用药酒的量可相对多一些。凡遇有感冒、发热、呕吐、腹泻等病症时不宜饮用滋补类药酒。对于肝炎、肝硬化、消化系统溃疡、浸润性肺结核、癫痫、心脏功能不全、慢性肾功能不全、高血压等患者说来，饮用药酒也是不适宜的，否则会加重病情。此外，对酒过敏的人和皮肤病患者也要禁用和慎用药酒。

67. 冬令吃火锅要注意什么

在吃过分鲜嫩的鱼虾火锅时，有可能感染肝吸虫病。肝吸虫病是由华支睾吸虫引起的一种寄生虫病。感染此寄生虫的人或狗猫等动物，其粪便中便含有虫卵，若用此粪便为饲料喂鱼或其他原因污染了河水，虫卵会被淡水螺蛳吞食。虫卵在螺体内孵化，发育成多个囊蚴而脱离螺体游入水中。尾蚴遇到鱼、虾后，可钻入其肌肉发育为囊蚴。一旦进食含有这种活囊蚴的鱼虾，囊蚴就会在肠中变成幼虫，进而在肝内胆小管生长发育为成虫。从感染囊蚴至发育成熟，一般需要 4 周左右，它在人体内可成活 15～20 年。医务人员曾在一个患者体内发现 21 000 余条成虫。

感染华支睾吸虫后，大多数人可无明显症状，但肝内的虫体阻塞了胆小管，使胆汁淤积，刺激胆管增生变厚，若有继发性感染，可引起胆管炎、胆小管肝炎及肝脓肿。患者的一般症状是上腹部不适或隐痛、食欲缺乏、消化不良、乏力、腹泻及肝大。严重感染者可出现营养不良及肝硬化。患肝吸虫者并发肝癌的也不少见，儿童得此病会影响智力及生长发育。

由于鱼虾感染华支睾吸虫后肉眼是看不见的，所以预防本病的最有效方法是不吃生的或半生不熟的鱼虾。吃火锅时，绝对应做到汤沸时放入薄鱼片，再沸后取食。厚的鱼片及鲜虾则应根据其肌肉的厚度在沸水中多煮几分钟。为了既能保证火锅食品的鲜嫩，又能杀灭可能染有的华支睾吸虫，应选用火候良好的燃器和燃料，火锅中汤水要多，放入锅内的食品宜少量多次，随煮随吃。直接入口的各种食品不应放在盛过生鱼虾的盘子里,也不要放在这类盘子中冷却,以免受到盘子里囊蚴的污染。

68. 冬季晚餐要注意什么

天气寒冷的冬季,会让人胃口大开,但是"吃多"了不仅会发胖,更不利于健康。尤其是大多人要求晚餐必须吃"好",如果进食不当,晚餐吃得过饱、过荤、过甜、过晚都有损于身体健康,久之,则会导致疾病的发生。

中医学认为,"胃不和,则卧不安"。如果晚餐过饱,必然会造成胃肠负担加重,其紧张工作的信息不断传向大脑,使人失眠、多梦,久而久之,易引起神经衰弱等疾病。中年人如果长期晚餐过饱,反复刺激胰岛素大量分泌,往往会造成胰岛素 B 细胞负担加重,进而衰竭,诱发糖尿病。同时晚餐过饱,必然有部分蛋白质不能消化吸收,在肠道细菌的作用下会产生有毒物质,加之睡眠时肠壁蠕动减慢,相对延长了这些物质在肠道的停留时间,有可能促进大肠癌的发生。

研究表明,晚餐经常吃荤食的人比经常吃素食的人,血脂高3～4倍。患高血脂、高血压的人,如果晚餐经常吃荤,等于火上浇油。晚餐经常摄入过多的热量,易引起胆固醇增高,而过多的胆固醇堆积在血管壁上,久之会诱发动脉硬化和冠心病。

晚餐和晚餐后都不宜经常吃甜食。因为肝脏、脂肪组织与肌肉等的糖类代谢活性在一天 24 小时不同的阶段中,会有不同的改变。原则上,物质代谢的活性,随着阳光强弱的变化而改变。身体方面则受休息或活动状态的强烈影响。糖类经消化分解为果糖与葡萄糖,被人体吸收后分别转变成能量与脂肪,由于运动能抑制胰岛素分泌,对糖类转换成脂肪也有抑制作用。所以摄取糖类后立即运动,就可抑制血液中中性脂肪浓度升高。而摄取糖类后立刻休息,结果则相反,久而久之会令人发胖。

晚餐不宜吃得太晚,否则易患尿道结石。不少人因工作关系很晚才吃晚餐,餐后不久就上床睡觉。在睡眠状态下血液流速变慢,尿液排泄也随之减少,而饮食中的钙盐除被人体吸收外,余下的须经尿道排出。据测定,人体排尿高峰一般在进食后 4~5 小时,如果晚餐太晚(晚上八九点钟才进食),排尿高峰便在零点以后,此时人睡得正香,高浓度的钙盐与尿液在尿道中滞留,与尿酸结合生成草酸钙,当其浓度较高时,在正常体温下可析出结晶并沉淀、积聚,形成结石。因此,除多饮水外,应尽早进晚餐,使进食后的排泄高峰提前,排一次尿后再睡觉最好。